KB271207

당뇨와의 전쟁을 끝내고

당뇨와의 전쟁을 끝내고

2012년 9월 15일 초판 2쇄 발행

지은이 김태호
펴낸이 김숭빈
펴낸곳 도서출판 다문
주소 서울특별시 성북구 보문동7가 80-1호
등록 1989년 5월 10일
등록번호 제6-85호
전화 02-924-1140
팩스 02-924-1147
이메일 bookpost@naver.com

책값은 표지의 뒷면에 있습니다.

ISBN 978-89-7146-042-9 13510

※저자와 협의에 의하여 인지 부착을 생략합니다.

맞 춤 요 법 으 로 당 뇨 치 유

당뇨와의 전쟁을 끝내고

김태호 지음 | **이경록**(수지 삼성병원 진료부장) 감수

다문

생활습관을 바꾸면 당뇨에서 벗어날 수 있다

우연한 기회에 백봉 김태호님의 당뇨 체험기를 접하게 되었습니다. 이 책은 당뇨에 대한 해박한 지식과 쉬운 설명과 함께 직접 당뇨를 경험한 본인의 체험기로서, 처음 당뇨를 진단받은 사람이나 이미 오래된 당뇨로 치료 중에 있는 모두에게 도움이 될 것입니다. 특히 당뇨를 처음 진단받고 앞으로 어떻게 해야 할지 막막한 사람들에게 좋은 참고서가 될 것으로 생각됩니다.

최근 우리나라도 당뇨대란이라 할 만큼 당뇨 발병률이 급상승하고 있습니다. 1970년대 전체 인구의 1~3% 이하였던 당뇨가 1980년대 3~10%로 증가했으며, 1990년대 후반에 조사한 바에 의하면 40대 이상에서 미국 당뇨병학회 및 세계보건기구에서 정한 당뇨 기준에 의한 당뇨가 13~18%까지 증가된 것으로 보고되고 있습니다.

이것은 유럽이나 가까운 일본 및 동남아시아 국가에서도 같은 현상으로 나타나며, 경제 발전에 따른 칼로리 섭취의 증가와 교통 및 기기의 발달로 인한 운동량의 감소, 비만 인구의 증가, 산업화와 도시화에 따른 환경오염 등과 관계가 있는 것으로 생각됩니다. 또한 최근에는 40대 이상 연령에서 당뇨병 인구가 20% 이상이며, 연령 증가에 따라 환자의 수도 증가하고 있는 것으로 분석되고 있습니다.

실제로 주위에서 가족이나 친지 중에 당뇨를 진단받거나 치료 중에 있는 사람을 쉽게 찾아볼 수 있습니다. 그러나 당뇨의 치료는 병의 시기별, 동반 질환의 종류, 합병증 유무에 따라 각기 목표 혈당이 달라지며 그에 따른 치료도 달라질 수 있습니다. 당뇨는 유전과 후천적 환경 및 불규칙한 생활습관에서 오는 것으로서, 초기에 혈당 관리를 철저히 한다면 당뇨의 악화 및 합병증의 발병을 늦추거나 막을 수 있는 것으로 밝혀지고 있으므로 생활 및 식사 관리를 철저히 한다면 당뇨에서 벗어날 수도 있을 것입니다.

또한 개인차가 있기 때문에 여러 가지 약제, 운동, 식사 등을 본인에 맞게 성실히 수행한다면 당뇨가 더 이상 삶을 힘들게 하는 것이 아닌 새로운 시작과 희망으로 변할 수 있다는 김태호님의 생각에 다른 곳에서는 배울 수 없는 희망과 용기를 얻을 수 있을 것입니다. 당뇨인들이 모두 즐겁게 혈당을 조절하며 삶에 활기를 찾아가는 데 이 책이 희망을 주고 도움이 되기를 기대합니다.

진단 초기에는 대개 책도 찾아보고 당뇨에 대해 연구하며 운동도 열심히 하고 식사도 조절하는 등 적극적인 반응을 나타냅니다. 그러나 2~3개월이 흐르면서 마음가짐이 해이해지고 느슨해져서 다시 진단 전의 생활로 돌아가는 경우가 많습니다. 또한 효과가 입증되지 않은 치료법에 시간과 돈을 낭비하는 경우도 많이 보게 됩니다. 이럴 때 같이 토론하고 의논하며 초심을 기억하게 하는 모임(당뇨클럽 : www.hidang.com)이 있다는 것도 초보 당뇨인들에게 큰 힘이 될 거라 생각합니다.

서로를 격려하며 각자의 체험을 나누는 것은 좋은 일입니다. 좋은 점을 배우고 실천하면서 당뇨를 극복해가는 이런 모임이 많아지고, 또 이렇게 모임의 결과를 책으로 만들어 많은 사람과 함께 공유할 수 있는 기회가 더 많아지기를 바랍니다. 서로의 체험을 나누며 좀 더 새로운 방법을 찾아 그것을 실천해간다면 합병증과 그로 인한 고통으로부터 해방될 수 있다고 생각됩니다. 많은 당뇨인들의 건승을 빕니다.

2012년 6월 10일

이경록 (수지 삼성병원 진료부장)

당뇨는 불치병이 아닙니다

세상만사는 모두가 인연이며, 이 책을 만나게 된 것은 행운의 인연이라고 생각합니다. 당뇨는 약이나 의사가 고쳐주는 것이 아니라 자신이 스스로 고치는 것인데, 그 방법을 잘 모르는 초기 당뇨인들은 어디서부터 어떻게 손을 써야 할지를 몰라 당황하는 경우가 많습니다. 이런 분들에게 저의 23년 당뇨 체험기는 동병상련으로 여러 가지 면에서 공감하는 부분이 있을 것입니다.

저는 1945년생으로, 건강엔 늘 자신을 가지고 살아왔습니다. 하지만 1990년 봄 당뇨 판정을 받은 후 한동안 수많은 고통과 시련을 겪으며 의욕 상실과 좌절로 실의에 빠진 삶을 전전긍긍하며 살아왔습니다. 그러나 지금은 자연요법으로 당뇨에서 벗어나 활기차고 보람 있는 제2의 삶을 건강하고 즐겁게 살아가고 있습니다.

곰곰이 생각해보면 제가 당뇨를 이긴 것이 아니라 당뇨가 저를 구해준 것이지요. 당뇨 때문에 생명의 원리를 알게 되었고, 삶이 무엇인지도 어렴풋이 조금은 알게 되었으니 말입니다.

당뇨인 여러분!

희망을 가집시다. 당뇨는 불치병이 아닙니다.

음식과 생활습관이 잘못되어서 생긴, 고칠 수 있는 대사장애 현상입니다.

굳이 병(病)자를 넣어서 말을 만들자면 생활습관병·식원병(食原病-음식으로 인한 병)·게으름병으로, 우리가 먹은 음식물로부터 흡수된 포도당이 혈관에 머물러 있지 않고 세포 내로 잘 들어갈 수 있도록 잘못된 음식습관과 잘못된 생활방식을 본래의 방법대로 바꾸어주면 됩니다.

그러나 초기에 잡지 못하고 방치하면 합병증으로 생명을 잃을 수도 있는 무서운 난치병이므로 방심해선 안 되며, 한번 당뇨를 경험한 사람은 정상 수치로 돌아온 후에도 관리를 소홀히 하면 언제든지 재발하므로 늘 자연요법을 생활화해야 합니다. 그러기 위해서는 남다른 각오와 결단이 있어야 합니다.

이 책의 내용은 제가 운영하고 있는 인터넷 홈페이지 당뇨클럽(www.hidang.com)의 일부 내용을 발췌하여 여기에 옮긴 것입니다. 그동안 당뇨클럽에서는 많은 분들이 당뇨를 극복하고 정상적인 생활을 하고 있지만, 인터넷을 잘 사용하지 못하시는 분들로부터 "책으로 출간을 해줄 수가 없겠느냐?"는 요청이 많아 이렇게 책으로 펴내게 되었습니다.

아직도 부족한 것이 많지만, 경험해보지 못한 미지의 길을 함께 공부하며 찾아간다는 마음으로 읽으시면 좀 더 이해가 쉬울 것이며,

더 많은 정보와 자료를 보시려면 당뇨클럽 홈페이지를 참고하시기 바랍니다.

본문 중에서 '1부 : 당뇨 이야기'와 '2부 : 자연요법'에 있는 내용은 하나도 빠뜨리지 말고 꼼꼼히 정독하신 후 그대로 잘 활용하시면 누구나 당뇨로부터 해방되는 기쁨을 경험하실 것입니다.

특히 혈당 관리가 잘 안 되거나 식이요법·운동요법을 하기 어려운 분들께는 '균형요법·활성수소수요법·소식요법'을 추천하오니 살펴보시기 바랍니다. 이 책은 당뇨가 없는 분들도 한 번쯤 읽어두시면 건강 관리에 도움이 되리라 믿습니다. 좋은 인연, 좋은 기회가 되기 바랍니다.

글 쓰는 재주가 없고 표현력이 부족하여 문맥이 딱딱하고 어색한 곳이 많으나 글 쓰는 전문가가 아님을 이해하시고 읽어주셨으면 고맙겠습니다. 끝으로 이 책이 출간되기까지 애써주신 모든 분들과 감수를 맡아주신 이경록 수지 삼성병원 진료부장님께 감사를 드리며, 독자 여러분의 가정에 건강과 행운이 충만하기를 빕니다.

2012년 6월 10일

백봉(白峰) 김 태 호(金泰澔)

차례

감수의 글 생활습관을 바꾸면 당뇨에서 벗어날 수 있다 · 4
저자의 글 당뇨는 불치병이 아닙니다 · 7

▶ 저자의 당뇨탈출 체험기 · 18
  하늘을 보고 땅을 보고 · 18
  암흑에서 빛을 찾다 · 21
  저자의 3단계 관리법 · 22

1부 당뇨 이야기

초기 당뇨 관리법 · 28
  1. 당뇨를 처음 발견했을 때 · 28
  2. 당뇨를 끌고 다닐 것인가, 당뇨에 끌려 다닐 것인가 · 29
  3. 굳이 당뇨 공부를 강조하는 까닭은 · 31
  4. 상식을 터득했으면 실천에 옮기자 · 32
  5. 순간수치에 얽매이지 말고 당화혈색소와 몸의 신호로 관리하자 · 34
  6. 당뇨 관리는 체질에 따라 다르다 · 38
  7. 당뇨 치유는 자연요법으로 하자 · 39
  8. 자연요법은 중단하지 말고 지속적으로 하자 · 44
  9. 내 몸에 있는 자연치유력이 당뇨를 고친다 · 45
  10. 안경을 낀 것이 병이 아닌 것처럼 당뇨는 병이 아니다 · 47
당뇨란 무엇인가 · 48
  1. 췌장과 인슐린, 인슐린 저항성 · 50
  2. 당뇨 검사에는 어떤 것이 있나 · 52
    1) 소변 검사
    2) 휴대용 측정기 검사
    3) 포도당 부하 검사
    4) 당화혈색소(HbA1c) 검사
    5) C-펩타이드 검사
  3. 정상 혈당수치는 얼마인가 · 56

4. 당뇨는 혈당 자동조절 기능이 고장난 것이다 · 57

당뇨의 원인 · 58

1. 선천적(유전적) 요인 · 58

2. 후천적(환경적) 요인 · 59

1) 과도한 스트레스

2) 심한 피로

3) 영양 불균형(영양 과잉 · 영양 부족)

4) 운동 부족

5) 체내 유해독소의 축적

6) 불규칙한 생활습관

당뇨의 종류 · 63

1. 1형 당뇨(인슐린 의존형 당뇨) · 64

2. 2형 당뇨(인슐린 비의존형 당뇨) · 64

3. 임신성 당뇨 · 65

당뇨의 증상 · 66

1. 3다1소(三多一小) 증세 · 66

2. 만성 피로와 권태감 · 67

3. 시력장애와 말초신경 증상 · 68

4. 혈액순환장애와 기억력 감퇴 · 68

5. 저혈당 증상과 피부 증상 · 69

당뇨와 합병증 · 69

1. 급성 합병증 · 70

1) 고혈당성 혼수

2) 저혈당성 혼수

3) 케톤산 혈증

2. 만성 합병증 · 72

1) 망막증

2) 백내장

3) 성기능장애

4) 피부 질환(알레르기 · 아토피)

5) 신경성 질환

6) 고혈압

　7) 뇌졸중(중풍)

　8) 동맥경화

　9) 신장병(신부전증)

　10) 심장병(심근경색증 · 협심증 · 심장마비)

　11) 족부괴저(足部壞疽)

당뇨의 예방 · 80

　1. 과도한 스트레스와 피로 방지 · 80

　2. 체내 유해독소 제거 · 81

　3. 균형 잡힌 영양 섭취 · 81

　4. 적당한 운동과 적당한 휴식 · 82

　5. 규칙적인 생활습관 · 82

　6. 피를 맑게 하고 따뜻한 몸과 바른 골격 유지 · 83

2부 자연요법(당뇨 치유)

정신요법 · 86

　1. 긍정적 · 낙천적 · 희망적으로 살자 · 86

　2. 일체유심조(一切唯心造) · 87

　　1) 육체는 마음의 그림자

　　2) 부처님 눈에는 부처만 보이고

　　3) 같은 말도 '아' 다르고 '어' 다르다

　　4) 집착을 버리자

　　5) 같은 것은 끼리끼리 모인다

　3. 당뇨야 고맙다, 너는 나의 스승이니까 · 93

　4. '느린 삶'과 '나눔의 삶'으로 생활에 여유를 갖자 · 94

　5. 당뇨를 고친 사람들과 고치지 못한 사람들의 차이점 · 96

▶ 저자의 정신요법 체험기 · 98

식이요법 · 106

　1. 해독(解毒)요법 · 106

　　1) 몸에 쌓인 독소 제거가 식이요법의 시작이다

　　2) 해독요법의 종류

　2. 균형(均衡)요법 · 112

1) 건강의 원리는 균형과 조화이다

2) 알칼리성 식품을 즐겨 먹자

3) 식이요법의 효과를 상승시키는 미량영양소 식품

4) 당뇨에 이로운 좋은 식품들

5) 당뇨에 이롭지 않은 식품들

6) 당뇨 식단(자율형 식단과 계산형 식단)

3. 활성수소수(活性水素水)요법 · 126

1) 인체의 건강은 수소가 좌우한다

2) 좋은 물을 마시자

3) 이것이 그 유명한 '기적의 물'이다

4) 활성산소와 활성수소란 무엇인가

5) '활성수소수기'란 무엇인가

6) 물을 바꾼다고 뭐가 달라지겠느냐

7) 좋은 활성수소수기를 고르는 방법

4. 생식(生食)요법 · 140

1) 효소란 무엇인가

2) 효소는 '생명의 빛', '생명의 불씨'다

3) 효소의 종류

4) 잠재효소의 생성량은 한정되어 있다

5) 먹거리 효소식품에는 이런 것들이 있다

6) 효소는 열에 약하다

7) 상류의 물이 깨끗해지면 하류의 물은 저절로 맑아진다

8) 잠재효소를 아끼자

9) 병이 나면 소화기관을 쉬게 하는 것이 좋다

5. 소식(小食)요법 · 161

1) 소식은 건강과 장수의 기본이다

2) 소식을 하면 몸이 따뜻해지고 면역력이 강해진다

▶ 저자의 식이요법 체험기 · 166

운동요법 · 170

1. 즐거운 마음으로 규칙적 · 지속적으로 알맞게 하자 · 170

2. 지혜를 발휘하면 생활 속에서도 방법이 있다 · 174

3. 잠자리에서도 할 수 있는 간단한 운동들 · 174

　　　　1) 발목펌프운동

　　　　2) 붕어운동

　　　　3) 모관운동(毛管運動)

▶ 저자의 운동요법 체험기 · 179

기혈(氣血)요법 · 182

　1. 경혈을 자극하면 기혈이 뚫리고 자율신경이 활성화된다 · 183

　2. 온기(溫氣)가 내 몸을 살리고 냉기(冷氣)가 내 몸을 죽인다 · 186

　3. 건강을 지키려면 숙면(熟眠)을 취하자 · 188

　　　1) 원적외선(遠赤外線)을 활용하자

　　　2) 해로운 지구방사선인 유해파동(有害波動)을 차단하자

　4. 피가 깨끗하면 만병이 사라진다 · 196

　　　1) 냉온욕은 혈액순환을 좋게 한다

　　　2) 풍욕은 피부호흡을 통해 몸에 쌓인 독을 배출시킨다

　5. 골격을 바로잡으면 무병장수한다 · 198

　　　1) 평상침대(平床寢臺)

　　　2) 경침(頸枕)

▶ 저자의 기혈요법 체험기 · 202

3부 필수영양소와 당뇨에 좋은 식품

우리 몸에 필요한 필수영양소 · 206

　1. 당질 · 206

　2. 단백질 · 206

　3. 지방질 · 206

　4. 섬유질 · 207

　　　1) 불용성(不溶性) 식이섬유

　　　2) 가용성(可溶性) 식이섬유

　5. 비타민 · 210

　　　1) 수용성(水溶性) 비타민

　　　2) 지용성(脂溶性) 비타민

　6. 미네랄 · 218

　　　1) 무기 미네랄과 유기 미네랄

2) 미네랄의 종류

당뇨에 좋은 식품 · 222

1. 미량영양소 식품 · 222

1) Bio-Z – 인슐린 기능을 정상화시키는 신합성 물질

2) 구연산 – 불로장수의 신약(神藥)

3) 죽염(竹鹽) – 체내 독소 제거와 만병을 다스리는 종합 미네랄

4) 여주환 – 당뇨와 고혈압에 효과

5) 동충하초(冬蟲夏草) – 불로장생 · 영양강장의 선약

6) 새싹 보리순 – 섬유질 · 미네랄 · 비타민의 보고

7) 천연 비타민C – 비타민 중의 으뜸 비타민

8) 맥주 효모 – 비타민B군과 섬유질 · 미네랄의 보고

9) 오메가3 지방산 – 혈전을 녹여주는 열쇠

10) 녹황색 채소 녹즙 – 비타민과 미네랄의 종합창고

11) 흑(黑)마늘 – 혈액을 정화하는 동맥경화 억제제

12) 함초환(鹹草丸) – 피를 맑게 하는 미네랄 · 효소의 보고

13) 발효홍삼농축액 – 사포닌의 보고

14) 스피룰리나 – 우주식품으로 개발되고 있는 미래식량

15) 클로렐라 – 녹황색 채소의 대체식품

16) 담쟁이넝쿨 – 혈당강하 효과

2. 씨눈 달린 곡식류 · 244

1) 현미(玄米) – 환자식의 기초

2) 푸른 회색빛 차좁쌀 – 당뇨 예방과 치료

3) 황색 좁쌀 – 환자식의 으뜸

4) 콩 – 오장육부를 다스리는 식품

5) 수수 – 면역 기능 항진식품

6) 율무 – 자양강장 · 혈당 강하 작용

7) 보리 – 당뇨 환자의 희망

8) 옥수수 – 이뇨식품

9) 참깨 · 들깨 – 토코페롤의 보고

3. 채소류 · 254

1) 마늘 – 나쁜 콜레스테롤 감소와 피를 맑게 하는 식품

2) 양파 – 혈압과 혈당 강하에 최고의 식품

3) 생강 – 게르마늄의 보고

4) 부추 – 항산화 작용과 해독 효과

5) 시금치 – 비타민과 미네랄의 보고

6) 양배추 – 위장병에 효과

7) 브로콜리 – 대표적인 항노화식품

8) 케일 – 체질 개선의 챔피언

9) 신선초 – 강정·강장 건강식품

10) 컴프리 – 기적의 풀

11) 알팔파 – 비타민이 풍부한 알칼리 식품

12) 미나리 – 강장과 해독 효과

13) 당근 – 제암(制癌) 효과

14) 연근 – 독성 물질의 해독제

15) 무 – 소화 촉진제

16) 감자 – 칼륨이 풍부

4. 해조류 · 266

1) 김 – 혈전 용해·청혈 작용, 나쁜 콜레스테롤 저하 작용

2) 파래 – 나쁜 콜레스테롤 수치 저하와 변비 예방

3) 다시마 – 섬유질·비타민·미네랄이 풍부한 종합영양식품

4) 매생이 – 청혈 작용·심혈관 질환 예방

5) 미역 – 신진대사 촉진·혈압 강하

6) 톳 – 혈관 유연·골격 형성 촉진

7) 굴 – 당뇨 예방·혈압 강하 효과

5. 버섯류 · 272

1) 송이버섯 – 혈전 용해·콜레스테롤 저하 작용

2) 표고버섯 – 항암 작용·면역 기능의 활성화

3) 느타리버섯 – 청혈 작용·항암 효과

4) 새송이버섯 – 신진대사 촉진·항산화 효과

5) 팽이버섯 – 혈전 용해·청혈 작용

6) 목이버섯 – 피부미용·청혈 작용

체질에 따라 이로운 식품과 이롭지 않은 식품 · 276

1. 태양체질(太陽體質) · 276

2. 태음체질(太陰體質) · 277

3. 소양체질(小陽體質) · 278

4. 소음체질(小陰體質) · 279

4부 약물요법

경구혈당강하제요법 · 282

1. 인슐린 분비 촉진제 – 설폰요소계(sulfonylureas) · 282

2. 포도당 합성 억제제 – 비구아나이드계(biguanide) · 283

3. 탄수화물 흡수 억제제 – 알파글루코시다제(α-Glucosidase) · 283

4. 인슐린 저항성 개선제 – 티아졸리딘디온계(thiazolidinediones) · 284

인슐린 요법 · 285

약물요법은 응급수단일 뿐 또 다른 합병증을 부른다 · 286

의사의 말 한마디가 생명을 죽이고 살린다 · 288

▶ 저자의 약물요법 체험기 · 290

5부 당뇨를 이긴 사람들의 체험기

— 고마운 나의 친구, 당뇨 · 292

— Bio-Z로 인슐린을 끊었어요 · 294

— 당뇨는 나의 스승이었다 · 298

— 눈물겨운 당뇨 완치 체험기 · 300

— 앞으로 약은 끊겠습니다 · 303

— 내 인생, 뿌린 대로 거두다 · 305

— 자연요법의 놀라운 체험 · 308

— 혈당강하제를 휴지통에 버리고 · 310

— 당뇨인을 위한 자율명상법(건강호흡법) · 312

— 당뇨인을 위한 풍선호흡명상법 · 315

— 당뇨를 만난 지 3년을 보내며 · 318

— 의사가 권하는 '좋은 의사, 좋은 병원' 고르는 법 · 320

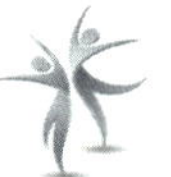

■ 하늘을 보고 땅을 보고

저는 당뇨를 만나기 전에는 병원 한 번 가지 않을 만큼 정말 건강하게 살아왔습니다. 그러던 중 1990년 봄, 사업 확장을 위해 2,000여 평의 땅을 새로 매입하여 공장을 증축하게 되었는데, 당시 저는 몸이 좀 비만해서 "옳다, 공장 증축 기회를 이용하여 체중이나 좀 줄여보자"라는 생각으로 공사 현장을 열심히 뛰어다녔습니다.

그랬더니 6개월 만에 체중이 15kg이나 줄어들기에 "드디어 체중 감량에 성공했나보다" 생각하고 아주 기뻐했습니다. 그런데 만성 피로가 계속되면서 현기증이 나고 목이 마르며 소변이 잦고 체력이 극도로 쇠약해져 나중엔 일을 할 수가 없을 정도였으나 "체중 감량으로 인한 일시적인 현상이겠지"라고 생각하며 더욱 더 열심히 공사 현장을 누비고 다녔습니다.

8개월 후 공장이 완공되어 입주를 한 다음, 계속되는 피로를 도저히 견딜 수가 없어 병원을 찾았는데, 공복혈당 350mg/dℓ, 식후2시간혈당 500mg/dℓ으로 당뇨가 아주 심한 상태라며 담당의사는 당장 입원을 해야 한다고 강요를 하였습니다. 충격을 받은 저는 하늘이 무너지는 듯 지금까지 쏟아왔던 회사에 대한 애정도 한순간에 허망해지면서 가족들의 얼굴이 하나둘 뿌연 시야에서 어른거렸습니다.

별별 생각으로 마음을 잡지 못하고 보름 동안을 방황하며 고뇌의 나날을 보냈지만, 그런다고 해결되는 일이 아니라 생각되어 마음을 다져 먹고 다시 병원을 찾아 담당의사와 마주 앉았습니다. 담당의사는 처음부터 인슐린을 투여하자고 했지만, 저는 그때 당뇨에 대한 상식이 전무하여 인슐린 주사를 맞으면 모든 것이 끝나는 마지막 단계인 줄로만 알고 한사코 인슐린 투여를 거부하였습니다.

저의 고집으로 경구혈당강하제만으로 1년 가까이 병원 치료를 받았으나, 당뇨에 대한 상식 부족과 사업 여건상 불가피한 과음 · 과식 · 과로 등 무절제하고 불규칙한 생활이 계속 이어지다보니 공복혈당 200㎎/㎗, 식후2시간혈당 300㎎/㎗ 이하로 내려오지를 않았습니다.

그때부터 지푸라기라도 잡고 싶은 심정으로 산삼 · 장뇌삼 · 봉황삼 · 홍삼 · 바나바 · 화살나무 · 겨우살이 · 하눌타리 · 계피 · 누에 가루 · 해당화 뿌리 · 꾸지뽕 · 차가버섯 · 상황버섯 · 아가리쿠스 · 가시오가피 등에다가 유명한 한약과 값비싼 양약 등 당뇨에 좋다는 것이라면 방방곡곡 찾아다니며 이루 셀 수조차 없는 300~500여 가지의 당뇨약과 건강식품을 먹어보았습니다. 하지만 일시적인 효과만 있을 뿐 당뇨를 근본적으로 해결하지는 못했습니다.

3년이 지나자 하나씩 찾아오기 시작한 고혈압 · 고지혈증 · 지방간 · 안구망막증 · 괴저초기(양쪽 엄지발가락이 멍든 것처럼 색깔이 푸르스름하게 변하고 찌릿찌릿하며 감각이 둔화됨) 등 합병증은 날이 갈수록 심해지기만 할 뿐 나아질 기미를 보이질 않았고, 말초신경병증으로 양쪽 종아리는 쑤시고 저려서 밤마다 잠을 이루기가 힘들었습니다.

이래서는 안 되겠다는 생각으로 그 후 당뇨에 대한 공부를 하기 시작하여 자연요법(정신요법 · 식이요법 · 운동요법 · 기혈요법)을 집중적으로 실천하게 되었으며, 그로 인해 생활에 불편이 없을 정도로 혈당이 조절된 적도 있었습니다만, 제조업체의 생리상 바쁘게 살아가야 하는 저에게 자연요법이 결코 쉬운 일은 아니었습니다.

바쁘다는 핑계로 자연요법을 게을리하게 되면 다시 혈당이 올라갔으며, 혈당이 올라가면 자연요법을 다시 시작했다가 혈당이 내려오면 또 게을리하고……. 이렇게 하기를 수없이 반복하면서 지내던 1998년 12월, 청천벽력과도 같은 충격적인 사건이 터지고부터 혈당은 걷잡을 수 없이 치솟기만 했습니다.

18년간 심혈을 기울여 자식처럼 키워온 회사가 IMF의 여파로 부도를 맞게 되었습니다. 은행 부도 후 자금 악화로 인한 경영상의 어려움과 스트레스, 잦은 출장과 외식 등 자연요법을 제대로 할 수 없는 날이 많아지자 식전혈당이 다시 200~300㎎/㎗을 오르내리고 식후혈당은 300~400㎎/㎗을 육박했습니다.

그런데도 부도 수습 관계로 자연요법을 제대로 지킬 수가 없었고 경구혈당강하제에만 의존하며 별다른 대처 없이 지내다보니 당뇨는 날로 악화되어 일을 할 수가 없을 정도로 몸은 쇠약해갔으며, 결국 5개월 후엔 뇌졸중(뇌경색)으로 쓰러져 의식을 잃고 식물인간 상태로 지내다가 의식이 돌아온 뒤 눈을 떠보니 병원 중환자실이었는데, 보름 전에 입원하였다고 했습니다. 의식이 돌아온 후에도 한 달 이상 입원치료를 받았으며 퇴원 후에도 상당 기간 물리치료를 받았으나 뇌졸중의 후유증은 1년 이상 지속되었습니다.

■ 암흑에서 빛을 찾다

이렇게 고통의 세월을 지내던 중 지인으로부터 활성수소수와 Bio-Z를 소개받고 자연요법의 일환으로 활용하게 되었습니다. 그러나 3개월이 지나도 별다른 차도가 없기에 포기할까도 생각했으나 소개한 지인의 끈질긴 권유로 꾸준히 실천하게 되었는데, 4개월을 지나면서 서서히 만성 피로가 줄어들고 시력이 회복되며 당뇨 증상이 사라지기 시작하는 것을 느꼈습니다.

여기서 "무언가 가능성이 있지 않을까!" 생각하고 활성수소수와 Bio-Z를 더욱 철저히 활용하였더니, 차츰 발가락 색깔도 원래대로 돌아오고 6개월 후에는 혈당수치가 잡히기 시작하여 8개월 후에는 병원 약을 완전히 끊고 공복혈당 100㎎/㎗ 전후, 식후2시간혈당 140㎎/㎗ 전후, 당화혈색소 5.6%까지 내려왔습니다.

1년 후부터는 수치의 기복이 거의 없는 안정적인 혈당수치가 지속적으로 유지되면서 고혈압 · 고지혈증 · 지방간 · 뇌졸중 · 망막증 · 말초신경병증 등 그동안의 합병증도 서서히 좋아졌습니다. 이런 결과를 지켜본 담당의사도 "모범적으로 관리하신 덕분에 이 정도 수치면 혈당이 잡힌 것 같습니다. 약은 먹지 않아도 되겠습니다만 관리는 앞으로도 계속하셔야 되는 것은 알고 계시지요?" 하며 기분 좋아하였습니다.

이 감격은 겪어보지 않은 사람은 모릅니다. 너무나 기쁜 마음에 자연요법을 더욱 철저히 지키게 되었으며, 그 후로 지금까지 병원치료는 한 번도 받아본 적이 없고 오직 정신요법·식이요법·운동요법·기혈요법만 하고 있는데도 정상 혈당을 13년째 유지하고 있으며 한 번도 재발한 적이 없습니다.

제가 체험한 이 기쁨을 혼자만 알고 있을 것이 아니라 당뇨와 싸우고 있는 많은 사람들과 함께 자연요법의 이 놀라운 사실을 공유하고자 당뇨클럽이라는 동호회 홈페이지를 만들게 되었으며, 이렇게 또 책으로 출간하게 되었습니다. 이제 앞으로 남은 인생은 하루를 살더라도 활동에 구애받지 않고 사람답게 살아갈 수 있다는 것을 생각하니 그저 꿈만 같습니다.

■ 저자의 3단계 관리법

다음은 저의 3단계 관리법을 요약한 것인데, 같은 방법일지라도 모든 사람들에게 똑같은 결과가 나타나는 것은 아닙니다. 사람마다 성별·연령·체질·성격·직업·당뇨 경력·합병증 유무·생활환경·생활습관·성장 과정·투병 의지 등 그 외 많은 것들이 서로 다르기 때문에 거기에 따라 효과도 각각 다르게 나타날 수 있습니다. 그러므로 이렇게도 해보고 저렇게도 해봐서 자기에게 맞는 '맞춤치료법'을 찾도록 해야 합니다.

혈당수치(mg/dl)		병원약	Bio-Z	자연요법
공복	식후2시간			
1단계 180 이상	300 이상	전량 복용	1일 2회 섭취	반드시 실천
150~180	250~300	1/2 복용	1일 2회 섭취	반드시 실천
130~150	200~250	1/4 복용	1일 2회 섭취	반드시 실천
2단계 120~130	170~200	미복용	1일 2회 섭취	반드시 실천
110~120	140~170	미복용	1일 1회 섭취	반드시 실천
110 이하	140 이하	미복용	2일 1회 섭취	반드시 실천
3단계 110 이하	140 이하	미복용	미섭취	반드시 실천
100 이하	130 이하	미복용	미섭취	반드시 실천

● 표에서 말하는 '병원약'이란 경구혈당강하제를 말하는 것으로서 제가 복용했던 약이 다른 사람들에게는 아무런 의미가 없기에 약명과 복용법은 생략합니다. 차츰 수치가 내려오면 처방약을 1/2~1/4로 줄이다가 공복혈당 130 이하, 식후2시간혈당 200 이하로 내려오면 병원약은 완전히 끊었습니다.

● 표에서 말하는 'Bio-Z'란 인슐린 분비와 인슐린 저항성 개선에 도움을 주는 당뇨 개선용 미량영양소 기능식품입니다. 처음에는 1일 2회 섭취를 하였으나 차츰 수치가 내려오면 그에 따라 섭취량을 줄였으며 공복혈당 110 이하, 식후2시간혈당 140 이하로 안정된 후에는 Bio-Z를 섭취하지 않았습니다.

● 표에서 말하는 '자연요법'이란 정신요법 · 식이요법 · 운동요법 · 기

혈요법을 통틀어 말한 것이며, 자연요법은 건강이 회복된 후에도 지금까지 실천하고 있으며 앞으로도 계속 이어갈 것입니다.

▶ **정신요법** : 제가 하고 있는 정신요법에 대한 자세한 설명은 98페이지의 '저자의 정신요법 체험기'를 참고하시기 바랍니다.

▶ **식이요법** : 제가 하고 있는 식이요법에 대한 자세한 설명은 166페이지의 '저자의 식이요법 체험기'를 참고하시기 바랍니다.

▶ **운동요법** : 제가 하고 있는 운동요법에 대한 자세한 설명은 179페이지의 '저자의 운동요법 체험기'를 참고하시기 바랍니다.

▶ **기혈요법** : 제가 하고 있는 기혈요법에 대한 자세한 설명은 202페이지의 '저자의 기혈요법 체험기'를 참고하시기 바랍니다.

● 당뇨가 있으면 치주염 등 잇몸 질환으로 입 냄새가 나고 이가 빠지는 경우가 많습니다. 그래서 저는 양치를 할 때 치약을 사용하지 않고 분말로 된 생활죽염(3회 구운 죽염)을 사용하여 아침 · 저녁 1일 2회, 1회에 5분 이상 양치를 합니다. 치약에는 연마석이 들어 있어 오래 양치를 하면 치아의 상아질까지도 깎아낼 염려가 있지만, 죽염은 상아질을 깎아내지 않고 입 냄새도 예방하기 때문에 5분 이상 양치를 해도 무방합니다. 특히 전동칫솔을 사용하면 전동칫솔의 강한 진동으로 잇몸에 마사지 효과가 있어 잇몸 질환 예방에도 좋습니다.

● 특별한 일이 없는 한 아침 기상은 6시, 취침은 밤 10시를 넘기지 않으려고 하며 식사 시간과 식사량도 일정하게, 그 외 모든 일상도 규칙적

으로 하려고 합니다.

● 당뇨에 오래 시달리다보면 괜히 신경이 날카로워지고 짜증도 많아지
며 특히 혈당을 체크했을 때 수치가 오르락내리락할 때마다 스트레스
를 받아 수치에 매달려 사는 꼴이 되고 맙니다. 수치에 끌려 다니기보
다는 마음이나 편하게 살겠노라고 병원약도 끊고 혈당 체크도 잊어버
리고, 산으로 강으로 자연과 벗하며 자연요법을 생활화하였더니 당뇨
는 저만치 사라지고 생활에 활기를 찾게 되었습니다.

당뇨 이야기

당뇨는 어디로 튈지 모르는 럭비공처럼 사람의 혼을 빼놓기도 하고, 하늘로 치솟았다가 바닥으로 떨어지는 널뛰기처럼 걷잡을 수 없이 출렁거리는 혈당수치로 사람의 애간장을 태우기도 합니다. 그러나 강제적으로 다스리면 더 난폭해지므로 순리적이고 자연적인 방법으로 관리해야 합니다.

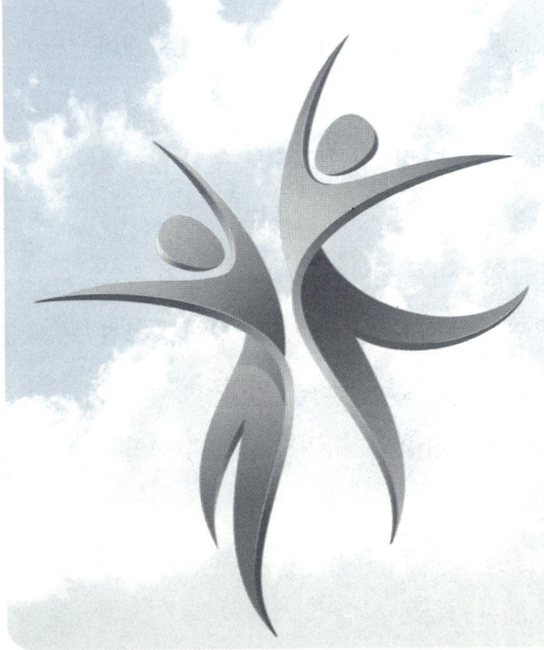

● 초기 당뇨 관리법

1. 당뇨를 처음 발견했을 때

당뇨를 처음 발견하면 대부분 사형선고라도 받은 듯 참담해하거나 절망에 빠지기도 하는데 절대로 놀라거나 당황할 필요가 없습니다. 당뇨는 금방 악화되는 것도 아니고 금방 낫는 것도 아니며 그렇다고 감기처럼 대수롭지 않은 것도 아닙니다. 분명히 당뇨는 끈질기고 고통스러우며 잘 낫지도 않습니다. 초기에 잡지 못하고 방치하면 합병증으로 생명을 잃을 수도 있는 무서운 난치병이기도 하지만, 당뇨 그 자체만으로 생명을 잃는 일은 드뭅니다.

서두르거나 조급한 효과를 기대하지 말고 '천리 길도 한 걸음부터'라는 마음으로 차근차근 당뇨 공부부터 시작하여 터득한 지식을 하나하나 실천하면서 세심한 관찰을 통하여 천천히 관리하는 것이 효과적인 방법입니다. 이 사람 저 사람 남의 얘기만 듣다보면 당뇨를 관리하는 방법도, 당뇨에 좋다는 약과 식품도 수도 없이 많습니다. 어느 누구의 말을 믿어야 좋을지 판단도 헷갈립니다.

그러나 한 가지 분명한 것은 양약이든 한약이든 당뇨를 고치는 약은 아직까지 이 세상에 없으며, 한두 가지의 식품으로 당뇨를 고칠 수 있다는 말도 모두 거짓말입니다. 당뇨 관리는 연령·성격·체질·마음자세·음식·운동·습관·환경·투병의지 등 종합적이고 복합적인 요소(要素)들이 삼위일체로 서로 조화가 이루어졌을 때 개선되는 것입니다.

그리고 당뇨는 공포의 대상이 아니라 본인이 당뇨에 대해 정확히 알고 당뇨를 이길 수 있다는 굳은 의지로 관리만 잘한다면 당뇨가 없는 사람보다 더 건강하게 장수할 수 있으므로 오히려 당뇨가 전화위복이 될 수도 있습니다. 당뇨가 없는 사람은 자신의 건강을 과신하여 무절제한 생활을 하지만, 당뇨가 있는 사람은 매사를 무리하지 않게 절제하며 생활하기 때문입니다. 그러므로 겁을 먹거나 미리 포기하는 일은 절대로 없어야겠으며 보다 긍정적인 자세로 희망과 용기를 가져야 합니다.

2. 당뇨를 끌고 다닐 것인가, 당뇨에 끌려 다닐 것인가

많은 사람들이 첨단의학이나 좋은 약 또는 유명한 의사가 당뇨를 고치는 것이라 생각하고 있지만 실은 그렇지가 않습니다. 인체는 자기감시 · 자기진단 · 자기수정을 통해 몸에 이상이 생기면 즉각 면역시스템과 자연치유력을 발동하여 원래의 상태로 되돌려놓으려는 '항상성(恒常性)의 법칙' 에 따라 실제로 당뇨를 고치는 것은 자신입니다.

의사나 약의 역할은 개개인이 지니고 있는 자연치유력이 좀 더 발휘될 수 있도록 좋은 환경을 만들어주는 것에 지나지 않습니다. 예를 들어 골절이 되었을 때 의사는 뼈와 뼈를 맞추어줄 뿐이며, 뼈를 붙게 하는 것은 자신이 가지고 있는 자연치유력입니다. 세계 제일의 명의라도 죽은 사람의 부러진 뼈를 붙일 수 없는 것이 그 증거입니다. 죽은 사람에게는 자연치유력이 없기 때문입니다.

당뇨는 본인이 고치는 것이지만 누구나 다 고칠 수 있는 것은 아닙니다. 스스로 '고칠 수 있다'는 확신을 가지고 철저한 관리를 한다면 고칠 수 있으나 의지가 약하거나 노력이 부족하면 못 고칩니다. 당뇨는 내가 아는 것만큼 치료되는 것이므로 먼저 당뇨 공부부터 하여 본인이 당뇨박사가 되어야 합니다. 세상에 노력 없이 거저 얻어지는 공짜는 없으니까요.

〈손자병법〉에도 적을 알고 나를 알면 백전백승(百戰百勝)이라고 했습니다. 당뇨와의 싸움에서도 예외는 아닙니다. 당뇨에 대해 먼저 알고 제대로 대처해야 이길 수가 있는데, 대부분의 초기 당뇨인들은 자기가 먼저 배우고 스스로 노력하려고 하지는 않고 남의 도움으로 고쳐지기만을 기다리고 있습니다. 그래서는 절대로 당뇨를 고칠 수가 없다는 것을 명심해야 합니다.

세균성 질환이나 외상·종양·골절 등은 병원치료가 불가피하지만, 당뇨·고혈압 등 대사성 질환(代謝性 疾患)은 남이 고쳐주는 것이 아니라 내가 고치는 것인데, 자신이 당뇨에 대해 모르고서야 어떻게 당뇨를 고칠 수가 있겠습니까? 당뇨가 오래되어 증세가 심하거나 합병증이 있는 경우에는 전문의에게 진료를 받아야 하지만, 초기 당뇨인 경우에는 의사에게 간단한 검진과 지도만 받을 뿐 실제 관리는 본인이 알아서 해야 하는데, 체질이나 환경에 따라 관리 방법이 서

로 다르기 때문에 자신에게 맞는 '맞춤관리'를 하려면 당뇨에 대한
폭넓은 상식을 갖고 있어야 합니다.

3. 굳이 당뇨 공부를 강조하는 까닭은

"물고기를 잡아주지 말고 물고기 잡는 법을 가르쳐주라"는 말이
있습니다. 당뇨가 있는 사람들은 이 말을 꼭 명심하고 새겨 들어야
할 것입니다. 당뇨가 있는 사람들이 얼마나 게으르면 당뇨를 '게으
름병'이라고까지 했겠습니까? 당뇨 공부를 하는 것조차도 게을러서
못하고 남이 가르쳐주기만을 바란다면 자연요법은 생각도 하지 말
아야 합니다. 부지런하지 않고서는 자연요법을 지속적으로 할 수가
없기 때문에 게으름을 버리지 못한다면 결코 당뇨는 고칠 수가 없을
것입니다.

당뇨 치료는 담배를 끊는 것과 비슷합니다. 담배는 남이 끊어주는
것이 아니라 본인의 의지로 끊듯 당뇨도 본인의 의지로 고치는 것입
니다. 담배를 한방에 끊는 사람이 있는가 하면 여러 번 실패를 하고
도 못 끊는 사람이 있듯이 당뇨도 본인의 의지만 강하면 고칠 수 있
으나 그렇지 못하면 고칠 수가 없습니다.

약이나 의사에게 의존만 하고 있다면 당뇨는 평생 고치기 어려울
것입니다. 본인의 노력은 기울이지 않고 남의 도움만 바랄 것이 아
니라 본인 스스로 기초부터 하나하나 지식을 찾고 챙겨서 실천에 옮
겨야 합니다. 그렇게 하다보면 당뇨를 보는 눈이 열리고 당뇨 치료

의 길이 보입니다.

생명은 하나뿐입니다. 부지런함을 생활화하여 지긋지긋한 당뇨를 뿌리치고 건강하고 행복한 인생을 즐길 것인지, 아니면 나태함을 버리지 못해 무의미하고 허망하게 고통의 생명을 마감할 것인지는 전적으로 자신에게 달렸습니다. 최소한 책을 읽는 노력만이라도 하여 당뇨 상식을 넓히는 것이 당뇨 관리의 첫걸음입니다.

4. 상식을 터득했으면 실천에 옮기자

그러나 당뇨에 대해서 아무리 많은 지식을 갖고 있더라도 머릿속에만 넣어두고 실천을 하지 않는다면 그것은 아무 소용이 없습니다. 터득한 지식을 생활에 응용하면서 꾸준한 관찰을 통하여 자기에게 맞는 자기만의 방법을 찾아내야 당뇨를 고칠 수가 있습니다.

본인이 당뇨를 발견했을 때에는 이미 3~10년 전부터 나도 모르게 내면적으로 진행되어왔다고 볼 수가 있는데 이처럼 오랜 세월에 걸쳐서 당뇨가 진행되어왔듯이 치료 또한 오랜 기간이 소요됩니다. 급하게 서두른다고 해서 빨리 치료되는 것이 아니므로 장기적이고 체계적인 세심한 관리가 필요합니다. 급한 성격은 오히려 당뇨를 더 그르칠 수 있으므로 조급한 마음을 버려야 합니다.

당뇨가 오는 원인은 여러 가지가 있지만, 그중에서도 생활습관이 잘못되어서 오는 경우가 많습니다. 담배나 술을 끊기가 어렵듯이 수십 년간 길들여져온 생활습관들을 하루아침에 바꾸기란 쉽지가 않습니다만, 이 잘못된 습관을 바꾸지 않고서는 당뇨를 해결할 수가 없으므로 어떻게 해서든 잘못된 습관을 바꿔야 합니다.

백짓장도 맞들면 가볍다고 했는데, 이럴 때 가족이나 친지들이 희망과 용기를 가질 수 있도록 옆에서 조언을 해준다거나 협조를 해준다면 큰 힘이 됩니다. 또는 당뇨인들이 모이는 동호회라든가 인터넷 사이트 등에서 먼저 당뇨를 경험한 사람들과의 만남이나 상담을 통해 이들의 체험을 참고하는 것도 많은 힘이 됩니다. 세상에서 최고의 스승은 경험이니까요.

당뇨는 변덕이 아주 심하여 고삐 풀린 망아지처럼 조금만 무리하거나 소홀히 하면 천방지축 널뛰기 수치로 혼을 빼기도 하지만, 친구처럼 다정히 대해주면 온순한 양처럼 말을 잘 듣기도 합니다. 그래서 당뇨는 문제아를 다루듯 다독거려야 제자리로 돌아옵니다. 그렇지 않고 강제로 잡으려고 한다면 더 고약한 당뇨로 변하고 맙니다. 이처럼 강제로 닦달을 하려고 한다거나 당뇨에 얽매여 안절부절 못하고 끌려 다니기만 한다면 당뇨는 더 활개를 치고 교활해지는 법입니다.

순간의 혈당 변화에 일희일비(一喜一悲)하지 말고 꾸준한 인내심으로 한결같은 마음을 가지도록 해야 합니다. 조급하지 않게, 긍정적으로, 지속적으로 자연요법을 하다보면 내 몸 안에 있는 자연치유력에 의해 당뇨는 슬그머니 꼬리를 감추게 되고 나는 당뇨로부터 해방되는 기쁨을 경험할 수가 있을 것입니다.

5. 순간수치에 얽매이지 말고
   당화혈색소와 몸의 신호로 관리하자

경험이 없는 초기 당뇨인들은 혈당수치에 너무 민감하여 조금이라도 수치가 올라가면 금방 무슨 일이 일어날 것만 같이 안절부절못하는데, 그럴 필요가 없습니다. 호랑이에게 물려 가더라도 정신만차리면 살아날 수가 있다고 했듯이 꾸준한 인내심으로 원칙만 철저히 지켜나간다면 천천히 생각하면서 여유를 가지고 관리를 하여도조금도 걱정할 것이 없으며, 그렇게 관리하는 것이 더 효과적인 방법입니다.

혈당수치는 약간의 환경 변화에도 아주 예민하여, 어떤 때는 잘조절이 되다가도 또 어떤 때는 원인 모를 고혈당이 갑자기 나타나기도 합니다. 이렇게 널뛰기처럼 오르락내리락하는 순간수치의 변동에 대하여 아직까지도 현대의학에서는 뚜렷한 원인 규명을 못하고있는 실정입니다. 일시적인 순간수치에 놀라거나 초조해하지 말고장기적이고 체계적인 관리로 당화혈색소 수치와 몸의 신호로 관리하는 것이 좋습니다.

집에서 휴대용 측정기로 검사하는 순간수치는 그때그때 측정할때의 사정에 따라, 또는 측정기의 오차(10~20%)에 따라 수치가 들쭉날쭉 다르게 나타날 수가 있으므로 절대적인 정확한 수치가 아닙니다. 그런데도 수치가 오를 때마다 신경이 쓰이고 그것이 스트레스로작용하여 오히려 수치를 높이기 때문에 관리에 전혀 도움이 되질 못

합니다.

휴대용 측정기 검사를 한다고 해서 당뇨가 치료되는 것도 아니고 수치만 알아볼 뿐인데, 그렇다고 정확한 수치도 아니고, 게다가 수치까지 올라가면 또 스트레스를 받으며 지옥과 천국을 넘나들어야 하니 악순환의 반복으로 득(得)보다는 실(失)이 많다는 것입니다.

물론 자신의 평균 수치를 모를 때에는 궁금하기도 하므로 하루에도 여러 번 검사를 하여 평균 수치를 알아보는 것도 괜찮습니다만, 어느 정도 평균 수치를 알게 된 다음에는 휴대용 측정기 검사는 되도록 자주 하지 말고 당화혈색소 수치와 몸의 신호에 따라 관리해나가다가 몸에 이상이 생겼을 때, 그때 검사해보는 것입니다.

여러 번 측정한 순간수치를 합산하여 횟수로 나누어서 나오는 평균 수치라는 것도 엄격히 따져보면 정확성이 별로 없습니다. 가장 확실한 혈당수치의 기준은 '당화혈색소 수치'이므로 3개월에 한 번씩 혈액검사를 통하여 당화혈색소 수치를 알아보는 것이 제일 좋은 방법입니다. 그때 적혈구·백혈구·HDL(좋은 콜레스테롤)·LDL(나쁜 콜레스테롤)·중성지방·고지혈 등의 수치도 함께 알아볼 수 있어 종합적인 관리를 할 수가 있습니다.

몸의 신호란 눈이 밝아지고 머리가 맑아지며 기운이 솟고 몸이 가벼워지는 등 신체의 전반적인 컨디션이 좋아진다면 틀림없이 혈당수치도 안정적으로 유지되고 있다는 증거입니다. 반대로 눈이 침침하고 머리가 무거우며 몸이 찌뿌듯하고 여기저기 불편한 곳이 나타난다면 혈당수치는 높게 유지되거나 불안정한 상태로 진행되고 있다고 보면 됩니다. 휴대용 측정기 검사는 이때 필요하다는 것입니다.

대체적으로 신체 이상을 가장 빨리 느끼게 하는 것은 피로이며, 그 다음으로 나타나는 것이 구강 증상·손발부종·손발저림·시력장애·3다1소 증세·피부 증상들입니다. 구강 증상으로는 입안이 마르거나 냄새가 나고, 입술이 거칠어지거나 물집이 생겨 부르트기도 하며, 잇몸이 부어올라 치아가 솟아오르거나 흔들리기도 합니다.

손발부종은 손발이 부어 푸석푸석하게 되며, 피부 증상은 얼굴뿐만 아니라 신체 전반의 피부가 거칠게 되거나 여러 가지 피부 질환(여드름·기미·가려움증·무좀 등)이 나타납니다. 그리고 감기나 몸살이 오면 다 나을 때까지 혈당수치가 많이 올라가게 되므로 충분한 휴식을 취하여 감기몸살을 빨리 치료하도록 해야 합니다.

참고로 공복수치와 식후수치의 편차에 대해서는 50~60mg/dℓ(공복수치 80·식후수치 140일 때 편차는 140−80=60임) 정도로 유지하는 것이 가장 좋습니다. 널뛰기 수치로 편차가 크면 클수록 체내의 항상성이 흐트러져 혈관 손상이나 동맥경화 등 각종 합병증을 유발시키므로, 수치가 낮으면서도 편차가 심한 것보다 수치가 좀 높더라도 편차가 적은 것이 더 낫습니다.

수치에 얽매이지 말라는 또 다른 경험자(75세의 유명 한의사)의 말에 의하면 당뇨가 있으면 수치가 오르락내리락하는 것은 흔한 일이므로 가끔씩 원인 모르게 나타나는 일시적인 고혈당에 일희일비하지 말 것이며, 때로는 고혈당이 좀 유지되더라도 혈압이 정상이고 당뇨 증상(특히 三多一小 증상)과 합병증이 없으며 생활에 불편이 없다면 크게 걱정하지 말라는 것입니다.

혈당이 높으면 혈액이 끈끈하여 당연히 혈압이 높아야 하고, 고혈당이 오래 지속되면 당뇨 증상이 나타나고 합병증이 발병되는 것도 당연한 일인데, 이런 현상들이 전혀 없다는 것은 오랜 기간 고혈당이 이어져도 그 수치가 자기 몸에 부담 없는 수치로 길들여져 자리 잡고 있다는 것입니다.

그래서 어떤 사람은 혈당수치 200mg/dℓ에도 합병증이 있어 쩔쩔매는가 하면, 어떤 사람은 300mg/dℓ이 넘는데도 병원약 안 먹고 합병증 없이 멀쩡히 지내는 등 사람에 따라 증세는 천차만별이라는 것입니다. 그렇다고 혈당수치를 무시할 수는 없는 일이기에 혈당수치는 3개월에 한 번씩 하는 당화혈색소 수치에 기준을 두고, 순간수치의 노예가 되지 말라고 하였습니다.

당뇨 관리를 위해서는 물론 일정한 기준이 있어야겠지만, 현대의학에서 정해놓은 당뇨 관리 표준수치는 통계적 수치에 불과합니다. 사람이란 남녀노소 · 체질 · 습관 · 환경 등 개개인에 따라 차이가 있을 수 있는데, 개개인의 특성을 무시한 채 누구에게나 똑같이 획일적인 수치를 적용한다는 것은 모순이 있을 수 있습니다.

혈당수치는 지극히 가변적입니다. 평소에는 정상 수치였으나 큰 충격으로 스트레스를 받거나 과식을 하면 누구나 잠시 혈당수치가 올라갈 수가 있는데, 이런 경우 그 사람을 당뇨라고 말할 수는 없는 것입니다. 그래서 그때그때 측정하는 순간수치에 너무 신경 쓰지 말고 당화혈색소 수치로 관리하는 것이 좋다는 것입니다.

6. 당뇨 관리는 체질에 따라 다르다

TV에서 '세상에 이런 일이'라는 프로그램에 나오는 사람들을 보면 커피만 먹고 사는 사람이 있는가 하면, 식용유만 먹고 사는 사람, 설탕만 먹고 사는 사람, 소주에 밥을 말아 먹는 사람, 하루 종일 담배를 물고 사는 사람 등 정말 별별 사람들이 다 있습니다. 일반 사람들이 그렇게 따라 했다가는 하루도 넘기지 못할 일들이지만, 체질이 서로 다르기 때문에 그러한 일들이 가능할 것으로 보입니다.

감기도 어떤 사람은 일주일 만에 낫는가 하면, 어떤 사람은 한 달이 지나도 낫지 않는 경우가 있습니다. 병원약도 같은 약을 처방했는데도 어떤 사람은 효과가 있고 어떤 사람은 효과가 없는 경우가 있는 것처럼, 당뇨 관리도 개개인의 체질에 따라 관리 방법이 서로 달라야 하기 때문에 누구에게나 일률적으로 "이 방법이 좋다, 저 방법이 좋다"라고 단정할 수 있는 정답이 없습니다. 자기가 자기를 임상 대상으로 하여 자기 체질에 맞는 맞춤관리 방법을 본인이 스스로 찾아야 합니다. 100세 이상 장수노인 100명의 유전자 염기서열을 해독하는 연구가 미국에서 활발히 진행되고 있는데, 이 작업에 참여하고 있는 알베르트 아인슈타인 의과대학의 니르 바라질라이 박사는 "지금까지의 연구 결과로 보면 선천적인 유전자(체질)가 후천적인 생활습관보다 모든 면에서 우선적으로 영향을 끼칠 수 있다"라는 견해를 피력하였습니다.

이런 주장을 하게 된 근거로 그가 연구하고 있는 장수노인 중에서 95년 동안 줄담배를 피우고 있는 110세 노인이 있는가 하면, 육식을 주로 하여 비만인 사람, 운동을 전혀 하지 않는 사람, 채식을 전혀 하지 않는 사람들도 건강하게 살아가고 있는 예가 적지 않기 때문이라는 것입니다. 장수 유전자를 연구하고 있는 유타대학의 리처드 코우손 박사도 "건강장수자들에겐 질병으로부터 보호해주거나 노화의 진행을 지연시켜주는 유전적 특징들이 분명히 있을 것"이라고 말했으며, 보스턴대학의 노인학 전문가 토머스 펄스 박사도 "100세를 훨씬 넘게 사는 사람들은 그 어떤 유전적 이점이 있는 게 틀림없다"고 말하고 있습니다.

과학자들은 이렇게 장수하는 사람들이나 건강한 사람들의 DNA를 분석하면 장수와 건강의 실마리를 찾아낼 수 있으며, 이를 바탕으로 언젠가는 장수와 건강을 가능케 하는 약도 만들어낼 수 있을 것으로 믿고 있습니다. 그러나 이 방법이 개발되기까지는 개개인마다 각각 다른 자기 체질에 맞는 맞춤치료법을 스스로 찾아야 합니다.

7. 당뇨 치유는 자연요법으로 하자

당뇨를 고친다는 약은 이 세상에서 지금까지 수천 가지도 넘게 많이 나와 있지만, 아직까지 어느 나라에서도 한약이든 양약이든 약으로 당뇨를 고친 예는 없습니다. 다만 당뇨를 고친다는 그 말에 솔깃하여 지푸라기를 잡는 심정으로 어느 한 방법에 고집스럽게 매달렸다가 후회하고 실망한 사람들은 안타깝게도 너무나 많습니다.

병원약(경구혈당강하제나 인슐린)이라는 것도 알고 보면, 당뇨를 근본적으로 치료하는 약이 아니라 높은 수치를 그대로 두면 여러 가지 합병증으로 위험할 수가 있으니, 그런 단계까지 가기 전에 병원약으로 수치를 강제로 내리게 하여 그 위험으로부터 예방을 하자는 약입니다.

그런데 화학약(병원약)을 1년 이상 장기간 복용하면 간장이나 신장·췌장 등을 손상시켜 신체 전반의 대사 기능을 불완전하게 만들어 화학약으로 인한 또 다른 합병증을 유발할 수가 있으므로 병원약 투약은 1년 이내로 단기간에 끝내는 것이 좋습니다.

물론 췌장의 손상으로 인슐린 분비 능력이 현저히 저하되었거나 인슐린 저항성이 심하여 고혈당이 지속될 경우에는 자연요법만으로 고혈당을 낮추기가 사실상 어렵기 때문에, 이럴 때는 적극적인 병원약 투약과 자연요법을 반드시 병행해야 하지만, 병원약과 자연요법을 병행하다가 어느 정도 수치가 원하는 안정권(150mg/㎗ 이하)으로 회복되면 그때부터는 병원약을 서서히 줄여가며 나중에는 끊고 자연요법으로만 해도 됩니다.

당뇨를 고친다는 각종 과대광고에 현혹되지 말고 자연요법으로 관리하는 것이 지금까지의 방법으로는 최선의 방법입니다. 만약 약이나 식품으로 당뇨를 고친다는 것이 사실이라면 노벨 의학상은 받고도 남을 것이며 세상의 언론들도 가만있지를 않을 것입니다.

당뇨를 치유하려면 오직 자연요법뿐입니다. 그러나 자연요법도 한두 가지의 방법으로는 해결할 수가 없으며, 종합적(정신요법·식이요법·운동요법·기혈요법)이고 체계적인 관리를 해야만 개선될 수 있습니다. 또 자연요법을 한답시고 하고 싶은 것을 억지로 참거나 하기 싫은 일을 강제로 하는 것은 자연요법이 아닙니다. 자연요법이란 강제가 들어가지 않은 순리적인 방법으로 하는 것을 말합니다.

예를 들어 풍선의 한 부분이 튀어나왔을 때 그 튀어나온 부분을 손가락으로 누르면 들어가지만, 손가락을 떼면 다시 튀어나오므로 계속 누르고 있어야 합니다. 이것은 자연요법이 아니라 강제요법입니다. 반대로 풍선의 바람을 약간 빼주면 손가락으로 누르지 않아도 튀어나온 부분이 저절로 원상태로 돌아가는데, 이것이 자연요법입니다.

밤이 지나면 낮이 오고 봄이 지나면 여름이 오듯 자연의 순리대로 배가 고프면 밥을 먹고 졸리면 잠을 자는 것이 자연요법입니다. 그러나 이것도 지나치면 불규칙적이고 자유분방하여 게으른 생활이 되기 쉬우므로 말로는 쉬워도 실천해보면 참 어려운 것이 자연요법입니다. 욕심과 절제를 얼마만큼 잘 조화하여 습관화하느냐가 관건인데 여기에서 그 방법을 소개해봅니다.

이왕 찾아온 당뇨를 원망하거나 한탄만 하지 말고 운명으로, 또는 나의 일부로 받아들이고 자연을 닮아가야 합니다. 저는 당뇨를 관리하면서 언제부터인가 자연의 법칙을 체험하게 되었는데, "부분은 전체를 지배할 수도 거역할 수도 없지만, 전체는 부분을 지배할 수가 있고 전체가 변하면 부분도 변한다"는 이치를 어렴풋이 알게 되었습니다.

인간은 자연의 일부이니 자연을 거역할 수가 없고, 당뇨도 이제 나의 일부가 되었으니 이제부터 내가 자연에 순응하며 함께 동화(同化)되어가다보면 내 안에 있는 당뇨는 슬그머니 사라질 수밖에 없는 것입니다. 자연에는 원래 부정적이거나 부조화(질병)라는 것은 없으니까요. 내가 자연과 일체가 되었는데 내 안에 당뇨가 더 이상 붙어 있을 수는 없는 것입니다.

이렇게 자연과 동화되기 위해서는 늘 긍정적이고 평화로운 마음으로 과욕(過慾)을 버리고 마음을 비우며 베풀면서 즐겁고 기쁘게 살아야 합니다. 맑은 공기와 좋은 물을 마시며 유해물질을 멀리하고 자연이 준 먹거리로 음식은 제때, 여러 가지 식품을 골고루 알맞게 먹어야 하고, 운동은 규칙적·지속적으로 해야 하며, 몸과 마음을 항상 따뜻하게 유지해야 합니다.

그런데 누구에게나 일률적인 방법으로 같은 효과가 나타나는 것은 아닙니다. 예를 들어 같은 질병의 환자들에게 동일한 약을 썼는데 어떤 환자는 잘 낫고 어떤 환자는 전혀 듣지 않는 경우가 허다합니다. 어떤 약이 80%의 치료 효과를 보였다고 했을 때 나머지 20%에 속한 환자에게 그 약의 효과는 80%가 아니라 0%라는 것입니다. 이럴 때 20%의 환자에게 그 약은 무용지물이며 다른 약으로 바꾸어야 합니다.

이 같은 현상은 자연요법에서도 마찬가지입니다. 같은 방법으로 자연요법을 했는데 어떤 사람은 효과가 있으나 어떤 사람은 효과가 없을 수도 있습니다. 이것은 체질·성별·연령·성격·직업·당뇨 경력·합병증 유무·생활환경·생활습관·투병의지 등이 서로 각각 다르기 때문이며, 이럴 때는 자연요법의 방법을 이렇게도 해보고 저렇게도 해봐서 자기에게 맞는 '맞춤관리법'을 스스로 찾아야 합니다.

당뇨가 근본적으로 완치되었다고 하려면 췌장에서 정상적으로 인슐린이 분비되어야 하며, 분비된 인슐린이 저항을 받지 않고 정상적인 인슐린의 기능을 발휘해야 합니다. 다음으로는 혈당수치가 정상보다 높아지면 인슐린의 생산량을 늘려 혈당수치를 내려주고, 혈당수치가 정상보다 낮아지면 글루카곤으로 포도당을 만들어 정상 수치가 유지될 수 있도록 자율신경에 의해 자동으로 조절될 수 있어야 하는데 이것을 가능케 하는 것은 자연요법뿐입니다.

자연요법을 간단히 요약한다면 다음과 같습니다.

첫째, 정신요법 : 과도한 스트레스와 조급함을 피하고 여유로운 마음으로 한 템포 느리게 살아야 합니다.

둘째, 식이요법 : 체내에 쌓인 유해 독소를 제거해야 하고, 균형 잡힌 영양 섭취로 영양의 불균형을 막아야 하며, 피를 맑게 해야 합니다.

셋째, 운동요법 : 적당한 운동과 적당한 휴식으로 신체 바이오리듬의 균형을 유지해야 하며, 바른 자세의 척추 골격을 유지해야 합니다.

넷째, **기혈요법** : 몸을 따뜻하게 하고 따뜻한 마음으로 따뜻한 생
각을 해야 하며, 자연의 섭리(攝理)에 어긋나지 않게 규칙적
인 생활을 해야 합니다.

8. 자연요법은 중단하지 말고 지속적으로 하자

고혈압 · 중풍 · 심장병 · 당뇨 등 만성 질환은 혈액이 탁해서 생기
는 것이므로 혈액이 맑아지려면 최소한 4개월 이상 자연요법을 해
야 효과가 있습니다. 혈액의 수명이 120일이기 때문에 체내에 있는
모든 피가 새것으로 다 바뀌려면 4개월이 소요됩니다. 그러므로 자
연요법은 중단하지 말고 꾸준히 지속적으로 해야만 효과가 있는데
도 불구하고, 대부분 처음에는 제대로 관리를 하다가 조금 좋아지면
느슨해져서 게을리하는 경우가 많습니다.

평생 동안 지속적으로 하기란 참으로 어려운 일이기는 하지만, 중
간에서 소홀하거나 중단한다면 그동안의 수고가 물거품이 되고 모든
것은 다시 원점으로 돌아가버립니다. 그러므로 정상으로 회복된 뒤
에도 초심을 잃지 말고 꾸준히 관리를 해야만 재발을 방지할 수가 있
습니다.

그러나 인간은 누구나 편해지고 싶고, 건강에 나쁜 줄 알면서도
굳이 해보고 싶은 충동도 있는데 그것을 자제하기란 결코 쉬운 일이
아닙니다. 그래서 당뇨 관리는 자기와의 싸움이며, 그를 통해서 많
은 인생 공부를 하게 되는 것 같습니다. 자연요법을 10년 이상 제대

로만 하게 된다면 해탈의 경지까지는 아니더라도 반(半)해탈은 되지 않을까 생각해봅니다.

자연요법은 당뇨뿐만 아니라 암·고혈압·중풍·동맥경화·심장병·비만·변비·아토피·관절염 등 만병을 치유하고 다스리므로 건강한 사람도 자연요법을 꾸준히 생활화하면 각종 질병을 예방할 수가 있습니다.

9. 내 몸에 있는 자연치유력이 당뇨를 고친다

우리가 살아가는 데 있어서 생명이 유지되고, 몸이 자라고, 생각하고, 활동을 하기 위해서는 체내에서 수천 가지의 화학반응이 일어나고 있습니다. 이것을 신진대사(新陳代謝) 또는 물질대사(物質代謝)라고도 부르며 줄여서 '대사' 라고도 합니다.

우리 몸은 이 신진대사에 의해 새로운 세포와 늙은 세포의 교체가 잠시도 쉬지 않고 이루어지고 있으며, 새 세포가 만들어지는 과정에서 잘못된 변이세포가 만들어지면 이것이 곧바로 세포분열로 증식하여 암·당뇨 등 각종 난치병을 유발시킵니다. 또한 호흡과 음식물 섭취를 통해 체내에 유입되는 온갖 독성 물질과 중금속, 그 외 많은 유해물질이 인체의 면역체계를 약화시켜 온갖 난치병을 유발시키는 것입니다.

우리 인체는 '자기(본래의 자기 세포)' 와 '자기가 아닌 것(변이세포·이물질·세균 등)' 을 구분하여 '자기가 아닌 것' 을 배제·공격·살상하여 인체를 방어하고 복구하며 정상화시키는 기능의 총체적인 시스템을 '자연치유 시스템'이라 하고, '자기가 아닌 것'에 저항하는 힘을 '면역력'이라 합니다.

면역력을 강화하여 자연치유력을 높이기 위해서는 자연에 의한 방법으로 해야 효과가 있으며, 화학약(몸에서는 이물질임)이나 강제적인 방법으로 했을 때에는 오히려 면역력을 저하시키는 결과를 초래할 수도 있으므로 화학약의 남용은 자제하는 것이 좋습니다.

뼈가 부러지거나 상처를 그대로 두어도 저절로 낫게 되는 것은 우리 몸에 자연치유력이 있기 때문인데, 면역력이 떨어지면 질병에 대한 저항력이 약화되며 그로 인해 자연치유력까지 약하게 되므로 면역력을 회복시키는 데 관리의 주안점을 두어야 합니다. 면역력이 강화되면 자연치유력이 되살아나 자연적으로 췌장 기능이 회복되어 정상적인 인슐린 분비를 할 수가 있고 인슐린 저항성도 저절로 개선되는 것입니다.

면역력을 높이려면 다양한 스트레스, 서구화된 음식문화, 운동 부족 등 현대 물질문명의 폐해에서 벗어나, 생명의 원리에 어긋나지 않는 자연적인 환경에서 자연식을 하고 적당한 운동과 적당한 휴식을 취하며 마음은 늘 평안을 유지해 스트레스로부터 해방될 수 있는 자연으로 돌아가야 합니다.

자연으로 돌아가라고 해서 깊은 산속으로 들어가라는 것이 아니라 자연의 법칙과 생명의 원리에 어긋나지 않는 생활을 해야 한다는 말입니다. 그리고 햇빛을 가까이하여 생명의 에너지를 공급 받고 생명의 근원인 흙과 숲을 가까이할 것이며 맑은 공기와 좋은 물을 많이 마시는 것도 면역력을 높이는 좋은 방법입니다.

그런데 현대의학에서는 오장육부의 기능을 살려주는 근본적인 원인치료는 하지 않고, 혈당강하제나 인슐린 주사를 통해 혈당수치만 조절하는 대증요법으로만 일관하고 있으니 당뇨를 고칠 수가 없는 것입니다. 이는 인체의 내부적인 자율적 혈당 조절 능력을 무시한 채 외부적으로 투입하는 화학약에만 의존하다 보니 자율적이고 능동적인 자연치유력은 감소되고, 수동적이고 타율적인 방법으로 바뀌어 치료로부터 점점 멀어지고 있는 것입니다.

10. 안경을 낀 것이 병이 아닌 것처럼 당뇨는 병이 아니다

시력이 나쁜 사람이 안경만 쓰면 생활에 불편 없이 정상적인 활동을 할 수가 있듯이 생활습관병인 당뇨에는 잘못된 식습관과 잘못된 생활습관만 바로잡아주면 건강한 생활을 하는 데 아무런 문제가 없습니다. 즉 당뇨는 병이 아닙니다.

아직은 희망사항이며 장담할 수는 없지만, 그래도 한 가닥 희망을 가지는 것은 급속도로 발전하고 있는 췌도 이식술과 줄기세포 연구입니다. 전 세계적으로 연구가 활발하게 진행되고 있으니 머지않아 현대의학에서도 당뇨를 완전히 정복하는 그날이 곧 오리라 믿습니다.

● 당뇨란 무엇인가

　사람이 살아가는 데는 에너지가 필요한데, 그 에너지를 발생시키는 가장 중요한 영양소가 포도당입니다. 섭취한 음식물이 포도당으로 변하여 혈액 속으로 흡수된 후 세포 내로 들어가 에너지로 변하게 됩니다. 이때 포도당이 세포 내로 들어가지 못하고 혈액 속에 머물러 있는 상태를 당혈(糖血)이라고 하며, 소변으로 당분이 빠져나온다고 해서 당뇨(糖尿)라고 합니다.

　당뇨란 단백질로 구성된 인슐린이라는 도우미가 제 기능을 다하지 못하여 혈액 속에 포도당이 지나치게 많이 포함되어 있는 것을 말하는 것으로서, 인슐린의 역할 불량으로 인한 만성 대사성 질환으로 인슐린의 양이 부족하거나 인슐린이 제 기능을 다하지 못하여 생기는 현상입니다.

　인슐린은 혈액 속의 포도당을 에너지로 바꿔주기 위해 포도당을 세포 내로 보내는 일을 합니다. 혈당이란 혈액 속에 포함되어 있는 포도당을 말하며, 혈액에는 항상 일정한 양의 포도당이 유지되어야 우리 몸에 필요한 에너지를 공급 받을 수 있고 각종 대사활동이 원활하게 이루어져 건강을 유지할 수가 있는 것입니다.

　그러나 혈액 속의 포도당 농도가 올라가면 혈액이 끈끈하게 되고, 혈액이 탁해지면 혈액순환이 나빠지며 아울러 모든 신진대사가 장애를 일으키게 됩니다. 이때 끈끈한 혈액을 묽게 해주기 위해 우리 몸 자율신경계의 자동조절 시스템이 신속히 작동하여 혈액 속에 머물러 있는 당분을 빠르게 몸 밖으로 배출시키기 위해 소변을 자주 보게 만들고, 이로 인한 수분 부족을 막기 위해 물을 많이 마시게 되는 것입니다.

흔히 당뇨가 있으면 당분이 혈당을 올리는 주범이니까 당분을 무조건 적게 먹어야 하는 것으로 알고 있는데, 이것은 잘못된 상식입니다. 그렇잖아도 포도당이 체내로 흡수되지 못하고 소변으로 빠져나가 먹어도 먹어도 배가 고프고 에너지가 부족하여 기진맥진한데 당분 섭취를 무조건 줄여서야 되겠습니까?

자동차는 휘발유가 연료이고 우리 몸은 포도당이 연료인데 자동차나 사람이나 연료가 없으면 어떻게 움직이겠습니까? 사람이 정상적으로 활동하려면 에너지의 원료인 당분(연료)을 충분히 공급해주어야 합니다.

그러나 당뇨가 있으면 포도당이 세포 속으로 들어가는 양이 적기 때문에 한꺼번에 많은 음식을 먹으면 일시적으로 지나치게 포도당이 만들어져 혈당수치가 급상승하므로 조금씩 여러 번 나누어(하루에 4~5끼 정도) 먹는 것이 좋습니다.

한꺼번에 많은 양의 포도당이 만들어지면 그에 맞춰 인슐린도 많은 양을 한꺼번에 분비해야 하기 때문에 췌장은 혹사를 당하고, 이것이 반복되었을 때 췌장은 자기의 한계를 이기지 못해 지치고 맙니다. 고혈당 상태가 지속되면 혈액순환장애가 오며, 혈액으로부터 영양물질을 받아 대사 기능을 하는 간장·신장·비장·췌장을 비롯하여 모든 장기나 기관에 고장을 일으켜 각종 합병증이 오게 됩니다.

당뇨가 오래되면 신체 전반의 면역력이 떨어져 각종 합병증이 쉽사리 치료되지 않으며, 당뇨 관리를 제대로 하지 않으면 결국은 그 합병증으로 사망하게 되는 아주 무서운 난치병입니다. 특히 상처나 염증이 있을 경우 면역력 결핍으로 인하여 잘 아물지 않으므로 상처나 염증이 생기지 않도록 각별히 주의해야 합니다.

그리고 정상 체중인 사람에 비해 비만형인 사람이 당뇨에 걸릴 확률이 매우 높습니다. 과다하게 살이 찌면 체중 유지를 위해 음식을 많이 먹게 되고 당분 섭취가 많아지게 되어 이로 인해 인슐린의 과소비를 초래하게 됩니다. 이렇게 되면 췌장과 간장·신장·비장이 혹사당해 당뇨가 발병되는 것입니다.

1. 췌장과 인슐린, 인슐린 저항성

췌장은 위장의 아래쪽, 십이지장 옆에 위치하여 소화효소와 인슐린·글루카곤을 분비하는 장기입니다. 췌장 안에 있는 랑게르한스섬은 단백질 호르몬인 인슐린을 분비하는 베타세포와 글루카곤이라는 호르몬을 분비하는 알파세포 등으로 구성되어 있습니다.

혈당이 높을 때는 인슐린이 분비되어 혈당을 내리는 작용을 하고, 혈당이 떨어졌을 때는 글루카곤이 분비되어 간에서의 당 생산을 증가시켜 혈당을 올리는 작용을 하여 혈중 포도당 농도를 항상 일정하게 유지시켜주는 역할을 합니다.

섭취한 음식물 중 당질은 췌장에서 분비되는 소화효소에 의하여 포도당으로 바뀌고 혈액 내로 들어가 산소와 인슐린과 함께 인체의 구석구석 각 세포에 운반되어 에너지로 사용됩니다. 포도당이 세포 내로 들어가 에너지로 활용되는 과정을 연소 작업에 비유한다면, 화물차(인슐린)에 장작(포도당)과 불쏘시개(각종 비타민과 미네랄) 그리고 불씨(효소)와 산소를 싣고 장작을 태울 연소장(세포)으로 갑니다.

화물차가 연소장에 도착하면 이때 정문의 수위(세포막에 존재하는 인슐린 수용체)가 문을 열어줍니다. 이것을 인슐린과 인슐린 수용체와의 결합이라 하고, 이 결합이 잘 되지 않는 것을 인슐린 저항성이라고 합니다. 정문을 통과한 화물차(인슐린)는 연소장(세포) 내부의 연소공장(미토콘드리아)에서 산소와 불씨(효소)·불쏘시개(각종 비타민과 미네랄)로 장작(포도당)을 태워 불(에너지)을 얻는 것입니다.

이 과정에서 인슐린의 분비 결핍으로 인슐린이 부족하다거나 아니면 인슐린이 분비되어도 기능과 역할을 제대로 하지 못하는 부실한 인슐린을 분비한다면 당뇨가 시작되는 것입니다.

인슐린 저항성인 경우, 인슐린(화물차)이 세포(연소장)까지 도착하였더라도 인슐린 수용체(연소장의 정문 수위)가 부실하여 세포(연소장)의 문을 열어주지 않는다면 포도당(장작)은 세포(연소장) 내로 들어가지 못하고 혈관에 머물러 있다가 소변으로 배설되고 맙니다.

또한 포도당이 세포 내로 들어간다고 하더라도 산소와 불씨(효소), 불쏘시개(각종 비타민과 미네랄)가 부족하면 장작(포도당)을 태울 수가 없어 포도당은 에너지로 쓰이지 못하고 무용지물이 되고 맙니다.

2. 당뇨 검사에는 어떤 것이 있나

1) 소변 검사

병원에서도 검사할 수 있지만 의료기 상에서 검사페이퍼를 구입하여 집에서도 간단히 측정할 수가 있습니다. 당이 소변으로 얼마나 배출되느냐 안 되느냐의 검사이며 검사 결과 양성으로 나오면 혈당 검사를 해봐야 합니다. 대개 혈당이 180mg/dℓ 이상 올라가야 소변에서 당이 검출됩니다.

그러나 드물기는 하지만 소변에 당이 검출되어도 당뇨가 아닌 사람이 있고, 소변에 당이 검출되지 않아도 당뇨인 경우가 있습니다. 이렇게 소변 검사는 정확도가 떨어져 소변 검사에서 양성 반응이 나타나더라도 당뇨가 아닐 수도 있으므로 혈당 검사를 해보는 것이 좋습니다.

2) 휴대용 측정기 검사

병원에서도 검사할 수 있지만 의료기 상점에서 휴대용 측정기를 구입하여 손가락 끝 모세혈관의 혈액을 소량 채혈해 집에서도 누구나 간단히 할 수가 있습니다. 소변 검사보다는 정확도가 높지만 당화혈색소 검사보다는 정확성이 많이 떨어지는데도 측정이 간편하여 대부분 이 방법을 많이 쓰고 있습니다. 검사는 식전 · 식후 두 번 검사를 하고 있는데, 식전 검사는 식사를 하기 전에 공복인 상태(식사를 마치고 5~8시간 이상 경과 후를 말함)에서 하는 검사이고 식후 검사는 식사를 끝낸 후 2시간 만에 실시하는 검사입니다.

우리가 섭취한 음식물이 포도당으로 변하여 식후 30분에서 1시간 사이에 최고치로 혈당이 올라갔다가 서서히 내려와 2시간 후에는 정상인은 정상 수치(140mg/dl 이하)로 내려오지만, 당뇨가 있으면 내려오는 속도가 느립니다. 당뇨가 심할수록 더 느리며 아무리 시간이 지나도 정상 수치로 내려오지 않는 경우도 많습니다.

식후 혈당이 올라가는 수치도 정상적인 사람은 아무리 올라도 180mg/dl 이상 올라가지 않지만, 당뇨가 심할수록 많이 올라가며 500mg/dl 이상 올라가는 경우도 흔히 있습니다. 이렇게 혈당이 올라가고 내려오는 수치와 속도로 당뇨의 상태를 파악하는 것입니다.

3) 포도당 부하 검사

집에서도 할 수 있지만 주로 병원에서 하는 검사로, 설탕 75g을 물 300㎖에 타서 5분 이내에 마신 후 30분 · 1시간 · 1.5시간 · 2시간 이렇게 30분 간격으로 손가락 끝 모세혈관의 혈액을 소량 채혈해 휴대용 측정기로 혈당을 측정하여 200mg/dl를 넘는 수치가 몇 번인가를 알아보는 검사입니다. 여기서 2시간에 측정한 수치가 200mg/dl 이상이면 당뇨로 판정합니다.

4) 당화혈색소(HbA1c) 검사

혈액 속의 적혈구 안에는 혈색소(헤모글로빈)가 있습니다. 이 혈색소에 당이 달라붙어 있는 것을 '당화혈색소'라고 합니다. 혈색소는 우리 몸에 산소를 공급해주는 역할 등을 하는데, 당이 달라붙어 있으면 정상적인 혈색소의 역할을 제대로 할 수가 없습니다. 당화혈색소의 수치는 적혈구 안에 들어 있는 혈색소 중 정상적인 혈색소와 당이 붙어 있는 혈색소의 비율을 나타내는 것입니다.

휴대용 측정기 검사는 측정하는 그 시각의 수치밖에는 알 수가 없으며, 그런 중에도 섭취하는 음식물의 종류와 양, 스트레스, 운동량, 측정하는 시간에 따라 수치가 들쭉날쭉 일정하지가 않으므로 평균적인 혈당수치를 정확히 알 수가 없습니다.

그러나 당화혈색소는 지난 2개월 동안의 혈당 조절 상태를 추측할 수가 있는 것입니다. 혈당수치를 좀 더 정확하게 안정적으로 관리하려면 휴대용 측정기 검사에 의존하기보다는 3개월에 한 번씩 당화혈색소 검사를 하여 그것을 기준으로 하는 것이 훨씬 더 효과적입니다. 당화혈색소 검사는 병원에서만 할 수 있습니다.

보통 적혈구의 수명은 120일 정도이니까 지금 혈액 속에서 활동하고 있는 적혈구들은 금방 만들어진 적혈구와 수명을 거의 다한 적혈구까지 다양하게 존재하므로 120일의 절반인 60일로 계산을 하며 이 지난 60일간의 혈당 조절 상태를 알 수가 있는 것입니다. 다음 표에서 보면 당화혈색소 수치가 1% 상승할 때마다 혈당수치는 35mg/dℓ씩 오르고 있는 것을 알 수가 있습니다.

학회마다 약간의 차이가 있으나 당화혈색소 조절 목표를 6.4% 이하로 보고 있으며, 6.5% 이상은 당뇨, 5.8~6.4%는 내당능장애(당뇨 전 단계, 예비당뇨), 정상 수치는 4~5.7%로 보고 있습니다. 당화혈색소

진 단	당화혈색소 수치(%)	혈당수치(mg/dl)
위험 수치	19%	600
	18%	555
	17%	520
	16%	485
	15%	450
	14%	415
	13%	380
	12%	345
경고 수치	11%	310
	10%	275
	9%	240
	8%	205
조절 양호	7%	170
	6%	135
정상 수치	5%	100

를 1% 줄이면 심근경색 14% 감소, 백내장 19% 감소, 미세혈관 질환 37% 감소, 말초혈관 질환 43% 감소, 당뇨로 인한 사망률이 21% 감소한다는 발표도 있습니다.

5) C-펩타이드 검사

C-펩타이드(C-Peptide) 검사는 췌장의 기능을 알아보는 검사로서 지금 인슐린 분비가 되고 있는지 안 되고 있는지, 되고 있다면 어느 정도가 분비되고 있는지를 알아보는 검사인데 병원에서만 할 수 있

습니다. C-펩타이드는 췌장에서 인슐린이 생성·분비될 때 나오는 부산물로 인슐린 분비량과 동일하게 방출됩니다. 따라서 혈액 속의 C-펩타이드 농도를 검사해보면 그 사람의 인슐린 분비량을 알 수가 있습니다. 그러므로 처음 당뇨를 발견했을 때에는 반드시 C-펩타이드 검사를 받아보는 것이 좋습니다.

3. 정상 혈당수치는 얼마인가

혈당수치 조견표

진단	공복혈당수치	식후2시간혈당수치
정상	70~110mg/dl	70~140mg/dl
예비당뇨(공복혈당장애)	110~125mg/dl	70~140mg/dl
예비당뇨(내당능장애)	110~125mg/dl	140~200mg/dl
당뇨 판정	126mg/dl 이상	200mg/dl 이상

(세계보건기구 자료)

① 공복혈당이 2회 이상 126mg/dl을 넘으면 당뇨로 판정합니다.

② 포도당 부하 검사 2시간째 수치가 200mg/dl 이상이 되면 당뇨로 판정합니다.

③ 당뇨 증세가 있으면서 식사와 관계없이 임의로 측정하여 200mg/dl 이상이면 당뇨로 판정합니다.

④ 당뇨 전 단계(내당능장애, 공복혈당장애)를 방치하고 관리하지 않으면 10년 내에 당뇨로 진행될 가능성은 100%입니다.

4. 당뇨는 혈당 자동조절 기능이 고장난 것이다

인체는 정교한 자동조절 시스템(자율신경)으로 운용되고 있는데, 이 시스템 중에서 혈당을 자동조절해주는 시스템이 정상적으로 작동할 때는 혈액 속에 아무리 당분이 많아도 췌장에서 인슐린이 분비되어 혈당 상승을 억제해주고, 당분이 부족할 때는 글루카곤이 분비되어 혈당이 내려가는 것을 막아주어 항상 일정 수준의 혈당치(70~140mg/dℓ)를 자동으로 유지하게 해줍니다.

하지만 당뇨가 있는 사람은 혈당의 자동조절 시스템이 고장나서 혈액 속에 포도당이 많으면 많은 대로, 적으면 적은 대로 고혈당·저혈당의 불균형 상태가 계속됩니다. 이럴 때 혈당이 높으면 낮춰줘야 하고 낮으면 높여줘야 하는데, 이 혈당 자동조절 시스템이 고장나면 모든 것을 수동으로 맞춰줘야 합니다.

수동조절 방법으로 약물요법이 있으나, 약물요법은 당뇨를 근본적으로 치료하는 것이 아니라 임시방편의 응급요법(강제로 혈당수치만 내리게 하는 것)으로, 장기간의 약물요법은 저혈당이나 또 다른 합병증을 유발할 수가 있으므로 1년 이상 장기간의 약물 복용은 하지 않는 것이 좋습니다. 그러나 자연요법으로 관리하면 췌장 기능과 인슐린 저항성이 개선되어 자동조절 시스템이 되살아날 수 있습니다.

당뇨는 췌장 한 가지만 고장이 나서 오는 것이 아닙니다. 간장·신장·비장·위장·췌장 등 오장육부의 대사 활동 전반이 불량하여 피가 탁해지고 혈관 기능이 저하되어 몸 전체의 조화와 균형이 깨졌을 때 오는 것입니다. 특히 췌장·신장·비장·간장은 서로 밀접한 유기적인 관계를 유지하고 있으므로 이 가운데에서 어느 한 가지라도 손상을 입는다면 연쇄적으로 다른 장기도 나빠지게 되는 것입니다.

'인과의 법칙'에서도 원인을 해결하지 않고서는 결과의 해결이란 있을 수 없다고 했습니다. 전쟁을 끝내면 평화가 오고 불행을 막으면 행복이 오듯, 당뇨의 원인을 제거하면 당뇨는 저절로 사라집니다. 당뇨의 원인은 선천적 요인과 후천적 요인, 두 가지가 있습니다. 선천적 요인이야 어쩔 수 없지만, 후천적 요인은 유비무환의 자세로 미리미리 챙긴다면 소 잃고 외양간 고치는 일이 없을 것입니다.

1. 선천적(유전적) 요인

통계에 의하면 부모 모두 당뇨가 있으면 자녀의 당뇨 발병률이 약 60% 정도 되고, 한쪽 부모만 당뇨인 경우는 약 30% 정도가 유전적 요인이 있다고 하는데, 부모 모두 당뇨가 없는 경우에도 약 10% 정도가 후천적 요인으로 발병한다고 합니다. 이것을 보면 선천적 요인이 있더라도 후천적 요인을 피하면 당뇨를 예방할 수가 있고, 반대로 선천적 요인이 없더라도 후천적으로 무절제한 생활을 한다면 당뇨를 막을 수가 없다는 얘기가 됩니다.

2. 후천적(환경적) 요인

1) 과도한 스트레스

불안 · 불만 · 좌절 · 분노 · 짜증 등 과도한 스트레스는 면역력을 저하시켜 만병의 근원이 됩니다. 적당한 스트레스는 자극과 긴장감을 유발하여 건강을 유지하는 데 윤활유와 같은 역할을 하고 외부세력의 위험으로부터 대항하여 안전을 지켜주지만, 과도한 스트레스가 장기간 지속될 경우 부신피질 스트레스 호르몬의 분비가 증가하여 인슐린 분비가 억제되고 인슐린 저항성이 유발되어 인슐린의 작용을 방해합니다.

스트레스는 췌장의 알파세포를 자극시켜 글루카곤을 많이 만들어내게 되고 그로 인해 글루카곤이 혈중의 당을 높이게 되며, 아드레날린이 분비되어 체내에 저장해두었던 글리코겐을 분해시켜 혈당을 높여 당뇨를 유발시킵니다. 또한 교감신경을 긴장시켜 노화를 촉진시키고 활성산소와 나쁜 콜레스테롤 수치를 높여 동맥경화 · 뇌졸중 · 심근경색 · 암 · 우울증 · 치매 등 각종 질환의 원인이 되기도 합니다.

교감신경과 부교감신경으로 나누어지는 자율신경계는 우리가 살아가는 데 있어서 심장이 박동하며, 소화기관과 호흡기관 및 생식기관이 움직이고, 감각기관을 조절하여 보고 듣고 말하고 느끼고 판단하는 등의 모든 부분에 영향을 미치고 조절하는 신경계입니다. 그런 가운데 교감신경이 항진되면 림프구에 비해 과립구가 과잉 활성화되고 부교감신경이 저하되어 당뇨를 유발시키는 주요 원인이 됩니다.

쥐의 암 발병률 실험

구분	실험 적용 방법	결과
A그룹	계속 스트레스 상태	80% 암 발병
B그룹	계속 안락 상태	50% 암 발병
C그룹	스트레스와 안락을 수시로 교차	25% 암 발병

(세계 자연건강협회 자료)

2) 심한 피로

심한 피로는 체내의 신진대사 기능을 저하시켜 면역력을 약화시키고 자가치유력을 떨어뜨립니다. 그로 인해 췌장에서는 인슐린 분비를 감소시키고, 세포에서는 인슐린 저항성을 유발시켜 당뇨가 초래될 수 있습니다.

3) 영양 불균형(영양 과잉 · 영양 부족)

당뇨는 영양 섭취가 너무 많아도 올 수 있고 너무 부족해도 올 수 있습니다. 즉, 5백식품(五白食品-흰쌀 · 흰밀가루 · 흰설탕 · 흰소금 · 흰조미료)이나 인스턴트식품 · 육류식품 등을 과다 섭취하거나 당질 · 단백질 · 지방질의 3대 영양소를 과잉 섭취했을 때 당뇨가 유발될 수 있으며, 반대로 섬유질 · 비타민 · 미네랄 · 효소가 부족할 때에도 당뇨가 옵니다.

또한 각종 영양소의 균형이 맞지 않았을 때도 당뇨가 올 수 있습니다. 그래서 현대의학의 아버지 히포크라테스는 "음식으로 못 고치는 병은 약으로도 고칠 수 없다"라고 했습니다.

휘발유를 연료로 사용하는 자동차에는 휘발유를 주유해야지 경유를 넣고 운행한다면 그 자동차는 어떻게 되겠습니까? 사람도 마찬가지입니다. 사람은 원래 씨눈 달린 곡식류와 채소류 · 버섯류 · 해조류 · 과일류 등을 주로 먹는 것이 올바른 식사 방법이었습니다.

그러나 서구식 음식문화가 들어오면서부터 곡식은 씨눈과 섬유질 · 비타민 · 미네랄을 모두 깎아내버린 정백식품(精白食品)으로 변하였고, 굽고 튀기는 육류식품 위주로 식단이 바뀌었으니 이로 인한 영양 과잉 또는 영양 불균형으로 당뇨와 같은 대사성 질환이 급증하게 되었습니다.

식품 속에 들어 있는 섬유질이 췌장에서 분비되는 인슐린의 분비 속도를 조절하기 때문에 섬유질이 들어 있는 천연의 식품들은 췌장의 기능에 무리를 주지 않으나, 섬유질이 없어서 소화 시간이 빠른 정백식품은 혈중의 포도당 농도를 급격히 상승시키며 이 포도당을 에너지로 바꾸기 위해서는 인슐린이 짧은 시간에 대량으로 분비되어야 하기 때문에 췌장은 자연히 무리한 활동으로 쇠약해질 수밖에 없습니다.

결국 췌장의 인슐린 분비 기능이 약화되어 혈중에 들어온 포도당은 세포 내로 흡수되지 못하고 대사되지 않은 채 소변으로 배설되며, 이렇게 되면 포도당 부족으로 인한 3다1소(三多一小) 현상이 반복되는 것입니다.

4) 운동 부족

운동이 부족하면 비만을 초래하고 근육을 약화시키며, 비만인 경우 체내의 모든 신진대사와 혈액순환이 원활하지 못하여 인슐린 저항성을 유발시키게 되며 인체의 모든 기관과 장기의 활력과 저항력이 떨어지게 되면 당뇨를 초래할 수 있게 됩니다. 비만인 경우 80%가 당뇨로 발병될 가능성이 있습니다.

5) 체내 유해독소의 축적

장내 유해균이 증식되거나 또는 섭취한 음식물이 완전히 소화되지 않고 덜 소화된 상태로 장에 유입되었을 때는 유해가스와 유해독소가 발생하며, 이 독소는 혈액을 타고 전신에 축적되어 당뇨의 원인이 됩니다.

또한 토양·공기·물의 오염과 식품 속에 포함된 방부제·농약·색소·중금속 등으로 인한 각종 유해물질이 몸 밖으로 배출되지 않고 체내에 축적됨으로써 당대사가 나빠지게 되고 저항력이 떨어져

췌장·간장·신장·비장 등의 장기에 심각한 장애를 주게 되는 것
도 당뇨의 원인입니다.

6) 불규칙한 생활습관

불규칙한 생활습관은 인체의 생체리듬을 깨트려 신진대사에 혼란
을 주기 때문에 당뇨를 유발시키는 큰 요인이 되므로 항상 과로하지
않는 범위에서 규칙적인 생활을 유지하도록 노력해야 합니다.

그 외 부신피질 호르몬제·갑상선 호르몬제·뇌하수체 호르몬
제·경구용 피임약·스테로이드제제·소염진통제·혈압강하제·
이뇨제 등의 약물 장기 복용이나 남용도 당뇨를 유발시키는 원인 중
의 하나이며, 호르몬의 분비 이상·임신·외과적 대수술·노화 현
상·바이러스 등으로도 당뇨가 올 수 있으며, 몸을 차게 하거나 척
추골격이 비틀어져 있는 것도 당뇨에 좋지 않습니다.

● 당뇨의 종류

당뇨의 종류는 1형 당뇨, 2형 당뇨, 임신성 당뇨 등 크게 세 가지
로 분류하고 있지만, 실제로 관리에 들어가면 같은 형의 당뇨일지라
도 그 대처 방법이 천차만별입니다. 남녀노소에 따라, 체질·성격·
혈액형에 따라, 생활습관과 생활환경에 따라, 당뇨 경력과 합병증의
유무에 따라, 같은 종류의 당뇨일지라도 각각의 조건에 따라 그 관
리 방법이 모두 다릅니다.

1. 1형 당뇨(인슐린 의존형 당뇨)

1형 당뇨는 전체 당뇨 인구의 5% 이하입니다. 급성이며 주로 어린 나이에 많이 발생한다고 하여 소아형 당뇨라고도 하지만 때로는 성인에게 가끔 발생하기도 합니다. 선천성 또는 바이러스 침입이나 췌장의 손상으로 인해 랑게르한스섬 베타세포가 파괴되어 인슐린의 분비가 되지 않거나, 분비되더라도 그 양이 격감하여 인슐린으로 관리를 해야 하기 때문에 인슐린 의존형 당뇨라고도 합니다. 혈당 조절이 2형 당뇨보다는 좀 어렵습니다.

2. 2형 당뇨(인슐린 비의존형 당뇨)

2형 당뇨는 전체 당뇨 인구의 약 80% 이상으로써 이중에서 약 30% 정도가 '인슐린 분비 불량형' 이고 약 70% 정도는 '인슐린 저항성형' 이라고 보면 됩니다. 유발 원인은 체질적인 유전성일 수도 있고 후천적 요인일 수도 있지만 두 가지 모두 복합적인 경우도 있습니다. 주로 성인층에서 많이 발생한다고 하여 성인형 당뇨라고도 하지만 더러는 어린이에게도 드물게 발생하며 인슐린 분비는 그런대로 된다고 하여 인슐린 비의존형이라 부르기도 합니다.

2형 당뇨는 초기에는 자각증상이 별로 없다가 3~10년 후 병이 악화되고 나서야 증세가 나타나므로 가족력이 있는 사람이나 비만인 사람 등 당뇨가 의심될 만한 사람은 주기적으로 검진을 받아보는 것이 좋습니다. 2형 당뇨 중에서도 비만형, 마른형, 인슐린 저항성형, 인슐린 부족형, 복합형, 체중 감소형, 체중 변동이 없는 형, 자각증상이 심한 형, 자각증상이 전혀 없는 형 등 여러 가지가 있는데 그 유형에 따라 관리 방법도 각각 다릅니다.

3. 임신성 당뇨

임신 전이나 출산 후에 발생한 당뇨는 임신성 당뇨가 아니며, 임신의 시작과 동시에 또는 임신 중에 발생한 당뇨를 임신성 당뇨라고 합니다. 임신을 하게 되면 신체적 변화로 태반 호르몬이 분비되어 인슐린의 작용을 방해하기 때문에 혈당이 올라갑니다.

임산부의 약 3%가 발생하며, 출산 후에는 태반에서 분비되던 호르몬이 중단되므로 대부분 정상으로 회복되지만, 5~10년 후에 30~40%가 당뇨로 이어지기 때문에 임신 중에는 혈당수치를 정상으로 유지해야 하며 조절에 실패할 경우 태아 사망이나 선천성 기형아의 출산율이 높으므로 각별히 주의해야 합니다.

비만·고혈압이 있거나 요당이 나오는 산모, 당뇨의 가족력이 있거나 거대아·기형아·사산아를 출산한 경험이 있는 산모는 임신 중에 주기적으로 혈당 검사를 하여 조기 발견을 하도록 해야 합니다. 임신 24~28주 사이에 공복혈당이 105mg/dℓ 이상일 때, 100g의 포도당을 마신 후 1시간혈당이 190mg/dℓ 이상, 2시간혈당이 165mg/dℓ 이상, 3시간혈당이 140mg/dℓ 이상 가운데 2개 이상에 해당될 때를 임신성 당뇨라고 합니다.

그 외 1.5형 당뇨(복합형 당뇨)를 말하는 사람도 있는데, 1.5형 당뇨
는 1형과 2형의 중간형으로 1형보다는 인슐린 분비가 잘 되지만 2형
보다는 잘 되지 않는 편입니다. 어릴 때 성장기에는 영양 부족 상태
였다가 성인이 되어 영양 과잉 상태인 경우에 흔히 발병되는데 주로
개발도상국에서 많다고 합니다.

우리나라에도 과거 1950~1960년대의 보릿고개를 겪어온 세대에
서 많이 볼 수가 있으며, 전체 당뇨 인구 중에서 약 10~15%가 여기
에 속한다고 합니다. 임신 중에도 더러 발병하는 것으로 알려져 있
습니다. 1.5형 당뇨는 혈당 조절이 잘 되지 않고 체중 감소가 심하여
체력이 많이 떨어지므로 2형보다 관리가 조금 어렵지만 1형보다는
쉬운 편입니다.

● 당뇨의 증상

1. 3다1소(三多一小) 증세

당뇨의 대표적인 증세인 '3다1소' 중에서 '3다'란 다식(多食) · 다
뇨(多尿) · 다음(多飮) 세 가지를 말하는 것이며, '1소'란 체중감소(體
重減少) 한 가지를 말하는 것입니다.

'다식'이란 포도당이 세포 내로 흡수되지 못하고 소변으로 계속
빠져나가므로 몸에서는 연료로 쓸 포도당이 부족하니 포도당을 빨

리 보충해달라는 신호로 허기증을 나게 하여 음식을 많이 먹게 되는 증상이고, '다뇨'란 다식으로 인한 혈액 속의 많은 포도당을 빠르게 소변으로 배출시켜 끈끈한 혈액을 묽게 해주기 위하여 소변을 자주 보게 하는 증세이며, '다음'이란 다뇨로 인한 수분 부족(탈수)을 막기 위하여 물을 자주, 많이 마시게 되는 현상입니다.

'1소'란 이렇게 음식을 많이 먹어도 섭취한 포도당이 에너지로 이용되지 못하고 소변으로 배출되기 때문에 부족한 포도당 대신 체내에 저장되어 있는 지방이나 단백질을 빼서 에너지로 쓰게 되므로 체내의 지방과 근육이 점점 줄어들어 체중은 계속 감소되는 것입니다. 그러나 당뇨가 정상으로 회복되면 체내에 있는 지방과 단백질이 더 이상 빠져나갈 필요가 없어지게 되므로 그동안 빠졌던 체중은 저절로 정상으로 돌아옵니다.

원래 비만인 사람에게 당뇨가 많지만 당뇨 발생 2~3년 전부터 급격히 뚱뚱해지는 경우가 있는데, 이때 조기에 자연요법으로 체중을 조절한다면 당뇨의 발병을 지연 또는 예방할 수 있습니다. 하지만 이미 중증으로 진행이 된 후에는 식욕이 왕성하여 많이 먹는다 하더라도 몸은 점점 수척해집니다.

2. 만성 피로와 권태감

충분한 휴식을 취하고 특별히 힘든 일을 하지 않았는데도 온몸이 피로하고 나른하며 전신 권태감과 졸음이 자주 오고 무기력증과 무

력감을 느낍니다. 이는 섭취한 포도당이 세포 내로 흡수되지 못하여
체내에서 에너지로 활용되지 못하였기 때문에 원기 부족으로 항상
힘이 없고 나른한 것입니다. 이런 기간이 오래되면 게으르고 나태해
져 만사에 의욕이 없고 성격은 점점 날카로워져 신경질적으로 변합
니다. 심지어 우울증으로까지 연결되기도 하는데, 이렇게 되면 삶을
자포자기하는 경우도 있습니다.

3. 시력장애와 말초신경 증상

망막에 출혈이 생겨 시력이 떨어지는 경우와 백내장에 의한 시력
장애 등이 있는데, 이 밖에 눈의 조절 기능에 변화가 생긴다든지 홍
채염 등의 안질환이 일어나기도 합니다. 하지경련 · 손발저림 증
세 · 장딴지에 쥐가 나는 근육수축 · 좌골신경통 · 자율신경장애 · 현
기증 · 설사 · 변비 등이 나타나며, 눈의 운동신경이 마비되어 물체
가 둘로 보인다거나 한쪽 눈꺼풀이 내려앉거나 하여 잘 뜨지 못하게
되는 경우도 있습니다.

4. 혈액순환장애와 기억력 감퇴

혈액순환의 불량과 뇌세포의 감소로 인하여 기억력이 현저히 떨
어지게 되거나 고혈압 · 동맥경화 · 협심증 · 뇌졸중 · 심근경색증 등
의 합병증을 유발합니다.

5. 저혈당 증상과 피부 증상

혈당수치가 50mg/dℓ 이하로 떨어지면 심한 허기증과 온몸이 떨리고 식은땀이 나며 심장이 뛰고 불안해지며 기운이 없고 얼굴이 창백해지며 손발 끝이 저려오고 매스꺼움 · 어지러움 · 시력장애 · 무의식 · 뇌손상 등으로 혼수상태에 빠질 수 있습니다. 종기 · 습진 · 무좀, 음부나 항문 주위에 피부 소양증이 생기기도 하며 진균이 감염되어 질염으로 변하기도 하는데 치료가 잘 안 됩니다.

그리고 당뇨가 있으면서 아무런 자각증상을 느끼지 못하는 무증상인 경우가 전체 당뇨 인구의 약 20%나 된다고 합니다. 이러한 무증상 당뇨는 증세가 없기 때문에 발견이 어려우므로 정기적인 당뇨 검사를 해보는 것이 좋습니다.

그 외 증상으로는 단것을 좋아하기도 하며 구취 · 치주염 · 잇몸 출혈 · 치아 흔들림 · 성욕 감퇴 · 월경 이상 · 두통 · 불안 · 위산과다 · 복통 · 복부 팽만 · 빈뇨 · 야뇨 · 배뇨 곤란 · 신경통 등이 있습니다.

● 당뇨와 합병증

당뇨로 인한 초기의 합병증은 대부분 당뇨가 회복되면 합병증도 저절로 치유되는 경우가 많으므로 혈당 관리만 잘하면 합병증 걱정은 하지 않아도 됩니다. 그러나 합병증이 오래되어 중증일 경우에는 당뇨가 회복된 후라도 합병증은 쉽게 회복되지 않으며, 그로 인해 생명을 잃는 경우가 많으니 합병증이 오지 않도록 당뇨 발견 즉시 혈당 관리를 철저히 하는 것이 합병증을 예방하는 최선의 방법입니다.

당뇨를 만병의 근원이라고 하는 이유는 대사성 질환에다 면역력 결핍증이기 때문입니다. 전체적인 영양대사가 원활하지 못하여 발생하는 혈관병으로서 혈관이 손상되면 굵은 혈관은 동맥경화증을 일으켜 심장병·중풍·족부괴저 등을 유발하고 모세혈관은 망막증·요독증·신경장애·발기부전 등을 일으킵니다. 또 면역력이 떨어져 염증이 있을 경우 잘 낫지를 않고 여러 가지 퇴행성 질환을 쉽게 일으키게 되며, 여자인 경우는 불임증과 기형아를 출산하기도 합니다.

1. 급성 합병증

1) 고혈당성 혼수

스트레스나 심한 질병, 감염증, 과식, 인슐린 부족, 췌장에 염증이 생겼을 때 주로 나타나는 증상으로서, 혈당이 올라가면서 다뇨·구토·설사·복통 등의 위장장애와 함께 탈수 현상을 일으키며 몸이 무기력해지고 심하면 혼수상태에 빠질 수 있습니다. 일부 환자는 반신마비나 경련 또는 언어장애 등의 증상이 나타나 뇌졸중으로 오인하는 경우도 있습니다. 응급처방으로는 수분이나 전해질·인슐린을 공급해준 후 즉시 병원으로 옮겨야 합니다.

2) 저혈당성 혼수

정상인은 일반적으로 공복수치 70~110mg/dℓ, 식후2시간수치 70~140mg/dℓ를 유지하지만 당뇨가 심하면 70mg/dℓ 미만으로 혈당수치가 떨어져 저혈당 증상이 오는데, 증상이 느껴지는 수치는 개인에 따라 일정치가 않으나 50mg/dℓ 이하로 떨어지면 혼수상태가 오는 사람도 있습니다.

저혈당이 오는 경우는 인슐린이나 경구혈당강하제를 너무 많이 복용했을 때, 운동량이 너무 많거나 공복 상태에서 운동했을 때, 식사 시간이 너무 늦어졌을 때, 과음을 했거나 공복에 음주를 했을 때, 설사나 구토가 심할 때 주로 나타납니다. 심한 허기증과 온몸이 떨리고 식은땀이 나며 심장이 뛰고 불안해지며 기운이 없고 얼굴이 창백해지며 손발 끝이 저려오고 매스꺼움 · 어지러움 · 시력장애 · 무의식 · 뇌손상 등으로 혼수상태에 빠질 수 있습니다.

혼수상태가 2~3시간 지속되면 뇌손상으로 심하면 식물인간이 되거나 중풍, 심장 손상이 올 수도 있습니다. 응급처방으로는 설탕 · 꿀 · 과일주스 등 당분을 공급해준 다음 즉시 병원으로 옮겨야 합니다. 의식이 없는 경우에는 포도당이나 글루카곤 주사를 맞아야 합니다.

3) 케톤산 혈증

인슐린 부족 상태가 오래 지속되면 당분을 에너지로 쓸 수 없게 되어 지방질을 분해하여 에너지로 사용하게 됩니다. 이때 발생되는 케톤산이란 부산물이 혈중에 많아져서 체액이 산성으로 변하면서 탈수가 심해 입이 마르고 호흡과 심장박동이 빨라지며 구토·복통·혼수상태에 빠지거나 의식을 잃을 수 있습니다. 응급처방으로 수분이나 전해질 또는 인슐린을 공급해준 후 즉시 병원으로 옮겨야 합니다.

2. 만성 합병증

고혈당 상태가 오래 지속되면 신경이 손상되고 혈관 벽이 약해지며 혈액이 끈적끈적하게 탁해져서 혈액순환이 나빠지므로 영양 공급이 불완전하게 됩니다. 포도당이 제대로 체내에 흡수되지 못하여 에너지 부족 현상으로 체력이 떨어져 각종 대사장애를 일으키게 되고, 여러 가지 장기가 기능을 상실하게 되며 이로 인하여 면역력이 떨어져 합병증이 오게 됩니다.

동맥경화·심장병·뇌졸중·고혈압·신장염·췌장염·성기능장애 등의 만성 질환은 모두 식원병입니다. 모든 식원병은 당뇨와 함께 합병될 수도 있지만 당뇨와는 무관하게 발병될 수도 있습니다. 식원병은 모두 췌장의 기능 저하가 원인이기 때문에 고혈압 환자는 고혈압만 치료해서는 안 되고 동맥경화나 심장병 치료가 동시에 이루어 져야 하며, 당뇨에는 혈당강하제보다 췌장을 쉬게 하고 그 기능을 올려줄 수 있는 식습관을 바꾸어야 합니다.

1) 망막증

카메라 필름에 해당되는 망막은 눈의 가장 안쪽에 물체의 상이 맺히는 곳으로서 망막의 혈관 벽이 약해져 늘어나거나 혈관에 체액이 새거나 또는 부어올라 침전물이 만들어집니다. 더러는 초점에 황반이 맺혀 시력이 떨어지는 경우도 있습니다. 망막증은 통증이 없어 발견이 쉽지가 않으므로 눈이 침침하거나 시력이 떨어질 때는 검사를 받아보는 것이 좋습니다. 신생혈관이 망막에서 파열되고 초자체로 출혈되어 빛이 들어오지 못하여 망막이 일그러지거나 망막이 떨어져나가 시력을 완전히 상실하게 되기도 합니다.

2) 백내장

카메라 렌즈에 해당되는 수정체가 혼탁해지거나 뿌옇게 되고 마침내는 수정체 수술을 받거나 도수 높은 렌즈로 바꿔 끼워야 합니다. 당뇨성 백내장은 50~70세의 연령층에 많이 일어나는데, 이는 노인성 백내장과 구별이 잘 안 되며 남자보다 여자에게 많고 고령일수록 증가하는 백내장 환자의 대부분은 중증이거나 혈당 조절이 안 되는 사람들입니다.

3) 성기능장애

당뇨가 있으면 성기능의 장애가 옵니다. 남자인 경우엔 대부분 발기부전이 많고 정력 감퇴, 정자 생성 감퇴, 고환 위축 등이 오게 됩니다. 여성인 경우엔 대개 임신율이 저하되고 불임증, 불감증,

습관성 유산, 생리불순 등이 따라 오게 됩니다. 그 원인은 당뇨로
인한 대사장애, 혈액순환장애, 내분비호르몬장애 등에 의한 것입
니다.

반대로 지나친 성생활은 신장의 정기를 허약하게 하여 당뇨를 유
발시킬 수가 있습니다. 인체의 호르몬은 모두가 진액인데, 정액도
호르몬이며 진액입니다. 옛말에 "진이 빠지면 죽는다"는 말이 있는
데, 인체에서 진액을 너무 남용하면 정기가 허약하게 됩니다.

4) 피부 질환(알레르기 · 아토피)

당뇨인은 알레르기 체질이 많고 습진이 잘 생기는데, 이것은 체질
에서 오는 것일 뿐 세균 감염은 아니기 때문에 전염될 우려는 없습
니다. 습진이 생기면 몹시 가렵고 피부가 두꺼워지고 검붉어지며 거
칠어집니다. 또 성기 주위에 생기는 습진은 거의 당뇨성 습진이며
당뇨가 호전되면 습진도 낫게 됩니다.

5) 신경성 질환

고혈당 상태가 오래 지속되면 말초신경의 신경섬유와 신경막이
손상되어 감각이 무디어지거나 손 · 발 · 팔 · 다리까지 짜릿짜릿하
거나 화끈거리고 따끔따끔해지는 등 저림 증상이 나타납니다. 하지
근육수축으로 장딴지의 경련 등 근육의 경련과 신경통을 일으키기
도 합니다.

자율신경이 손상되면 땀샘이나 모세혈관, 각종 장기를 관장하는

자율신경계가 손상을 받아 장기의 기능을 저하시킵니다. 누워 있다 일어날 때 혈압이 떨어져서 어지러움을 느끼고, 심하면 의식을 잃게 됩니다. 변비나 설사 등 소장과 대장장애, 변실금·요실금 등의 배뇨장애, 그리고 성기능장애·소화불량 등 다양한 증세가 나타날 수 있습니다.

6) 고혈압

동맥경화에 의해서 고혈압이 되는 경우도 많습니다. 동맥이 경화된다는 것은 혈액이 탁하고 진하여 전신에 혈액순환이 잘 안 되고 포화지방산, 나쁜 콜레스테롤, 석회질 등이 혈관 벽에 쌓여 혈관이 좁아지며 동시에 혈압을 상승시켜 고혈압을 일으키는 것인데, 혈압강하제를 사용하여 일시적으로 혈압을 내리고는 있지만 혈압강하제만으로는 경화된 혈관을 완전히 청소할 수 없기 때문에 고혈압 자체를 근본적으로 해결할 수는 없는 것입니다.

오히려 경화되고 좁아진 혈관에 혈액의 순환을 촉진시키는 관계로 위험도가 높아질 수 있습니다. 가장 좋은 방법은 섬유질이 많은 식품으로 식단을 바꾸어 피를 맑게 해주고 고지혈증을 미연에 방지하는 것이 올바른 고혈압 치료 방법일 것입니다.

또한 소금이 고혈압을 일으키는 원인 물질이라 하여 섬유질을 깎아내버린 백미를 먹으면서 소금을 먹지 않는다면 소금 부족 현상을 일으켜 혈액은 정상적인 기능을 발휘할 수 없습니다. 혈액의 약 0.9%는 염분이기 때문에 이것이 부족하면 음식물의 소화에 꼭 필요한 위액은 소화력을 염산에 의존하므로 소화 기능이 약화될 수밖에 없습니다.

7) 뇌졸중(중풍)

뇌졸중은 뇌혈관이 혈전으로 막혀 산소와 영양 공급을 받지 못하여 뇌세포가 죽어가는 뇌경색과, 뇌혈관이 파열되어 혈액이 뇌를 손상시키는 뇌출혈로 구분됩니다. 뇌졸중은 회복 후에도 정신장애나 보행장애, 의식장애 등의 후유증이 생길 수 있으므로 전 단계 증상인 두통·현기증·구토 등의 증상이 반복되면 치료를 서둘러야 합니다.

뇌졸중 환자 중 80%는 뇌경색이고 20%는 뇌출혈인데, 대부분 죽거나 깨어나도 식물인간이나 반신불수가 됩니다. 그리고 뇌혈관이 막히지도 않고 파열되지 않았는데도 나쁜 콜레스테롤이 끼어서 혈관이 좁아지거나 혈액이 탁해지면 영양 공급이 나빠져 기억력이 점점 떨어지는데, 이것이 오래되면 치매로 이어집니다.

8) 동맥경화

인슐린은 포도당을 세포로 들어가게 하는 일 외에 또 다른 일을 하는데, 혈관 벽 속에 존재하면서 혈관 벽의 탄력성을 유지해주는 일을 합니다. 인슐린이 부족하니까 혈관 벽은 그 탄력성을 잃고 경화현상으로 발전해갈 수밖에 없으며, 이것이 곧 인슐린 부족에 의해서 생기는 동맥경화입니다.

물론 혈관이 노쇠해도 올 수 있고, 나쁜 콜레스테롤이 과다하게 혈관 벽에 부착되어 있어도 올 수 있으며, 동맥을 수축시키는 스트레스나 흡연도 경화를 유발시킬 수 있습니다. 외부로부터 들어온 각종 중금속 물질이 혈관 벽에 유착되어도 동맥의 경화 현상은 일어납니다.

이와 같이 동맥경화가 진행되면 심장의 관상동맥경화도 일어나 협심증과 심근경색을 유발시켜 뇌동맥의 경화는 뇌졸중을 일으키고 고혈압이나 각종 혈관 계통의 장애, 당뇨성 신증, 망막증 등을 일으키기도 합니다. 동맥경화는 일단 발생하면 원상으로 회복되기가 어렵습니다.

9) 신장병(신부전증)

신장으로 연결되는 동맥이 굳어져 동맥경화증이 일어나 신장 내의 모세혈관이 손상을 받아 발생하는 것으로서, 배뇨 시 충분히 방광을 비우지 못하게 되어 방광에 소변이 차 있거나 오래 머물면 세균이 감염되며 물과 염분의 정체로 인하여 체중 증가와 발목 주위가 붓는 부종이 나타나기도 합니다.

신장의 막이 손상을 받으면 단백질을 걸러내지 못하고 소변으로 단백질이 빠져나가는 요(尿)단백이 생기며, 방치하면 요단백의 양이 점차 늘어나 심하면 노폐물이 배설되지 않는 요독증이 발생하여 결국에는 만성 신부전의 상태가 되어 혈액투석이나 신장 이식을 해야 하기도 합니다.

증상으로는 매스꺼움 · 구토 · 식욕감퇴 · 피로감 · 가려움증 · 근육경련 · 빈혈 등이 있으며, 감기에 자주 걸리거나 과로 · 과음 · 과식과 단백질을 과잉 섭취하는 사람은 주의해야 합니다. 당뇨성 신증으로 단백뇨가 나올 때는 단백질을 과하게 섭취하는 것이 신장에 부담을 주게 되므로 저단백 식사를 해야 하며, 당뇨성 신증에 고혈압이 동반되면 신증의 진행이 가속화되므로 혈압 조절을 잘해야 합니다.

10) 심장병(심근경색증 · 협심증 · 심장마비)

말초혈관에 부분적으로 혈류가 차단되면 경련 · 무력증 · 보행 시 통증이 나타나고, 관상동맥에 혈류가 줄어들면 협심증이 발생하며 심하면 심근경색증이 발생합니다. 뇌혈관에 부분적인 혈류 차단일 경우에는 일과성 허혈발작이 나타나지만 심하면 뇌졸중이 발병합니다. 심장병은 동맥경화가 원인이며 심장을 양육하는 관상동맥의 경화로 인하여 발병하는데, 협심증과 심근경색증이 대표적인 합병증입니다.

심장은 수축과 이완운동으로 하루 4톤 가량의 혈액을 인체의 각 기관과 조직에 공급하고 있습니다. 관상동맥이 협착하여 각종 필수인자의 공급이 원활하지 못하면 심장에 통증을 일으키며, 안면이 창백해지면서 가슴이 조여드는 듯하고, 하품을 자주 하며 식은땀을 흘리는 증세를 보이는 협심증이 됩니다.

이 증세가 발전하여 관상동맥의 내막궤양을 일으켜 그곳에 혈액이 고여 부위가 커지면 동맥혈관이 막혀 심장근육의 일부가 아사상태에 들어가는데 이것을 심근경색증이라 합니다. 이 병의 증세는 협심증보다 강하고 긴 시간 동안 심장 부위에 심한 통증과 식은땀이 나며 부종이 오고 호흡 곤란을 일으키며 심한 경우 호흡 중단으로 사망하는 급성 현상이 나타나기도 합니다.

동양의학에서는 심장병에 당근·토마토·팥·대추 등의 적색식품을 권하고 있으며, 참깨·들깨·잣·호두 등의 식물성 지방은 불포화성 지방으로서 포화지방을 용해시키는 작용이 있어 관상동맥을 유연하게 만들어줍니다.

11) 족부괴저(足部壞疽)

족부괴저는 혈관장애로 인해 혈액순환이 되지 않고, 세균에 대한 저항력이 약해 가벼운 상처에도 족부궤양 등 심하면 발을 절단까지 하게 되는 당뇨 합병증 가운데 가장 무서운 합병증입니다. 이는 당뇨가 중증일 때 생기며 이 병에 걸리면 손이나 발끝이 시커멓게 썩어 들어갑니다. 말초혈관이 막혀 산소 공급이 안되었을 때 조직이 썩어 들어가는 증세를 보이며, 외상·화상·화농이 생겼을 때는 즉시 치료를 받아야만 합니다.

족부괴저는 50세 이후의 환자에서 많이 나타나며, 염증·수포·궤양 등을 일으키며 열이 나고 심한 경우 생명을 잃기도 합니다. 때로는 패혈증을 일으키기도 하며, 족부괴저의 악화를 방지하기 위해서는 혈당 조절을 철저히 해야 합니다. 안정을 취하고 발가락이 괴사한 경우 발을 위로 높게 올리고 수면을 취하고 항상 청결한 상태를 유지하며 위생에 힘써야 합니다.

● 당뇨의 예방

본래 사람의 몸에는 자기방어 시스템이 있어서 병이 나더라도 건강한 상태로 환원시키려는 성질이 있으나, 자신의 몸을 무리하게 혹사시키면 면역력이 떨어지고 자기방어 시스템이 무너져 각종 질병이 발병되고 악화되는 것입니다. 정기적인 검진으로 조기에 발견하는 것도 하나의 방법이겠지만, 그보다는 일상생활에서 올바른 생활습관을 지속적으로 유지한다면 더 확실한 예방이 될 수 있을 것입니다.

1. 과도한 스트레스와 피로 방지

지나친 욕심이나 노여움·미움·불평불만 등으로 신경을 많이 쓰면 교감신경이 긴장되어 스트레스가 쌓이지만 과로를 해도 스트레스가 축적됩니다. 육체적인 병은 마음의 병이므로 아무리 좋은 음식과 좋은 약을 먹는다 하더라도 마음이 상하면 육체도 상하게 마련입니다. 스트레스는 한번 쌓이기 시작하면 걷잡을 수가 없도록 증폭되기 때문에 늘 마음의 평화를 유지하도록 해야 합니다.

스트레스에서 벗어나려면 늘 기분 좋은 긍정적인 사고로 욕심을 버리고 보람 있는 일을 하거나 취미생활을 즐기거나 명상을 자주 하는 것이 좋습니다. 명상은 근육 이완으로 뇌의 혈액순환을 원활하게 하여 호흡·뇌파·심장박동이 안정되고 엔도르핀이 분비되어 스트레스 방지에 아주 효과적입니다.

2. 체내 유해독소 제거

토양·공기·물의 환경오염에서부터 이제는 온갖 식품마저 유해물질로 오염되어 정말 어떤 식품을 어떻게 먹어야 할지 겁이 납니다. 그렇다고 지구를 떠날 수도 없고 안 먹을 수도 없으니 되도록이면 자연식품을 섭취하도록 노력하고 맑은 공기와 좋은 물을 마실 것이며, 섬유질과 효소·비타민·미네랄을 충분히 섭취하면 체내의 유해물질을 몸 밖으로 배출시키는 데 많은 도움이 됩니다.

3. 균형 잡힌 영양 섭취

비만을 막으려면 과음과 과식을 피해야 하고, 영양 부족과 균형 잡힌 영양 섭취를 위해서는 편식을 하지 말아야 할 것입니다. 5백식품(흰쌀·흰밀가루·흰설탕·흰소금·흰조미료)을 비롯한 인스턴트식품·육류식품의 과잉 섭취를 줄이고, 췌장에 무리를 주지 않는 섬유질·비타민·미네랄·효소가 풍부한 씨눈 달린 곡식류와 채소류·버섯류·해조류·과일류 등 천연의 자연식품으로 식생활을 개선하면 면역계를 활성화시키고 자연치유력을 증강시켜 당뇨를 예방할 수 있습니다.

4. 적당한 운동과 적당한 휴식

운동을 하면 근육에서 물질대사가 왕성해지므로 많은 영양분이 필요하게 되며 심장박동이 강화되어 혈액량이 많아지게 됩니다. 그로 인해 혈관이 확장되어 좁아진 모세혈관까지 혈액순환이 원활하게 되고, 섭취된 칼로리를 적절한 운동으로 소비시켜 모든 신체기능의 균형이 유지됩니다.

비만을 방지하고 인슐린에 대한 말초조직의 감수성을 높여 당 이용률을 증가시키고 지질대사를 정상화시켜 혈당 조절에 도움을 주며 모든 성인병 예방에도 도움이 됩니다. 빠른 걷기 · 등산 · 달리기 · 줄넘기 · 국민체조 · 수영 등의 유산소운동을 생활화하고 적당한 수면과 휴식을 취하는 것이 좋으며, 과음(過飮) · 과식(過食) · 과로(過勞) · 과민(過敏) · 과색(過色) 등 '과(過)'는 피하고 모든 것은 적당히 알맞게 하는 것이 좋습니다.

5. 규칙적인 생활습관

기상 · 취침 · 일 · 운동 · 휴식 · 식사 시간과 식사량 등 하루의 일상을 규칙적으로 하는 것이 좋습니다. 이를테면 아침 기상은 05~07

시 사이에, 저녁 취침은 21~23시 사이로 일찍 자고 일찍 일어나는 것이 좋습니다.

여름에는 덥게 생활하여 땀을 흘리고 겨울에는 추위에 견디도록 몸을 단련해야 면역력이 강해지고 자연치유력이 높아져 당뇨를 예방할 수가 있는데, 에어컨과 보일러를 너무 가까이하여 더위와 추위를 모르고 살면 몸의 저항력이 떨어집니다. 봄·여름·가을·겨울, 계절의 기온에 적응하며 살아야 당뇨 예방에 좋습니다.

24시간 일을 하고 24시간 쉬는 격일제 근무는 좋지 않으며, 밤에 일을 하고 낮에 잠을 자는 밤낮이 바뀐 업무 형태도 좋지 않습니다. 인체의 생체(바이오)리듬이 깨지기 때문입니다. 나이를 먹었다고 해서, 또는 일이 없다고 해서 놀면 안 됩니다. 일이 없으면 게을러지기 마련이며 그로 인해 만병이 찾아옵니다. 취미생활이라도 만들어서 죽는 날까지 움직여야 하며, 1~2년에 한 번 정도는 정기적 검진을 받는 것이 좋습니다.

6. 피를 맑게 하고 따뜻한 몸과 바른 골격 유지

대부분의 대사성 난치병은 피가 탁해서 생기는 경우가 많으므로 피를 맑게 하는 것이 만병을 해결할 수 있는 지름길입니다. 몸이 차가우면 체액이 굳거나 뭉쳐지고 피가 탁해져 혈액순환에 지장을 초래합니다. 몸을 따뜻하게 유지하는 것이 피를 맑게 하여 혈액순환을 원활하게 하고 면역력을 높여줍니다.

또한 척추의 각 추골이 제자리를 지키지 못하고 틀어지거나 휘어지면 신경이 압박을 받는 등 만병을 유발시키는 원인이 됩니다. 당뇨 예방을 위해서는 바른 자세의 척추골격을 유지하는 것이 중요합니다.

자연요법
(당뇨 치유)

여기서 얘기하는 자연요법이란 당뇨나 암·고혈압 등 난치성 만성 질환에만 국한되는 것이 아니라 건강한 모든 사람들에게도 만성 질환의 예방 차원에서 공통적으로 해당되고 적용되는 요법입니다. 자연요법이란 인체에 대항하거나 상처를 가하지 않고 자연의 섭리에 순응하며 자연과 인간이 더불어 하나 되는 자연의 법칙으로 당뇨의 근본 원인을 제거하여 치유하는 방법입니다. 즉, 긍정적이고 낙천적인 마인드의 정신습관, 균형 잡힌 영양 섭취의 음식습관, 적당한 운동과 적당한 휴식의 규칙적인 생활습관, 몸과 마음을 따뜻하게 하고 바른 자세의 척추골격 유지 등 이 모든 것이 서로 조화가 이루어졌을 때 효과가 나타나는 것입니다.

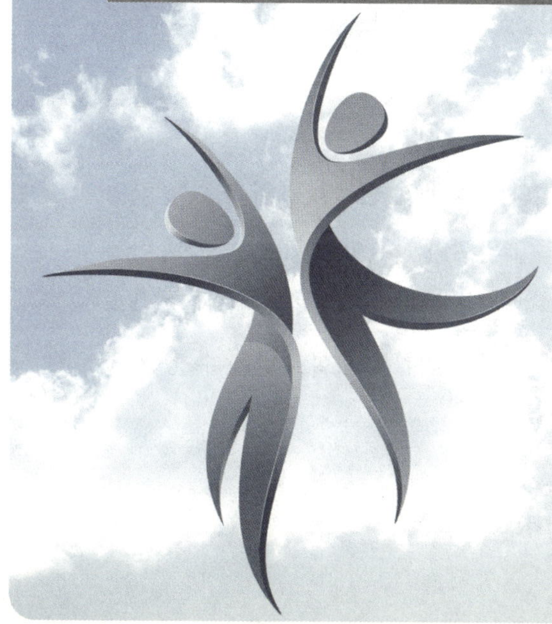

지금까지 당뇨는 췌장에서 인슐린을 분비하는 기능에 이상이 생겨 체내 인슐린이 부족하게 되어 고혈당이 초래되는 것이므로 호르몬 생성 및 분비를 담당하는 내분비기관에서만 다루어왔으나, 스트레스가 혈당수치 상승의 주요 요인으로 밝혀지고부터는 내분비기관 외에 신경정신기관에서도 다루어야 된다는 의견이 분분하여 의학이 발달한 의료 선진국에서는 이 분야에 대해서 연구와 논의가 활발하게 진행되고 있다고 합니다.

특히 우울증·조울증·불안초조·강박증·스트레스장애가 심한 경우에는 내분비기관의 치료에 앞서 신경정신기관의 치료가 병행되지 않고서는 절대로 당뇨가 좋아질 수 없다는 것입니다.

1. 긍정적·낙천적·희망적으로 살자
— 생각이 바뀌면 인생이 바뀐다

미국의 저명한 심리학자이자 철학자인 윌리엄 제임스는 "생각이 바뀌면 행동이 바뀌고, 행동이 바뀌면 습관이 바뀌며, 습관이 바뀌면 인격이 바뀌고, 인격이 바뀌면 운명이 바뀐다"라고 설파하였습니다. 당뇨가 온 것을 낙담하지만 말고 위기를 기회로 만들 수 있는 지혜를 발휘해야 합니다.

심신이 병들면 운명도 불운을 벗어날 수가 없습니다. 질병이란 나를 살리기 위한 몸의 신호인데, 이를 거부하거나 부정하지 말고 받아들이면서 나와 질병이 하나가 되어야 합니다. 그래야 마음에 안정이 생기면서 몸의 흐트러진 시스템이 차츰 균형을 되찾아 어떤 질병도 낫게 되는 것입니다.

우리의 인체를 자동차에 비유해본다면, 인간의 육체는 자동차의 차체와 같고 피는 휘발유와 같으며 호르몬은 윤활유에 해당되고 심장과 기(氣)는 엔진에 해당되며 두뇌와 정신은 운전자라고 할 수 있습니다.

이로 미루어볼 때, 아무리 좋은 고급차라도 그 차의 운명은 운전자의 관리 여하에 따라 결정되는 것입니다. 운전자가 정비를 게을리하거나 운전을 난폭하게 한다면 금방 폐차될 수도 있을 것이고, 철저한 정비와 규칙에 따라 제대로 관리를 잘한다면 오래 탈 수가 있듯이 우리 인체의 운전자에 해당되는 두뇌에서 바른 판단을 할 수 있도록 올바르고 건전한 정신을 가져야 되겠습니다.

2. 일체유심조(一切唯心造)

— 보이는 정신이 물질이고, 보이지 않는 물질이 정신이다

1) 육체는 마음의 그림자

마음이 본체이고 육체는 마음의 그림자입니다. 만사는 마음먹은 대로 생각하는 대로 믿는 대로 현실에 반영된다는 뜻입니다. 당뇨(질

병)의 어두운 그림자를 치유(건강)의 밝은 그림자로 바꾸려면 본체(마음과 정신)를 "당뇨는 고칠 수 있다"라는 밝은 신념으로 바꿔야 하는데, 본체가 "당뇨는 고칠 수 없다"라고 생각하고 있다면 그림자인 당뇨가 고쳐지겠습니까?

"당뇨를 고칠 수 있다"라고 생각하는 것과 "당뇨는 고칠 수 없다"라고 생각하는 것의 차이는 하늘과 땅 차이입니다. 슬픈 마음으로는 진정으로 웃을 수가 없듯이 당뇨는 불치병이라고 생각하는 한 이미 불치병으로 각인되어 영영 고치지 못하는 것입니다. 본체인 마음이 "당뇨는 고칠 수 있다"라는 신념을 가지고 있을 때 치유가 가능한 것입니다.

예를 들어 병원에서 암 진단을 받았을 때에 "아! 이제는 죽는구나! 그렇다면 정신 있을 때 유산이라도 정리를 해야지. 땅은 자식에게 물려주고 집은 아내에게 상속하고 회사는 누구에게……" 이렇게 나약한 마음으로 암을 절망적으로 받아들이고 죽음을 준비한다면 그 사람은 분명히 암에게 지고 말 것입니다.

그러나 "어! 하찮은 이 암 따위가 오묘한 우주(내 몸은 작은 우주)에 감히 도전장을 내고 우주질서를 교란시켜? 그래, 어디 한번 붙어보자. 내 몸 안에 있는 생명력을 발동하여 당장 박살을 내고 말겠다"라는 생각으로 자연치유력을 높인다면 암뿐만 아니라 어떤 질병도 물리칠 수가 있을 것입니다.

2,000년 전, 예수님께 안수기도를 받고 나병을 고치게 된 어떤 사람이 너무 기뻐서 "예수님, 고맙습니다. 고맙습니다" 하고 날뛰자

예수님께서는 "그 병은 내가 고친 것이 아니라 '분명히 낫게 될 것이다' 라고 확실히 믿은 네 마음이 고친 것이다"라고 하셨답니다. 이 확신의 마음이 염력(念力)이며, 만병을 치유하는 뿌리는 염력과 생명력인데 그것은 오직 자연요법으로만 가능합니다.

음식을 먹을 때에도 먼저 이 음식의 재료가 자랄 수 있게 환경을 만들어준 자연에 감사하고, 재료를 키워주고 가꾸어주고 맛있게 요리를 해준 사람에게도 감사하며 "이 감사한 음식을 통하여 나의 당뇨가 곧 나아지리이다" 하는 마음으로 즐거운 식사를 한다면 아마 독(毒)을 먹어도 보약으로 작용할 것입니다. 반대로 음식에 대해 감사할 줄 모르고 그냥 때가 되었으니까 습관적으로 먹는 식사라면 아무리 훌륭한 진수성찬을 먹더라도 당뇨에는 별로 도움이 되지 못할 것입니다.

음식을 먹거나 약을 먹거나 운동을 하거나 무슨 일을 하더라도 세상의 이치는 매한가지입니다. 내가 지금 하고 있는 행위에 대하여 긍정적 · 희망적 · 발전적으로 "할 수 있다!"라고 생각하면 할 수 있을 것이고, 부정적 · 절망적 · 체념적으로 "할 수 없다!"라고 생각하면 할 수 없게 될 것입니다. 본체(마음)가 움직이면 그림자(육체 · 물질)는 그냥 따라가는 것이니까요.

2) 부처님 눈에는 부처만 보이고 – 유심소현(唯心所現)

"부처님 눈에는 부처만 보이고 개 눈에는 똥만 보인다"는 말이 있습니다. 부처님은 늘 부처만 생각하고 개는 늘 먹을 것만 찾다보니 이런 말이 생긴 것일 겁니다.

똑같은 가짜 약을 한 그룹에게는 특효약이라 하여 투약을 하고 다른 한 그룹에게는 보통약이라 하여 투약을 한 후 두 그룹에 일정 기간 동안 임상실험을 한 결과 큰 차이가 있음을 발견한 것은 현대의학에서도 입증된 사실(Placebo효과·위약효과)로서 정신요법의 중요한 대목입니다.

똑같은 가짜 약이지만 보통약이라 믿고 먹은 그룹은 효과가 없었으나 특효약이라 생각하고 먹은 그룹은 효과가 있었던 것은 서로 믿음의 차이 때문입니다. 선입견이라는 것이 이렇게 무서운 것입니다. 그 후 이런 임상실험이 화장품·건강식품 등 많은 분야에서 있었지만 결과는 모두 똑같았습니다.

3) 같은 말도 '아' 다르고 '어' 다르다

혈당수치가 정상으로 회복되었다가도 관리 소홀로 다시 올라가는 경우가 허다한데, 이럴 때 흔히 "당뇨는 불치병이니까 치료되지 않은 채 잠복해 있다가 다시 악화된 것"이라고 말하는 사람들이 많습니다. 이 말은 잘못된 표현입니다.

같은 반 컵의 물을 두고서 "아직도 반 컵이나 남았구나" 하는 것과 "이제 반 컵밖에 남지 않았구나" 하는 것에는 큰 차이가 있듯이 "잠복해 있던 당뇨가 악화된 것"과 "완치되었던 당뇨가 재발한 것"의 차이는 엄청나게 다릅니다. 불치병이라고 하면 너무 절망적이지 않습니까? 고칠 수 있는 희망이 있는데 왜 스스로 못 고친다고 희망을 포기하는지 참으로 안타깝습니다.

감기를 예로 들어보겠습니다. 열과 기침·콧물 등 감기의 증상이 없어지면 감기가 다 나았다고 하지요? 그러나 수시로 재발합니다. 그런데 "감기는 불치병이니까 잠복해 있던 감기가 다시 악화된 것"이라고 말하는 사람은 없습니다. 지난번에 앓았던 감기가 재발되었다고 하지요. 이것이 맞는 표현입니다.

열 번을 재발하더라도 고칠 수 있다는 희망이 있다면 다음에는 재발하지 않도록 노력하면 되는 것인데, 처음부터 "당뇨는 불치병이다"라고 잘못된 상식을 믿는 것은 어리석은 일입니다.

그러나 한 가지 명심해야 할 것은 당뇨가 정상으로 회복된 후에도 관리를 소홀히 하면 언제든지 재발하게 되므로 한번 당뇨를 경험한 사람은 꾸준히 자연요법을 해야 하며 끊임없이 주의관찰을 해야 합니다.

4) 집착을 버리자 – 염원하면 생성되고 망각하면 소멸된다

더 편리하고 더 좋은 것을 염원하여 거기에 집착을 하다보니 호롱불이 소멸되고 전깃불이 발명되었고, 짚신이 소멸되고 운동화가 생겨났으며, 마차가 소멸되고 자동차가 만들어졌습니다. 반대로 호롱불과 짚신과 마차는 불편하고 쓸모가 없으니까 우리들의 생각에서 차츰 멀어지고 망각되어 소멸된 것입니다. 이렇듯 인생사의 모든 일은 '염원(생각)하면 생성되고 망각하면 소멸' 됩니다.

생로병사에 얽힌 우리들의 삶은 고통의 연속이며 이 모든 고통도 집착에서 옵니다. 고통의 집착에서 헤어나지 못하고 계속 빠져들다보면 새로운 고통이 자꾸만 생성되는 것입니다. 고통에 집착하지 말고 저만치 잊어버리고 지내다보면 '망각의 법칙'에 따라 고통이 소멸되는 것입니다.

당뇨의 원인도 따져보면 남보다 앞서 가려는 조급한 욕심, 맛만 추구하려는 잘못된 음식습관, 자기 마음대로 편하게 살아가려는 불규칙한 생활습관 등을 들 수 있습니다. 이 모두가 다 집착에서 비롯된 것들입니다. 집착을 버리면 당뇨로부터 해방되지만, 합병증이 올까봐 두려워하는 등 불길한 예측을 하거나 쓸데없는 걱정에 집착하는 것은 버려야 합니다. 뭐든지 채우려고만 하면 죽을 수밖에 없고, 모든 걸 초월하고 마음을 비우면 어떤 상황에서도 살아남을 수 있습니다.

5) 같은 것은 끼리끼리 모인다 — 유유상종(類類相從)

같은 것은 끼리끼리 모이고 서로 맞지 않는 것은 밀어냅니다. 어린이는 어린이끼리 놀고 어른은 어른끼리 놀듯 건강한 생각을 하면 건강하게 되고, 의심을 하거나 불안해하면 없던 병도 생기는 법입니다. 질병이나 나쁜 것, 부정적인 것은 보지도 말고 듣지도 말고 말하지도 말고 생각하지도 맙시다. 항상 웃으며 좋은 일, 기쁜 일만 생각하고 범사에 감사하는 마음으로 보람 있는 일을 즐겨 하다보면 언젠가 당뇨는 흔적 없이 사라지고 좋은 일, 기쁜 일만 남아 있을 것입니다.

물과 파동의학 분야에서 독창적인 연구를 해온 에모토 마사루 박사는 컵에 물을 담아서 실험을 했습니다. "사랑합니다, 고맙습니다, 감사합니다"라고 말을 하거나 아름다운 음악을 들려줬을 때는 보석처럼 영롱한 육각형의 아름다운 결정체를 사진으로 확인했고, "망할 놈, 죽여버릴 거야, 몹쓸 놈" 등 욕설을 했을 때는 일그러지고 흉한 결정체의 모습을 사진으로 찍어냈습니다.

우리가 물을 자주 마시는데 마실 때마다 "당뇨를 치료하는 물이 되어라"라고 생각하면서 마셔보세요. 효과가 있을 것입니다. 이처럼 우리 몸 전체를 이루고 있는 세포도 내가 어떤 말을 하고 어떤 생각을 하느냐에 따라 즉시 건강한 세포와 건강하지 않은 세포로 반응하지 않겠어요. 매사에 긍정적으로 사는 것이 건강생활의 기본이 아닐까 생각합니다.

3. 당뇨야 고맙다, 너는 나의 스승이니까

처음 당뇨 판정을 받으면 어떤 사람들은 "하필이면 왜 나야?" 또는 "당뇨는 다른 사람들의 얘기인 줄만 알았는데……"라며 크게 놀라고 불만을 토로하지만, 곰곰이 따져보면 모든 것은 다 자기 탓입니다. 당뇨 걸릴 씨앗을 뿌렸으니 당뇨가 걸리는 것이고 건강한 씨앗을 뿌렸으니 건강한 법입니다.

당뇨가 온 것은 자연의 섭리를 외면하고 불규칙한 생활을 한 데 대한 자업자득(自業自得), 인과응보(因果應報)입니다. "재수 없게 당뇨가 걸렸다”라고 생각하지 말고 “언젠가는 받을 업보를 미리 받았다”
라며 겸허히 받아들여야 합니다. 자기 몸을 스스로 지키지 못하고
혹사하다가 이렇게 경고(당뇨 판정)를 받고서도 자기 잘못은 인정하지
않고 남의 탓으로만 돌리는 사람들이 의외로 많습니다. 진정한 당뇨
치유는 ‘이것이 모두 내가 뿌린 씨앗의 열매’임을 인정하는 그때부
터 시작되는 것입니다.

　당뇨는 다른 사람이, 또는 약이 고쳐주는 것이 아닙니다. 자연의
섭리에 순응하며 매사에 절제하고 규칙적인 올바른 생활습관을 지
속적으로 유지했을 때 당뇨는 저절로 사라지는 것입니다. “무절제한
생활이 그대로 계속되었다면 더 큰 불행이 올 수도 있었는데, 이쯤
에서 당뇨를 만나 올바른 생활습관으로 건강과 행복을 지킬 수 있게
해준 당뇨가 나에게 얼마나 고마운 스승인가!” 다시 한 번 생각해볼
일입니다.

4. ‘느린 삶’과 ‘나눔의 삶’으로 생활에 여유를 갖자

　짜증과 불평불만으로 조급하게 허겁지겁 살다보면 나도 모르게
스트레스가 쌓이게 마련이며, 욕심을 부린다고 해서 안 되는 일이
해결되는 것도 아니고 낙천적으로 나눔의 삶을 산다고 해서 손해 보
는 것도 아닙니다. 조급함과 욕심을 버리고 ‘느린 삶’과 ‘나눔의 삶’
을 습관들이는 것이 당뇨 치료의 지름길입니다.

　세상일은 서두른다고 빨리 해결되고 한 발짝 느리게 산다고 해서

뒤처지는 것이 아닌 것 같습니다. 앞만 보고 달리다보면 넘어질 수도 있고 지칠 수도 있는 것이니, 옆도 보고 뒤도 보면서 천천히 여유로운 마음으로 걸어가면 세상도 보이고 내 그림자(잘못과 결점)도 볼 수가 있을 것입니다.

일은 복잡하고 어렵게 만들수록 잘 풀리지 않으며 스트레스가 쌓이게 마련입니다. 특히 당뇨 관리는 되도록 느긋하고 단순하고 간단하게 관리하는 것이 좋습니다. 그러면 스트레스를 줄일 수 있고 과로도 막을 수 있으며 온 세상은 행복하고 아름다운 모습으로 펼쳐질 것입니다.

미국의 석유왕 존 데이비슨 록펠러도 처음에는 피도 눈물도 없는 무자비한 기업인으로서 '이 시대 최고의 범죄자'라는 비판을 받을 정도로 악덕 재벌기업의 전형이었다고 합니다. 그러나 '나눔의 삶'으로 새로운 인생의 전기를 찾고부터는 지금까지도 세계적인 자선사업가로 추앙받고 있는 전설적인 인물입니다.

그가 나눔의 삶에 처음 눈을 뜨게 된 동기는 마흔네 살 때 중병에 걸려 "3개월밖에 살지 못한다"는 의사의 최후통첩을 받고 하늘이 무너지는 심정으로 병원을 나서는 순간 "병을 낫고자 하거든 베풀어라!"라는 병원 벽면에 붙은 포스터를 보고 감명을 받았답니다. 그때 마침 수술비가 없어 치료를 받지 못하고 울며 돌아가는 한 어린이를 보고 병원비 전액을 대납하게 됩니다.

이 일이 있은 후부터 자선사업은 계속 이어져 록펠러의학연구소, 록펠러대학, 록펠러재단 등 세계적인 자선재단을 설립하게 되었으며, 3개월밖에 살지 못한다던 중병은 저절로 사라지고 97세까지 건강하게 명성을 얻으며 살았답니다. 나눔의 삶이란 결코 남만을 돕는 것이 아니라 결국은 나 자신을 돕는 일이라 생각됩니다.

5. 당뇨를 고친 사람들과 고치지 못한 사람들의 차이점

당뇨를 고친 사람들의 공통점은 항상 담대함과 웃음을 잃지 않고 밝게 살면서 수치 변동에 일희일비하지 않습니다. 긍정적 · 적극적 · 낙천적 · 희망적으로 살며, 매사에 정확하고 부지런하고 인내심이 많으며, 남의 말을 경청하고 상대방의 생각과 주장도 존중하며 이해하려고 합니다.

과욕과 교만을 부리지 않고 매사에 감사하는 마음으로 살아가며 자기 잘못을 남의 탓으로 돌리지 않고 인정할 줄 알며 인정했으면 곧바로 고치려고 노력합니다. 불행과 시련이 닥치면 전화위복의 기회로 생각하고 그 원인을 찾아서 교훈으로 삼습니다.

반대로 당뇨를 고치지 못한 사람들의 공통점은 담대하지 못하여 당뇨라는 진단 결과만 나오면 그날부터 걱정이 앞서 잠을 못 잘 정도로 불안해하고 초조해하며 조금만 수치가 올라도 안절부절못합니다. 매사에 부정적 · 비판적 · 비관적 · 독선적이며 편견과 아집으로 자기만 알고 욕심이 많습니다.

입은 있으나 귀가 없어 상대방의 말을 잘 들으려 하지 않고 자기 주장만 내세우며, 자기가 세상에서 최고인 줄 착각에 빠져 자기 잘

못을 잘 모르거나 인정하려고도 하지 않습니다. "내가 하면 로맨스, 남이 하면 불륜"이라는 생각으로 모든 잘못은 남의 탓으로만 돌립니다. 이런 사람들은 스트레스성 질환에 잘 걸리게 되며, 이미 걸린 질병은 치료가 잘 되지 않는 경우가 많습니다.

> 보람으로 하는 일은 날마다 천국이요,
> 의무로 하는 일은 할수록 지옥이다.
>
> — 레오나르도 다빈치

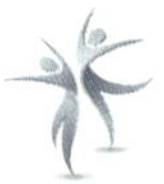

● 긍정적 · 낙천적 · 나눔의 삶으로 욕심을 버리고 한 템포 느리게 살려고 합니다.

● 다음의 〈나의 기도〉, 〈님 앞에서 저는〉, 〈생야일편부운기〉를 수시로 묵상하고 반성하면서 실천을 다짐합니다. 몇십 년을 다짐하면서도 한없는 부족으로 오늘도 노력하고 또 노력합니다.

● 산과 들 · 강 · 바다 · 하늘 · 별 등 대자연 속에 자주 심취해봅니다. 때로는 풀 · 꽃 · 새 등 작은 개체 속에서 그들과 어우러져 하나가 되어보기도 합니다. 사람을 사람답게 만들어주는 가장 훌륭한 선생은 자연이라고 생각하기 때문입니다.

● 일상생활에서의 모든 생각과 말과 행동을 하기에 앞서 "'아상(我相)의 나'가 하는 것이 아니라 내 안에 있는 '참나(眞我)'가 하는 것이다"를 먼저 생각하고 그렇게 실천하려고 노력합니다.

● 가장 즐겁고 행복했을 때와 가장 괴롭고 어려웠을 때를 수시로 생각해봅니다.

● 주위에서 일어나는 여러 가지 불행한 일들에 대해 그 당사자의 입장이 되어봅니다.

● "나는 나인 것이 참 행복하다"를 늘 묵상하고 감사합니다.

● 죽음에 대해서도 수시로 묵상합니다.

나의 기도

작시 : 김태호

천지만물과 생명을 창조하신 님이시여

이 아름답고 좋은 세상 주심을 무한 감사합니다

뿌린 대로 거두리라 하셨는데

저는 지금까지 많은 죄를 지었습니다

반성하고 회개하며 남은 생을 다짐하오니

지켜질 수 있도록 지혜를 주소서

창조주님과 부모님께

창조주님은 우주만물의 근원이시니

마음의 초점은 늘 창조주님을 향하게 하시고

부모님은 저의 근원이시니

효성을 바치는 데 정성을 다하게 하소서

모든 사람들에게

소외되고 그늘진 곳이나

힘없고 약한 사람들도

모두 저의 형제자매임이 분명하오니

늘 그들과 함께 고통을 나누고

기쁨을 즐길 수 있는

따뜻한 마음을 갖게 하소서

자식에게

"남을 위해 사는 것이 진정한 나를 위해 사는 길"임을

말보다 행동으로 보여주게 하시고

질책보다는 칭찬으로

앞에서 급하게 이끌기보다는

뒤에서 지켜보는 여유를 갖게 하소서

아내에게

인생의 반려자로서 희로애락의 동반자로서

너무 유난스럽지도 않게 너무 무관심하지도 않게

아내의 단점은 보이지 않게 감추어주시고

항상 좋은 점만 보이게 해주시어

처음 만났을 때의 신뢰와 사랑을

영원히 변치 않게 하소서

자신에게

어둡고 부정적인 것은 떠올리지 말게 하시고

언제나 밝고 긍정적인 생각으로

너무 따지지 말고 인내하고 양보하면서

어려운 환경에서도 즐겁게 사는 지혜를 알게 하소서

일에 임하면서

작은 일은 꼼꼼하게 큰 일은 대범하게

한번 시작한 일은 좋은 결실을 맺을 수 있도록

최선의 열정을 쏟게 하소서

님 앞에서 저는

작시 : 김태호

먹을 자격이 없는 자는 먹지도 말랬는데
오랜 세월 헛 세상 살았으니
님 앞에서 저는 뻔뻔한 밥도둑이옵니다

마음은 욕심으로 가득하고 머리는 텅 비었는데
교만으로 아는 체하였으니
님 앞에서 저는 분수를 모르는 어릿광대이옵니다

어려운 이웃 옆에 두고 모른 척하였는데
제 어려울 땐 은혜만 받았으니
님 앞에서 저는 염치없는 빚쟁이이옵니다

제 허물은 태산 같은데
남의 티끌만 보고 그 탓만 하였으니
님 앞에서 저는 어리석은 소경이옵니다

시공(時空)을 주관하시는 님이시여
님께로 다가서기에는 어림없는 죄인이지만
무지한 소경의 눈을 밝혀주시어

천지우주, 밝은 세상 바로 보게 하소서
아름다운 인간세상 바로 살게 하소서

生也一片浮雲起

작시 : 서산대사(法名 : 休靜)

生也一片浮雲起(생야일편부운기)
　　삶이란 한 조각 구름이 일어남이요
死也一片浮雲滅(사야일편부운멸)
　　죽음이란 한 조각 구름이 없어짐이요
浮雲自體本無實(부운자체본무실)
　　구름은 본시 실체가 없는 것
生死去來亦如然(생사거래역여연)
　　죽고 살고 오고감이 모두 그와 같도다

근심 걱정 없는 사람 누군가
출세하기 싫은 사람 누군가
시기 질투 없는 사람 누군가
흉허물 없는 사람 누구겠소

가난하다 서러워 말고
장애를 가졌다 기죽지 말고

못 배웠다 주눅들지 마소
세상살이 다 거기서 거기외다

가진 거 많다 유세 떨지 말고
건강하다 큰소리치지 말고
명예 얻었다 목에 힘주지 마소
세상에 영원한 것은 없더이다

잠시 잠깐 다니러 온 이 세상
있고 없음을 편 가르지 말고
잘나고 못남을 평가하지 말고
얼기설기 어우러져 살다나 가세

다 바람 같은 거라오, 뭘 그렇게 고민하오
만남의 기쁨이건 이별의 슬픔이건 다 한순간이오
사랑이 아무리 깊어도 산들바람이고
오해가 아무리 커도 비바람이라오

외로움이 아무리 지독해도 눈보라일 뿐이오
폭풍이 아무리 세도 지난 뒤엔 고요하듯
아무리 지극한 사연도 지난 뒤엔
쓸쓸한 바람만 맴돈다오, 다 바람이라오

버릴 것은 버려야지

내 것이 아닌 것을
가지고 있으면 무엇 하리오
줄 게 있으면 줘야지 가지고 있으면 뭐 하노
내 것도 아닌데……

삶도 내 것이라 하지 마소
잠시 머물다 가는 것일 뿐
묶어둔다고 그냥 오겠소
흐르는 세월 붙잡는다고 아니 가겠소

그저 부질없는 욕심일 뿐
삶에 억눌려 허리 한번 못 펴고
인생계급장 이마에 붙이고
뭐 그리 잘났다고 남의 것 탐내시오

훤한 대낮이 있으면 까만 밤하늘도 있지 않소
낮밤이 바뀐다고 뭐 다른 게 있겠소
살다보면 기쁜 일도 슬픈 일도 다 있는 것
잠시 대역 연기하는 것일 뿐
슬픈 표정 짓는다 하여 뭐 달라지는 게 있소
기쁜 표정 짓는다 하여 모든 게 기쁜 것만은 아니오

내 인생, 네 인생 뭐 별거랍니까
바람처럼 구름처럼 흐르고 불다보면

멈추기도 하지 않소
그렇게 사는 겁니다

● 자연요법을 실제로 해보면 말처럼 그렇게 쉽지가 않습니다. 하고 싶은 것을 억지로 참아야 할 때가 있는가 하면 하기 싫은 것도 강제로 해야 할 때가 있고, 본능을 적절히 자제할 줄도 알아야 하는데 이것은 참기 어려운 고행과도 같은 일입니다. 이런 것들을 능동적으로 부담 없이 하려면 선각자와 같은 수양이 있어야겠지만 하루이틀에 되는 일이 아니니 문제입니다.

● 그래서 저는 하려고 마음먹은 것들을 반복적으로 다짐하여 실천이 자연스럽게 될 때까지 저 자신을 세뇌시키는 방법을 씁니다. 즉, "나는 되도록 소식(小食)을 하려고 한다", "규칙적으로 생활하려고 한다", "건강에 좋은 것은 즐겨 하고 건강에 해로운 것은 피하려고 한다" 등 이런 것들이 자발적으로 생활화될 수 있을 때까지 암시를 주어 제 자신을 긍정적으로 세뇌시키면 자연요법에 많은 도움이 됩니다.

● 식이요법

옛날 먹거리가 부족했던 시절에는 당뇨가 별로 없었습니다. 그때는 잘 먹는 사람들만 걸린다고 하여 당뇨를 '부자병'이라 했으며, 어른들만 걸린다고 하여 '성인병'이라 하였고, 잘 낫지 않는다고 하여 '만성병'이라고도 했습니다.

지금은 식탁의 풍요로 인한 영양 과잉과 영양 불균형으로 온다고 하여 '식원병'으로 부르다가, 교통수단의 발달로 인한 운동 부족과 다양하고 복잡한 사회구조에서 비롯되는 스트레스로 인하여 남녀노소 할 것 없이 현대문명이 만든 병이라고 하여 '현대병'이라고 하였습니다.

이제는 현대의학으로 도저히 고쳐지지 않으니까 '난치병 또는 불치병'이라고 부르며 온 세계가 당뇨대란의 공포 속에 휩싸여 있습니다. 이제 우리는 식습관과 생활습관을 바꾸지 않는다면 코앞에 닥친 당뇨대란을 피할 수가 없을 것입니다.

1. 해독(解毒)요법

1) 몸에 쌓인 독소 제거가 식이요법의 시작이다

태어날 때 사람의 체액은 독소가 없는 약알칼리성이었으나, 성장하면서 육류식품과 가공식품의 과다 섭취, 무질서한 생활습관, 화공약품(농약 · 방부제 · 항생제 등)의 오남용, 환경오염(공기 · 토양 · 수질) 등으로 인하여 체내에는 많은 독소가 쌓이게 되었으며 체액은 산성으로 기울어지고 있습니다.

　이런 환경 속에서 살고 있는 현대인들은 대부분 변비와 숙변이 있으며, 심지어 3kg의 숙변을 지니고 있는 사람도 있다고 하는데 이 숙변에서 쏟아내는 부패균과 가스는 심각한 독소입니다. 또한 스트레스도 활성산소를 발생시키며 많은 독소를 뿜어내고 있는데, 이 독소들과 체액의 산성화가 만병의 근원으로서 암과 당뇨 등 각종 난치병을 유발시키고 있습니다.

　지저분하고 더러운 것을 그대로 두고서는 아무리 걸레질을 해도 집이 깨끗해질 수가 없듯이, 체내 독소를 그대로 두고서는 어떤 명약도 무용지물이며, 아무리 좋은 영양소를 섭취한다고 해도 '밑 빠진 독에 물 붓기' 입니다. 올바른 건강 관리를 위해서는 먼저 독소와 노폐물을 제거하여 체내가 깨끗해지고 난 다음에 영양소를 공급하는 것이 순서이며, 그래야만 영양공급의 효과가 제대로 나타나는 것입니다.

　《동의보감》에서도 해독보원(解毒補元)이 우선이라고 했는데, 이 말은 몸 안에 쌓인 독을 빼내고 원기를 보충하여주면 몸 안에 있는 자연치유력이 발동하여 스스로의 힘으로 병을 낫게 하고 원래의 건강 상태로 회복시킨다는 뜻입니다. 바로 몸에 쌓인 독소를 제거하는 것이 식이요법의 시작입니다.

　'독과의 전쟁' 이라도 해야 할 만큼 현대인들은 수많은 독소와 함께 살아가야 할 수밖에 없으므로 정기적인 제독(除毒) · 해독(解毒)으로 늘 체내 환경을 깨끗하게 해주어야 하는 것이 건강 관리에서 첫 번째 해야 할 일입니다. 몸에 있는 독소를 제거하고 나면 신체만 깨끗해지는 것이 아니라 '생각의 독소(욕심, 불량한 생각 등)'도 함께 빠져나와 마음까지도 깨끗해지게 됩니다.

2) 해독요법의 종류

① 간장청소 · 대장청소

간장청소 · 대장청소는 2일이 소요되므로 휴일이나 주말에 시작하는 것이 좋으며, 간장청소 · 대장청소 기간 중에는 모든 약 복용을 금합니다. 시작하는 날 아침과 점심은 육식과 기름진 음식은 피하고 채식 위주로 하는 것이 좋으며, 시작하는 날 13시부터 20시까지는 물 이외에는 아무것도 먹지 말아야 합니다. 20시 이후부터 다음날 아침까지는 물도 마시지 말고 완전 금식을 해야 합니다.

간장청소 · 대장청소를 하는 방법은 시작하는 날 밤 취침 전에 한 번, 다음날 아침에 한 번, 이렇게 2회에 걸쳐 혼합액(180cc)을 마십니다. 혼합액을 만드는 방법은 올리브유(엑스트라 버진) 90cc와 100% 오렌지주스(또는 100% 포도주스) 90cc를 섞어서 잘 젓기만 하면 됩니다. 시작하는 날 밤 취침 전 혼합액을 마시고 30분 동안은 반듯하게 누워서 움직이지 말아야 합니다. 뒤척이거나 기침을 하면 실패할 수 있습니다. 30분 후에는 움직여도 되지만 아침까지 금식을 해야 하며 배변 느낌이 있으면 화장실에는 가도 됩니다.

다음날 아침에는 기상하자마자 바로 어젯밤에 마셨던 같은 혼합액(올리브유 90cc+오렌지주스 90cc)을 마시고, 전날 저녁과 같은 방법으로 합니다. 이때도 30분간은 뒤척이거나 움직이지 않고 반듯하게 누워 있어야 합니다. 30분이 지난 후에는 물 1.5리터에 100% 오렌지주스 50cc를 넣고 구운 소금이나 죽염을 큰 스푼으로 2개(50g 정도)를 희석하여 30분 이내에 다 마셔야 합니다(이것은 전날 저녁에 미리 만들어두면 더 편리합니다). 그러나 이때 구토 증세가 심하거나 양이 너무 많아 도저히 다 마실 수가 없을 때에는 억지로 무리하게 마실 필요는 없습니다.

사람에 따라 다를 수 있지만 대부분 한 시간 전후로 화장실에 여러 차례 드나들며 설사를 하게 될 것입니다. 이때 변기 속에는 초록색과 황갈색의 크고 작은 기름 덩어리 같은 것들을 볼 수 있는데, 이것은 장기 속에 남아 있던 찌꺼기들이 빠져나오는 것으로서 간장과 대장을 동시에 대청소를 해주는 것입니다.

간장청소 · 대장청소 후 하루 정도는 기름진 음식을 피하고 과일주스나 채소스프 또는 죽 등으로 부드러운 식사를 하는 것이 좋습니다. 처음 간장청소 · 대장청소를 하고 나서 2주일 후에 다시 한 번하고, 그 후부터는 6개월마다 한 번씩만 해주면 우리 몸의 대청소와 해독 효과로 대사성 질환의 예방과 치료에 도움이 됩니다. 다만 임산부나 담석 제거 수술, 담낭 제거 수술을 받은 사람은 주의해야 하며 반드시 담당의사와 상의해야 합니다.

② 단식요법

단식요법은 3~4일 정도로 하는 것이 적당합니다. 자기에게 맞는 시간과 날짜를 선택하여 처음 2일은 아무것도 먹지 않고 생수만 마시며, 그 다음 3일째부터는 허기가 심하고 기력이 많이 떨어질 때는 희석한 산야초발효액이나 녹즙·과일주스 등 액체로 된 연한 음료를 한 끼에 약 200㏄ 정도는 마셔도 됩니다.

그렇게 하여 단식이 끝나면 보식(補食)을 해야 합니다. 첫째 날은 염분이 없는 녹두죽으로 먹고, 둘째 날은 약간의 염분이 있는 일반 된죽으로 먹으며, 셋째 날부터는 밥을 먹어도 되는데 식사량은 평소의 70% 이내로 먹고, 넷째 날부터 점차 식사량을 늘려가는 것이 좋습니다.

③ 섬유질요법

식이섬유질은 배설을 촉진시키고 중금속을 해독시키며 신진대사를 조정해주는 기초 물질로서 혈액을 맑게 해줍니다. 가용성 섬유질은 혈액과 세포 내의 불순물들을 흡착해서 함께 빠져나와 혈액을 맑게 하고, 불용성 섬유질은 대장 벽에 붙어 있는 찌꺼기 등 각종 노폐물을 흡착해서 함께 빠져나가므로 숙변이 쌓이지 않아 변비를 없애줍니다. 체내 독소와 노폐물·숙변을 제거하기 위해서는 식이섬유를 많이 섭취하는 것이 좋습니다.

④ 구연산(枸櫞酸)요법

예로부터 식초는 피로물질을 씻어내는 불로장수의 신약이라 했는데, 구연산은 식초에 비해 3배, 포도당에 비해서는 10배의 효과가 있습니다. 피로물질인 젖산을 분해시켜 몸 밖으로 배출시키므로 피로 회복에는 구연산보다 더 좋은 식품이 없으며, 장내 활동이 원활해져 장벽을 깨끗이 청소해주고 독소를 분해시켜 간을 보호합니다. 신진대사를 촉진시키고 각종 영양소의 흡수율을 높이는데, 특히 칼슘은 장에서 흡수가 잘 안 되지만 구연산과 결합하면 칼슘의 흡수율이 배가됩니다.

임산부들이 신맛이 나는 과일을 찾는 것은 칼슘의 이용률을 높이기 위해서 본능적으로 구연산을 찾는 것입니다. 구연산은 강한 신맛이 있는 유기산이지만 섭취하면 즉시 알칼리로 전환되는 알칼리성 식품으로서, 구연산을 하루에 6~10g 정도 장복하면 해독에도 좋지만 체액을 약알칼리로 유지시켜 혈당 관리에 아주 좋으며 골다공증에도 좋습니다.

⑤ 죽염요법

죽염을 하루에 10~30g씩 섭취하는 것도 해독요법에 좋습니다. 처음부터 30g을 섭취하기란 쉽지가 않지만 조금씩 양을 늘려가면 나중에는 30g도 충분히 먹을 수 있습니다.

간수의 폐해 때문에 음식을 싱겁게 먹으라고 하여 죽염 섭취를 꺼리는 사람들이 많은데 짜게 먹어야 면역력이 강해집니다. 죽염은 일반 소금(천일염)과는 달리, 간수 등 몸에 해로운 물질은 모두 태워버리고 몸에 이로운 미네랄만 모아놓은 미네랄 덩어리로서, 몸을 따뜻하게 하고 체내 독소와 노폐물 제거에 효과가 있습니다.

죽염을 알갱이로 먹기 힘들면 물에 타서 먹으면 먹기 쉬운데, 이때 까만 불순물이 보이는 것은 죽염을 만드는 공정에서 생긴 대나무의 숯가루이므로 그대로 마셔도 문제가 없습니다.

그 외 함초·바지락·재첩·꼬막·다슬기·흑마늘·황태 등도 독을 풀어주는 데 좋은 식품들입니다.

2. 균형(均衡) 요법

몸이 항상성을 유지하기 위해서는 언제나 신체의 전반적인 조화와 균형이 유지되어야 합니다. 이 균형이 깨어지면 정상으로 회복하기 위해 여러 가지 반응을 일으킵니다. 예를 들어 체온이 떨어지면 오한으로 피부 혈관을 수축시켜 체온이 떨어지는 것을 막아주고, 체온이 높아지면 땀을 나게 하거나 갈증을 나게 하여 물을 많이 마시게 함으로써 체온을 낮추어줍니다.

1) 건강의 원리는 균형과 조화이다

몸의 기능을 정상적으로 유지하려면 하루에 59종(당질·단백질·지방질·산소·수소·탄소·질소·유황·13종의 비타민·22종의 미네랄·8종의 필수아미노산·2종의 필수지방산·6종의 보조인자)의 영양소가 우리 몸에 필요합니다. 일반적으로 산소·수소·탄소·질소는 식품과 공기 중에 존재하므로 섭취하는 데 큰 문제가 없지만, 나머지 영양소는 식품을 통해서 균형 있는 섭취를 해줘야 건강이 유지됩니다.

그런데도 과거 먹거리가 부족했던 시절에는 3대 영양소(당질·단백질·지방질) 섭취에만 주로 신경을 썼었는데, 식탁이 풍요로운 지금에 와서도 오랜 관행 탓으로 3대 영양소 위주의 식탁을 벗어나지 못하다보니 지금은 3대 영양소 과잉 섭취와 미량영양소(3대 영양소를 제외한 효소·비타민·미네랄·섬유질 등) 부족 섭취로 대사성 만성 질환이 급증하게 되었습니다.

특히 근래에 들어 당뇨 인구가 급속히 늘어나고 있는 데 대해 세계적으로 많은 학자들이 실험과 연구를 거듭한 결과, 췌장의 기능과 인슐린 저항성의 기능을 개선시켜 당뇨를 치료할 수 있는 물질은 바로 미량영양소라는 결론을 얻게 되었습니다.

자동차에 비유한다면 3대 영양소는 연료(휘발유)에 해당되며, 미량영양소는 윤활유에 해당된다고 볼 수 있는데 이것으로 봐도 미량영양소의 중요성을 알 수가 있습니다.

"무엇을 먹으면 건강에 좋을까?" 하고 아직까지도 3대 영양소 위주로만 먹거리를 찾고 있는 사람들이 많은데 이제 그런 시대는 지났습니다. 이제는 입이 원하는 맛있는 음식만 찾을 것이 아니라 몸이 원하는 식품을 먹어야 합니다. 몸이 원하는 음식들은 가공하지 않은 식품들이기 때문에 식품 고유의 맛만 있을 뿐 특별한 맛이 있는 것은 아니고 더러는 맛이 없는 것도 많습니다.

입덧도 알고보면 "지금 내 몸 안에서는 귀중한 생명이 잉태되어 자라고 있으니 쓸데없는 것(기름지고 맛있는 육류나 가공식품류)은 넣지 말고 맛은 없더라도 필요한 것(주로 신맛 나는 과일과 채소류)을 넣어라"는 몸의 신호입니다.

또, 한 가지 음식을 장기간 오래 먹으면 질리게 되는 것도 "그 음식에 들어 있는 특정 영양소가 너무 많이 들어와 있으니 이제 당분간은 그 음식을 넣지 말라"는 몸의 신호입니다.

지금의 풍요로운 식탁은 서구식 음식문화에 길들여져 있어 달고 기름진 음식이 대부분입니다. 필수영양소 중에서 3대 영양소는 과잉 섭취로 비만 인구가 날로 증가하고 있고, 미량영양소는 부족 섭취로 영양 불균형을 초래하고 있어 각종 대사성 난치병이 만연하고 있으므로 3대 영양소와 미량영양소의 균형을 유지해야 신진대사가 왕성해집니다.

미량영양소는 곡식의 껍질과 씨눈 속에 많이 들어 있습니다. 이 껍질과 씨눈을 모두 깎아내버린 정백식품이 범람하고부터는 미량영양소가 절대적으로 결핍되는 영양 불균형의 결과를 초래했고 이로 인한 당뇨 등 식원병이 급증하게 된 것입니다. 미량영양소를 많이 섭취하기 위해서는 어떤 식품이든 껍질째 · 씨째 · 뿌리째 · 열매째 · 뼈째 먹는 것이 좋습니다.

또한 음식은 '제때, 골고루, 알맞게' 먹되 정백식품과 인스턴트 식품, 육류지방의 섭취를 줄이고, 씨눈 달린 곡식류 · 채소류 · 버섯류 · 해조류를 주로 섭취해야 합니다. 잡곡밥은 잘게 씹지 않고 그대로 삼키면 소화가 잘 안 되므로 음식을 씹을 때는 적어도 80~100번 정도는 씹어야 효소의 낭비를 줄일 수 있고 소화도 잘 됩니다. 또 과식을 유발하는 뷔페 음식보다는 되도록 한식을 이용하는 것이 좋고, 국물은 적게 먹고 건더기 또는 마른반찬 위주로 먹는 것이 좋습니다.

고기에 붙은 지방은 모두 제거하고 조리를 할 것이며(특히 닭고기의 껍질과 돼지고기·소고기의 비계), 조리 후에는 식혀서 굳은 기름은 걷어내고 먹는 것도 잊지 말아야 합니다. 채소는 되도록 생으로 섭취하고 조리용으로 쓰는 식용유는 올리브유나 포도씨유를 사용하는 것이 좋습니다.

살이 찐다는 것은 영양 과잉 섭취로 초과 섭취된 영양이 지방으로 축적되기 때문이며, 체중이 빠진다는 것은 영양이 부족하여 체내에 저장된 지방과 단백질을 꺼내어 에너지로 사용하기 때문입니다. 그러므로 야윈 사람은 충분한 영양 섭취로 정상 체중을 유지해야 합니다. 섭취한 영양소가 세포 내로 흡수되지 못하여 영양 부족이나 영양 불균형으로 당뇨가 왔을 수도 있는데 음식마저 적게 먹으면 안 됩니다.

그러나 한꺼번에 많이 먹으면 혈당수치가 급상승하게 되므로 조금씩 여러 번 나누어 먹는 것이 좋습니다. 반대로 비만인 사람은 영양 과잉이나 영양 불균형이 원인일 수 있으므로 당질이나 육류지방의 과잉 섭취를 제한하여 체중을 줄여야 합니다.

2) 알칼리성 식품을 즐겨 먹자

대부분의 대사성 만성 질환은 체액의 산성화로 발병하는데, 특히 당뇨가 있으면 단백질과 지방 대사에 시간이 많이 걸리기 때문에 몸이 산성으로 기울어지기 쉬우므로 알칼리성 식품을 즐겨 섭취하여 피를 맑게 해야 합니다. 알칼리성 식품으로서 섬유질과 비타민 · 미네랄 · 효소가 많이 함유된 식품으로는 씨눈 달린 곡식류 · 채소류 · 해조류 · 버섯류 · 과일류가 있으며 알칼리성 음용수로는 활성수소수가 있습니다.

3) 식이요법의 효과를 상승시키는 미량영양소 식품

자연식품을 그대로 먹는 것이 가장 좋은 방법이지만, 여러 가지 영양소를 골고루 균형 있게 섭취하기란 바쁘게 살아가는 현대인들에게는 결코 쉬운 일이 아닙니다. 그리고 지금 유통되고 있는 식품들을 살펴보면 공기오염 · 수질오염 · 토양오염으로 인해 농산물이 오염되었거나 자연 유기농법이 아닌 화학영농의 촉성재배로 인하여 영양소는 점점 떨어지고 있습니다.

또한 대부분의 수입 농수산물은 과다한 방부제와 살충제 처리로 오염되어 있으며, 식품의 정제 과정과 조리 과정에서도 중요한 미량영양소가 대부분 파괴 유실되어 있습니다. 그런 가운데 복잡한 현대생활에서 오는 스트레스와 공해는 체내 미량영양소의 소모를 더욱 가중시키고 있어 균형 있는 영양 상태를 유지하기란 쉽지가 않습니다.

이처럼 균형이 깨진 영양 상태로 혈당 조절이 잘 안 될 때에는 부족하기 쉬운 미량영양소를 보충해주면 식이요법의 효과를 증대시킬 수 있습니다. 미량영양소 식품은 각종 효소류·비타민류·미네랄류·섬유질 등 당뇨인에게 부족되기 쉬운 영양소를 농축하여 간편하게 섭취할 수 있도록 제품화된 식품입니다.

제품을 구입할 때는 화학약품이나 무기미네랄로 만든 합성제품은 피하고, 식물에서 추출한 천연비타민이나 유기미네랄로 만든 천연제품을 구입하는 것이 좋습니다. 합성제품은 값은 싸지만 체내 흡수율이 20~30%로 낮고 화학약품에 의한 또 다른 부작용이 우려되므로 당뇨에 좋지 않으며, 천연제품은 값은 조금 비싸지만 흡수율이 70~80%로 높고 부작용이 없습니다.

① Bio-Z : 인슐린 기능을 개선시키는 신합성 물질

Bio-Z는 동물의 전립선 추출 물질과 사이클로히스프로 효소·아연·크롬·레시틴·이노시톨 등을 킬레이트화시킨 당뇨 개선용 기능식품으로, 췌장에서는 인슐린을 정상적으로 분비할 수 있도록 췌장을 재생시켜주고, 세포에서는 인슐린 수용체의 생성과 기능을 활성화시켜 인슐린 저항성 개선에 도움을 줍니다.

아연은 체내에 흡수가 잘 되지 않고, 흡수된 아연도 체내에 머무르는 시간이 짧아 5~6시간 만에 몸 밖으로 배출됩니다. 따라서 지속적으로 공급해주지 않으면 면역력이 떨어지고, 당대사와 인슐린 분비에 지장을 초래하여 당뇨를 피할 수가 없게 됩니다. Bio-Z는 일반 아연보다 3~4배의 높은 흡수율과 체내에 12시간 이상 장시간 머무를 수 있게 한 것이 특징인데, 이것이 세계 특허의 핵심입니다.

이로써 인슐린 분비 불량이나 인슐린 저항성 개선에 전반적으로 도움을 주어 고혈당으로 인한 합병증을 예방합니다. 또한 Bio-Z는 체액의 산성화를 방지하고 혈액을 맑게 하여 혈관을 튼튼하고 청결하게 해주어 혈관 질환을 예방하고 면역력을 강화하는 등, 일반 기능성 식품과는 구별이 되고 있습니다.

지금은 기능성 식품으로 판매되고 있지만, 앞으로는 병원에서도 처방할 수 있는 의약품으로 등록을 하기 위해 FDA(미국 식품의약국)에서 'Cyclo-Z'라는 이름으로 임상실험을 하고 있는 중입니다. 1차 임상실험을 통과하여 지금은 2차 임상실험이 진행 중인데, 2차 임상 결과가 곧 통과될 예정이라고 합니다.

그 외 전립선 비대증, 치매, 비만, 성기능 개선, 고혈압, 간기능 개선에도 효과가 뛰어납니다.

당뇨에 좋다는 당뇨기능식품은 수백 가지가 유통되고 있지만, 대부분의 제품들은 혈당수치만 내리게 할 뿐 당뇨를 근본적으로 해결해주는 제품은 별로 흔하지 않습니다. 단순히 수치만 내리게 하는 혈당 조절용 제품인가, 아니면 당뇨를 근본적으로 해결해주는 당뇨 개선용 제품인가를 가리는 것이 중요한데 이것을 확인하는 방법은 간단합니다.

제품을 섭취했을 때는 금방 수치가 떨어지고 제품 섭취를 중단하면 바로 수치가 올라가는 제품은 수치만 내리는 혈당 조절용 제품입니다. 이런 제품은 강제로 혈당을 내리게 하는 원료를 사용하였기 때문에 단기간에 혈당수치는 잘 내려오지만, 아무리 오래 섭취하여도 먹을 때만 수치가 내려올 뿐 섭취를 중단하면 언제든지 다시 또 올라갑니다.

반대로 제품 섭취를 했을 때 효과가 서서히 나타나거나 섭취를 중단했을 때도 수치가 바로 올라가지 않고 오랫동안 현재의 수치가 유지되는 제품은 당뇨를 근본적으로 해결할 수 있는 좋은 당뇨 개선용 기능식품입니다.

그런데 대부분의 사람들은 마음이 급해서 효과가 빨리 나타나기를 원하고 그래야 좋은 제품인 줄 아는데 그렇지 않습니다. 효과가 너무 빨리 나타나는 것은 일시적으로 혈당수치만 내리게 하는 병원약이나 다를 바가 없습니다. 당뇨가 오랜 세월에 걸쳐서 서서히 진행되어왔듯이 당뇨기능식품을 섭취하여 효과가 나타나는 것도 서서히 개선되는 제품이 좋은 제품입니다.

Bio-Z는 섭취를 해도 금방 수치가 떨어지지 않고 3~4개월 정도 지난 뒤부터 서서히 떨어집니다. 1년 후부터는 섭취량을 줄여나가다가 2년 정도 지나면 섭취를 하지 않아도 수치가 올라가지 않습니다.

그 외 미량영양소 식품에는 구연산 · 죽염 · 여주환 · 동충하초 · 새싹 보리순 · 현미곡류효소 · 맥주 효모 · 천연비타민C · 녹황색채소 녹즙 · 오메가3 지방산 · 흑마늘 · 함초환 · 발효홍삼농축액 · 스피룰리나 · 클로렐라 등이 있으며, 자세한 설명은 '3부 : 필수영양소와 당뇨에 좋은 식품'을 참고하시기 바랍니다.

4) 당뇨에 이로운 좋은 식품들

한 가지 식품으로 당뇨를 고치는 특효식품은 아직까지 이 세상에 없습니다. 반대로 당뇨에는 절대로 먹지 말라는 식품도 없습니다. 그러나 좋지 않은 식품은 자주 먹지 않는 것이 좋으며, 좋은 식품은 자주 먹되 여러 가지 식품을 골고루 먹는 것이 더 좋습니다. 그중에서도 말리고 저장한 식품보다 제철에 나오는 싱싱한 식품을 먹는 것이 좋으며, 우리의 전통식품인 된장 · 고추장 · 간장 · 김치는 좋은 발효식품입니다.

특히 정월 대보름날 먹는 우리의 전통음식인 오곡밥과 나물반찬은 당뇨에 최고의 식단이며, 이 밖에도 쌈밥 · 비빔밥 · 된장찌개 · 청국장 · 콩나물 · 우거지(시래기) 등도 당뇨에 좋은 음식과 식품들입니다. 몸에 좋은 식품이라고 누구에게나 다 좋은 것은 아닙니다. 콩팥 기능이 안 좋은 사람의 콩 음식 과다 섭취는 해로우며, 간 기능이 나쁜 사람은 녹즙의 과다 섭취를 조심해야 합니다. 위궤양이 있는 사람에게는 위 점막을 자극시키는 생마늘이 해로우나 구워서 먹는 것은 괜찮습니다.

이렇게 체질에 따라 좋은 식품과 좋지 않은 식품이 서로 다른 경우가 있습니다. 체질에 따라 현미가 좋을 수 있고 보리가 더 좋을 수도 있으며, 양파가 좋을 수도 있고 마늘이 더 좋을 수도 있습니다.

자기가 어떤 체질인지 어떤 식품이 맞는지 경험을 통해서 자기에게 맞는 식품을 찾아 섭취하는 것이 중요합니다. 다음은 당뇨에 이로운 식품들을 정리한 것인데, 자세한 설명은 '3부 : 필수영양소와 당뇨에 좋은 식품'을 참고하시기 바랍니다.

① **발효식품** – 된장, 청국장, 고추장, 간장, 김치 등.

② **씨눈 달린 곡식류** – 현미, 푸른 회색빛 차좁쌀, 좁쌀, 콩, 보리, 율무, 수수, 옥수수, 참깨, 들깨 등.

③ **채소류** – 마늘, 양파, 생강, 부추, 파, 브로콜리, 케일, 신선초, 컴프리, 알팔파, 미나리, 시금치, 당근, 양배추, 연근, 무, 감자, 달래, 쑥, 씀바귀, 냉이, 두릅, 상추, 깻잎, 쑥갓, 치커리, 오이, 가지, 더덕, 도라지, 우엉, 고추, 호박 등.

④ **버섯류** – 송이버섯, 표고버섯, 느타리버섯, 팽이버섯, 양송이버섯, 새송이버섯, 능이버섯, 석이버섯, 목이버섯, 뽕나무버섯, 싸리버섯, 꾀꼬리버섯, 운지버섯, 말굽버섯, 영지버섯, 상황버섯, 차가버섯 등.

⑤ **해조류·어패류** – 김, 파래, 다시마, 미역, 매생이, 톳, 함초, 바지락, 재첩, 꼬막, 다슬기, 멸치, 황태 등.

⑥ **과일류** – 키위, 무화과, 바나나, 블루베리, 귤, 매실, 포도, 파인애플, 감, 복숭아, 자두, 사과, 배 등.

⑦ **견과류** – 말린 무화과, 잣, 호두, 은행, 호박씨, 해바라기씨, 아몬드 등.

⑧ 간식 – 양배추, 당근, 무, 오이, 토마토, 생고구마, 생감자, 감잎
차, 여주차, 보이차, 루이보스차, 말린 무화과, 잣, 호두, 은행,
호박씨, 해바라기씨, 아몬드, 키위, 생(生)무화과, 바나나, 블루
베리, 귤, 매실, 포도, 파인애플, 감, 복숭아, 자두, 사과, 배, 다
시마, 김, 미역, 말린 청국장 등.

과일에는 당분이 많이 들어 있어 꺼리는 사람들이 없지 않으나 과
일에 들어 있는 과당은 소화 흡수가 빨라 인슐린을 크게 분비시키지
않으므로 신경을 쓰지 않아도 됩니다. 과일의 당분보다 과일 속에
들어 있는 많은 효소와 비타민 · 미네랄 · 식이섬유가 시너지효과로
작용하여 미량영양소가 부족한 당뇨인들에게 과일은 좋은 먹거리입
니다.

미국의 대사학(代謝學)계의 석학인 마스크 박사도 과일 속의 과당
은 인슐린의 도움 없이도 세포 내로 흡수된다는 연구논문을 발표하
고 당뇨에는 어떤 과일이든지 자주 먹으라고 권하고 있습니다. 그러
나 그 말마저도 불안하다면 한꺼번에 많이 먹지 말고 조금씩 여러
번 나누어서 먹으면 됩니다.

5) 당뇨에 이롭지 않은 식품들

당뇨에 절대로 먹지 말라는 음식은 없지만, 5백식품(흰쌀 · 흰밀가
루 · 흰설탕 · 흰소금 · 흰조미료)이나 인스턴트식품(비스킷 등 과자류 · 사탕
류 · 빙과류 · 소스류 · 소시지 · 통조림 · 라면 · 빵 · 햄버거 · 핫도그 · 토스트 · 피

자 · 사이다 · 콜라 · 초콜릿 · 케첩 · 마요네즈 등), 육류지방 식품, 껍질과 씨눈을 깎아낸 정백(精白)식품, 찬 음식은 과다 섭취를 피하는 것이 좋습니다.

또 튀긴 음식류(도넛 · 동그랑땡 · 돈가스 · 통닭 · 새우튀김 · 생선튀김 · 고구마튀김 · 채소튀김 등)에는 과산화 지질이 많이 들어 있어 해로우므로 많이 먹지 않는 것이 좋으며, 짜장면 · 국수 · 어묵 · 각종 떡 · 떡볶이 등 가루음식도 혈당을 많이 높이므로 자주 먹지 않는 것이 좋습니다. 가루음식은 분쇄 과정에서 식품 안에 들어 있는 섬유질이 모두 분쇄 · 파괴되었기 때문에 혈당을 급격히 올립니다.

소고기 · 돼지고기 · 닭고기 등 육류식품에 포함된 포화성 지방은 각종 성인병의 원인이 되므로 되도록 적게 먹고 생선류도 적당히 섭취하는 것이 좋습니다. 꼭 먹고 싶을 때는 지방을 떼어내고 살코기만 먹되 굽거나 볶아서 먹는 것보다 찌거나 삶아서 먹는 것이 좋으며 가장 나쁜 것은 기름에 튀겨서 먹는 것입니다.

그러나 육류식품 중에서도 오리고기는 불포화성 지방이라 다른 육류고기에 비해서는 권장되는 편입니다. 특히 유황을 먹여서 키운 유황오리는 어혈을 풀어주고 기를 돋우어준다고 하여 한방에서는 생혈보기(生血補氣) 식품으로 애용되고 있습니다. 그리고 민물고기는 민물의 오염으로 중금속 및 다이옥신 함량이 바다생선보다 훨씬 높으므로 섭취할 때 주의를 요합니다.

육류식품 중에서 사골(소의 네 다리뼈)과 우유 · 계란에 대해서는 의견이 분분합니다. 자연에서 방목한 소와 닭에서 나온 우유와 계란은 영양이 완벽한 아주 좋은 영양식품이지만, 축사에 가두어 혼합사료로 키운 소와 닭에서 나온 우유와 계란에는 가축사료에 혼합된 성장 촉진호르몬제·방부제·항생제 등 각종 화학첨가물로 오염되어 있어 좋은 식품이 아니라는 것입니다.

자연주의를 주창하는 많은 학자들은 이런 화학첨가물들이 특히 우유·계란·사골에 많이 축적되기 때문에 축사에서 혼합사료로 키운 가축에서 나온 우유·계란·사골의 섭취는 권장하지 않고 있습니다.

당뇨에 해로운 식품 중에서 '트랜스지방산'을 빼놓을 수가 없는데, 지방산에는 동물성 기름인 포화지방산과 식물성 기름인 불포화지방산이 있습니다. 그동안 포화지방산은 심장병이나 비만 같은 혈관질환의 주요 원인이 되는 반면 불포화지방산은 혈관 건강에 유익한 것으로 알려져왔습니다.

그러나 연구 결과 불포화지방산에도 포화지방산 못지않게 혈관 건강에 나쁜 영향을 미치는 지방산이 있는 것으로 밝혀졌는데 이 지방산이 바로 트랜스지방산입니다. 트랜스지방산은 액체 상태의 식물성 기름을 마가린과 쇼트닝 같은 유지나 마요네즈 또는 소스 같은 양념 등 고체·반고체 상태로 가공할 때 산패를 억제할 목적으로 수소를 첨가하는 과정에서 수소와 결합해 생성되는 지방산을 일컫는 것입니다.

산패는 유지를 공기 속에 오래 방치했을 때 산성이 되어 불쾌한 냄새가 나고 맛이 나빠지거나 빛깔이 변하는 현상을 말합니다. 트랜스지방산을 많이 섭취할 경우 포화지방산과 마찬가지로 체중을 늘게 하고 해로운 콜레스테롤인 저밀도 지방단백질(LDL)이 많아져 심장병·당뇨·동맥경화·암 등의 질환을 유발·촉진시킨다고 합니다.

트랜스지방이 많이 들어 있는 식품은 마가린·쇼트닝·마요네즈·소스·파이·피자·도넛·케이크·쿠키·크래커·팝콘·수프·유제품·어육제품 등으로 알려져 있습니다. 가정에서 음식을 조리할 때 튀긴 기름을 다시 튀기거나 같은 기름을 여러 번 가열하면 트랜스지방이 더 많이 만들어지므로 튀긴 기름은 다시 사용하지 말고 일단 개봉한 기름은 냉장 보관하는 것이 좋습니다.

6) 당뇨 식단(자율형 식단과 계산형 식단)

당뇨 식단에는 영양을 일일이 계산해서 식단을 짜 음식을 만들어 먹는 '계산형 식단'과 당뇨에 해로운 식품은 피하고 당뇨에 이로운 식품들 중에서 번갈아가며 여러 가지 식품을 골고루 알맞게 섭취하게 하는 '자율형 식단'이 있습니다.

계산형 식단은 영양학적으로는 합리적일지 모르나, 식품의 무게를 저울로 달아서 칼로리를 계산해야 하는 등 마치 실험실에서 키우고 있는 실험용 동물에게 적용하는 것처럼 교과서적인 복잡한 식단을 짜기란 쉬운 일이 아닙니다. 식단을 준비하는 주부도 힘들지만, 당사자 역시 감질나고 질려서 스트레스를 받아 오래 실천하기가 어렵습니다. 그래서 계산형 식단은 지속적으로 유지하지 못하고 대부분 중도에서 포기하고 말기 때문에 여기서는 언급을 생략합니다.

계산형 식단을 지나치게 강요하면 오히려 스트레스를 받아 당뇨가 악화될 수 있으므로 복잡하지 않고 자연스럽고 쉽게 할 수 있어 오래 지속할 수 있는 자율형 식단을 권합니다. 양념으로는 화학조미료를 일체 쓰지 말고 멸치가루 · 다시마가루 · 들깨가루 · 참깨가루 · 표고버섯가루 등을 사용하는 것이 좋습니다.

3. 활성수소수(活性水素水)요법

1) 인체의 건강은 수소가 좌우한다

석탄과 석유의 시대가 서서히 저물어가면서 '21세기는 수소의 시대'가 화두로 등장하고 있습니다. 원자력 발전을 비롯하여 전기 · 자동차 · 비행기 · 선박 등에 필요한 각종 에너지를 수소에서 찾고자 활발히 연구를 하고 있고 환경오염을 정화시킬 수 있는 방법도 연구가 한창 진행 중인데, 이제는 수소를 이용하여 인체의 질병을 해결하고 건강을 유지할 수 있는 의료의 단계까지 왔으니 건강의 키워드로 수소가 부각된 것은 분명한 사실이며 미래의 의료계에 혁명적인 가능성을 제시할 날이 머지않아 곧 도래할 것이라 믿습니다.

우리 인체의 63%는 수소라고 하는데, 일부는 몸을 구성하고 있는 당질 · 단백질 · 지방질의 구성 요소이기도 하지만 대부분은 물입니다. 이 물이 차지하는 비중이 얼마나 중요한가를 인간의 생로병사를 통해 몸속의 물을 잃어가는 과정을 살펴보면 쉽게 알 수가 있습니다.

우리가 태어나서 죽을 때까지 우리 몸에서 물이 차지하는 비중을 살펴보면 엄마 뱃속에서의 수정기에는 99%, 태아기에는 90%, 태어나서 유아기에는 80%, 차츰 성장하여 어린이가 되면 75%, 성인이 되면 70%, 노인이 되면 60%, 이렇게 점차 줄어들어 50% 이하가 되면 생명을 잃는다고 합니다.

고대 철학자 탈레스도 "물은 만물의 근원이며 만물은 물에서 생겨나고 물로 돌아간다"고 했고, 세계보건기구는 "현재 지구상에서 발생하는 질병의 80%는 물에 의한 것으로 물만 잘 마셔도 질병을 예방할 수 있다"라고 발표한 것만 보더라도 물이 인간의 생명과 건강에 깊이 관여하고 있다는 것을 알 수가 있습니다.

세계에서 100세 이상의 장수노인이 많기로 유명한 네팔 북쪽의 훈자, 구소련 코카서스의 아브하지야 지역 등 장수노인에 대한 연구 결과 공통점으로서 좋은 물과 고산지대의 깨끗한 공기를 마신 것과 발효된 효소식품을 자주 섭취한 것이 장수의 비결로 밝혀졌습니다.

수분이 부족하면 세포의 신진대사가 원활하지 못하여 몸속에 노폐물과 독소가 쌓이게 되므로 각종 질병과 노화현상의 원인이 됩니다. 소변이 적고 노란색일 때에는 몸에 물이 필요하다는 경고이므로 항상 물을 충분히 마셔 체내의 유해독소를 걸러주어야 합니다.

2) 좋은 물을 마시자 – 물을 바꾸면 체질이 바뀐다

영양 공급이 덧셈이라면 좋은 물을 마시는 것은 뺄셈이라고 할 수 있습니다. 음료수는 첨가제가 들어 있어 좋은 물이 아닙니다. 좋은 물은 가공하지 않고 끓이지 않은 물로서 몸이 스스로 건강해지려고 하는 능력을 지니고 있는 물을 말하는 것입니다.

좋은 물은 영양소의 소화·흡수·순환·배설 기능을 도와 세포의 구석구석에 영양소와 산소를 운반·공급하고 혈액을 청정하게 하여 혈액순환을 원활케 하고 체내에 축적된 독소·유해물질·노폐물을 희석·용해시켜 몸 밖으로 배출시킵니다.

근육과 관절을 부드럽게 하고 신진대사를 촉진하여 당뇨·고혈압·뇌졸중 등 각종 만성 질환을 예방하며 외부의 충격을 흡수하여 몸을 보호하고 체온을 조절합니다. 피부가 오그라들지 않게 유지하고 장기들이 서로 달라붙지 않게 하며 배변을 좋게 하고 림프액을 활성화시킵니다.

질병이 없는데도 소변이 노랗게 되는 것과 과음 후 두통이 오는 것도 모두 수분 부족이 원인이며, 운동 후 물을 많이 마시면 피로가 빨리 풀리는 것도 물의 작용입니다. 그런데 물의 공급에 있어서 양적인 공급만 신경 쓸 것이 아니라 몸속의 화학물질과 독소를 제거할 수 있는 '건강을 살리는 좋은 물'을 공급하는 일이 더 중요합니다.

체질을 바꾸기 위해서는 인체의 70%를 차지하고 있는 물(체액)을 바꾸는 것이 가장 효과적인 방법이라고 할 수가 있겠는데, 이 체액을 완전히 바꾸는 데는 약 90~100일이 소요된다고 합니다.

그리고 물을 마실 때 한 번에 흡수되는 물의 양은 불과 50cc(소주잔 한 잔 정도)밖에 되지 못하고, 나머지는 소화기관과 신장을 거쳐 바로 소변으로 배출되어버리는데 이것을 장순환(腸循環)이라고 합니다. 한 모금씩 조금씩 마시는 물은 전량 흡수되어 몸 전체를 돈다고 하여 체순환(體循環)이라고 하는데, 이렇게 마신 물이라야 몸 전체를 돌아 노폐물을 제거할 수가 있습니다.

건강한 성인일 경우 하루에 1.5리터 이상의 물을 마시는 것이 좋으며 질병이 있는 성인일 경우라면 하루에 2리터 이상의 물을 마실 것을 권하고 있지만, 한꺼번에 많은 양을 벌컥벌컥 급하게 마시는 물이라면 많은 양을 마시더라도 체순환을 하지 못하고 장순환만 하기 때문에 물을 마신 효과가 미미하므로 천천히 한 모금씩 자주 마시는 것이 좋습니다.

① 좋은 물의 조건

- 활성수소가 풍부하여 활성산소를 제거하는 환원 능력이 높아야 합니다.
- pH가 7.5~9.8로 약알칼리성이며, ORP가 낮아야 합니다. (-250mV ~ -400mV)
- 물 분자가 작고 구조가 치밀한 6각수의 물이라야 세포 내 흡수가 잘 됩니다.
- 염소·녹·중금속·세균·대장균 등의 화학물질이나 유해물질이 없어야 합니다.
- 몸에 유익한 미네랄이 균형 있게 포함되어 있어 물맛이 좋아야 합니다.

- 산소 · 이산화탄소가 적당히 녹아 있어야 합니다. (끓인 물은 산소와 이산화탄소가 없음)

- 물의 경도가 너무 높거나 너무 낮지 않아야 합니다. (경도가 가장 낮은 물 : 증류수)

물 분자의 크기

물의 종류	물 분자 크기	물의 종류	물 분자 크기
활성수소수 · 기적의 물	54 hz	지하수 · 우물물	105 hz
수박	75 hz	증류수	118 hz
장수촌 물	80 hz	정수기물	120 hz
시판 생수 · 먹는 샘물	94 hz	수돗물	120 hz

② ORP란 무엇인가

원자의 구조를 보면, 중심부에 +전기를 띤 원자핵이 있고, 그 주위를 −전자를 띤 전자가 돌고 있습니다. 이 전자가 짝수로 짝지어 있으면 안정되어 있지만, 한 쌍이 아니고 홀수가 되면 다른 전자에서 전자를 빼앗아 짝을 이루려고 하여 뺏고 뺏기면서 안정하려는 현상이 일어납니다. 이렇게 전자의 주고받는 현상이 산화환원반응으로 인해 전자를 빼앗기는 것을 산화작용이라 하고, 전자와 전자가 한 쌍으로 결합하는 것을 환원작용이라 합니다.

산화와 환원의 정도(程度)는 '산화환원 전위(電位)' 즉, ORP (Oxidation Redution Potential)라고 하는 기기로 측정합니다. 이때 쓰는 단위는 밀리볼트(mV)로 표시하며, 산화되어 있을수록 환원 전위가 높고 환원되어 있을수록 환원 전위는 낮습니다. 그러니까 환원 전위가 낮을수록 산화된 상태를 본래의 정상적인 상태로 환원시키는 힘이 강하다는 뜻입니다.

ORP 비교표

분류	ORP(mV)
활성수소수 · 기적의 물	-200 mV ~ -400 mV
갓난아기의 체액	-100 mV ~ -300 mV
건강한 성인의 체액	+100 mV ~ -100 mV
약수 · 해양심층수	+200 mV ~ +100 mV
시판 생수	+300 mV ~ +200 mV
수돗물	+700 mV ~ +500 mV
일반 공기	+800 mV ~ +700 mV
활성산소	+800 mV 이상

3) 이것이 그 유명한 '기적의 물'이다 – 프랑스의 '루르드의 물'

프랑스 남서부의 피레네 산맥 기슭에 있는 루르드 마을은 연간 500만 명이나 되는 순례자가 방문하는 '기적의 물이 샘솟는 성지'로 유명합니다. 이 샘물이 발견된 것은 1858년 2월의 어느 날이었습니다.

한 가난한 밀가루 가게의 딸인 베르나데트가 동생을 데리고 마른 나무를 주우러 나섰을 때의 일입니다. 베르나데트는 그 근처에 있는 마사비엘 동굴에서 황금색으로 빛나는 찬란한 구름이 감돌고 있음을 보았습니다. 호기심에 마음이 움직인 베르나데트는 빨려들 듯 동굴 속으로 들어갔습니다.

그곳에는 흰 옷에 푸른 띠를 두르고 오른팔에 묵주를 걸친 아름다운 귀부인이 공중에 떠 있는 것이었습니다. 그러면서 끊임없이 발밑을 파보라고 말합니다. 베르나테트가 그 말대로 땅을 파보자 그곳에서 물이 솟아나왔습니다. 바로 이 물이, 마신 사람들의 병을 낫게 한다는 신비한 물이었습니다. 마을 사람들이 이 물을 지속적으로 마시자 그때까지 낫지 않았던 질병이 나았던 것입니다.

그 소문은 금세 퍼져나가 마침내 1862년에는 성당이 세워지고 1872년부터는 순례자가 찾아들기 시작했습니다. 그 후로 150여 년이 지난 현재에도 루르드의 성수는 마르는 일이 없이 샘솟기를 계속하여 지금은 가톨릭 최대의 성지가 되어 있습니다.

그 외 멕시코의 트라코테의 물, 독일의 노르데나우의 물, 인도의 나다나의 물 등도 유명한 '기적의 물'로 소문이 나 있습니다.

예로부터 병을 낫게 하는 물을 '약수(藥水)'라 하였고 그 약수가 나오는 곳을 '약수터'라 하였습니다. 그러나 안타깝게도 많은 약수들이 오염되어 마실 수조차 없는 물로 변해가고 있으며 그 오염의 확산은 계속되고 있습니다. 이런 가운데서도 세계의 몇몇 유명 약수터에서는 오늘날까지도 많은 난치병을 치유하고 있어 다행이라고 할 수 있겠으나 언제까지 이 기적이 이어질지는 알 수가 없습니다.

수년 전, 일본의 각 TV 방송국에서는 '기적의 물'이라 불리는 신비의 물을 취재·방영한 적이 있었는데, 이들 프로그램들은 이 기적의 물에 특수한 미네랄이나 특별한 미생물이 포함되어 있는지에 대한 것부터 조사를 했습니다. 그 결과 특별한 함유물은 발견되지 않았고 보통의 우물물과 별 차이가 없었으나, 한 가지 공통점이 있었는데 이들 모두는 '활성수소'가 아주 많이 함유된 '활성수소수'였다는 것입니다.

이로써 기적의 물의 정체가 활성수소에 의한 것이라는 것이 밝혀졌습니다. 그래서 일본 큐슈대학 유전자공학부 시라하타(활성수소가 활성산소를 제거한다는 논문 발표로 기적의 물의 수수께끼가 풀림) 교수는 물속의 항산화 물질을 연구하기 시작하였습니다.

그 기적의 물과 같은 물을 어떻게 하면 손쉽게 만들 수 있을까 생각하다가 첫 시도로 물에 수소가스를 주입해보았습니다. 말하자면 '수소가스 첨가수'인 것입니다. 수소가스 첨가수는 환원력이 있음을 보여주는 마이너스의 ORP(산화환원 전위)를 나타냈으며, 낮은 산소 농도와 높은 수소농도를 나타냈습니다.

그러나 이 물로 활성산소 제거를 시도해보았지만 아무리 해도 그 효과를 얻을 수가 없었습니다. 수소 그 자체는 매우 안정되어 있기 때문에 활성산소를 제거하기 위해서는 수소 분자(H_2)가 아닌 원자(H)상의 활성수소가 아니면 효과를 얻을 수 없음이 확인된 것입니다. 역시 전기분해를 통하여 활성수소를 발생시키는 원자(H)상의 활성수소가 가장 적합하게 활성산소를 제거해준다는 것이 밝혀진 셈입니다.

4) 활성산소와 활성수소란 무엇인가

활성산소는 체내 대사 과정에서 생성되는 산소 화합물로서 우리가 호흡하고 있는 공기 중의 일반 산소와는 다릅니다. 활성산소란 언뜻 보기에 활성이 강하여 우리 몸에 좋을 것으로 생각되지만, 일반 산소에 비해 10,000배나 강한 산화력으로 세포막을 산화시키고 유전자를 손상시켜 노화 촉진 · 당뇨 · 암 · 각종 만성병의 원인이 되는 등 오늘날 만성 질환의 90%가 활성산소 때문이라고 밝혀졌습니다.

그러나 활성산소가 무조건 다 나쁜 것은 아닙니다. 외부로부터 이물질이 체내에 들어오면 인체에는 이물질을 배제하는 면역 기능 시스템이 발동하며 이때 활성산소를 무기로 사용합니다. 세균 · 곰팡이 · 바이러스 등 병원균이 몸 안에 들어오면 즉시 백혈구가 모여들어 병원균을 공격하고자 활성산소를 출동시켜 강한 살균 작용으로 이것을 녹여서 신체를 보호하는 필수불가결한 것입니다.

그래서 활성산소는 너무 많아도 안 되고 너무 적어도 안 됩니다. 활성산소가 필요 이상으로 많으면 세균이나 바이러스뿐만 아니라 자기 생체의 세포까지도 공격하여 손상을 입히게 되고, 너무 적으면 면역력이 저하되어 질병에 잘 걸리게 되므로 적당한 양은 필요합니다. 현재를 살아가는 사람들의 인체에는 흉기와 같이 무서운 활성산소가 과다한 양으로 쌓여 있는 것이 문제입니다.

활성산소의 발생 원인
- 섭취한 음식물이 소화 흡수될 때

- 흥분 · 충격 · 과민 등으로 스트레스를 받았을 때
- 심한 운동을 했을 때
- 장내 이상 발효가 있을 때
- 호흡으로 흡입한 산소 중에서(약 2%)
- 담배를 피우거나 술을 마셨을 때
- 배기가스 · 공장매연 등 대기오염물질을 마셨을 때
- 농약 · 화공약품 · 식품첨가물 등에 오염되었을 때
- 체내에 병원균이 침입해서 염증을 일으켰을 때
- 자외선 · 방사선에 과다 노출되었을 때

그럼 활성수소란 무엇인가? 수소는 원자(H) 두 개가 결합하여 수소 분자(H_2)의 모양으로 존재하고 있습니다. 이 수소 분자(H_2)를 분리해 놓은 수소 원자(H)가 활성수소입니다. 이 활성수소(H)가 활성산소(O)와 결합하여 물(H_2O)로 변화하고, 이 물이 소변으로 대사되어 몸 밖으로 배출되므로 활성산소가 제거되는 것입니다.

5) '활성수소수기' 란 무엇인가

'활성수소수기' 란 활성수소가 풍부한 물을 제조해내는 기기를 말하는 것입니다. 즉, 물이 들어 있는 용기에 이온이 잘 통과할 수 있는 특수 격막을 설치한 후 격막의 양쪽에 양극과 음극이 배치되도록 한 다음, 전기를 흐르게 하여 물을 분해하면 음극 측에는 칼슘 · 마그네슘 · 칼륨 · 나트륨 등의 양이온들이 모여들고 반대로 양극 측에

는 염산·황산·질산 등의 음이온이 모여듭니다.

여기에서 음극 측에 생기는 물을 '활성수소수'라 말하고 양극 측에 생기는 물을 '전해산성수'라 말합니다. 활성수소수는 활성수소가 풍부하여 만병의 근원인 활성산소를 없애는 환원 작용의 힘을 갖고 있으며, 본래 사람이 가지고 있는 자연치유력이나 생명력을 높여주는 '과학이 만든 기적의 물'이라 할 수 있습니다.

물의 분자가 작고 구조가 치밀한 6각수이기 때문에 체내에 빠르게 흡수되어 피를 맑게 하고, 각종 노폐물을 몸 밖으로 배출시켜 산성화된 체액을 알칼리성으로 되돌려 체질을 개선시켜줍니다. 이 활성수소수가 질병에 치유 효과가 있다는 것은 여러 가지 임상실험을 통하여 인정되어왔으나 그 효과에 대한 명백한 규명이 이루어지지 못한 채 오늘날에 이르렀습니다.

그러나 기적의 물이라고 불리는 프랑스의 루르드·멕시코의 트라코테·독일의 노르데나우·인도의 나다나의 물을 연구·조사하는 과정에서 이들 기적의 물속에는 활성수소수에 포함되어 있는 활성수소와 똑같은 원자상의 활성수소가 풍부한 것을 발견하였습니다. 이로써 지금까지 의문을 가지고 있었던 기적의 물에 대한 모든 궁금증이 활성수소로 인해 풀어지게 되었습니다.

6) 물을 바꾼다고 뭐가 달라지겠느냐

(글 : 일본 쿄오와병원 카와무라 원장)

내가 처음으로 활성수소수와 만난 것은 1985년 2월입니다. 아는

사람의 집에서 우연히 활성수소수를 마셨던 게 시초였습니다. 그때
는 단지 물맛이 좋은,데 대한 느낌뿐이었는데, 그 후로 그 물과 이토
록 오랜 관계를 유지하리라고는 전혀 생각하지 못했습니다. 물론 그
물을 치료에 사용한다는 생각은 전혀 없었습니다. 그도 그럴 것이
물에 대해 특별한 관심도 없었을뿐더러 물이라는 것의 정체에 관한
지식도 전혀 없었기 때문입니다.

　활성수소수를 치료에 사용하게 된 직접적인 계기는 나 자신이 이
물을 마시고 여러 가지 체험을 했던 것에 있습니다. 아울러 같은 시
기에 함께 활성수소수를 마시기 시작한 병원 직원 T씨의 놀랄 만한
증상 개선도 내게 커다란 충격을 주었습니다. 사실 나는 처음에 그
물을 별로 믿지 않았습니다. 솔직히 말하자면 "물 따위를 바꾼다고
뭐가 달라지겠어?" 하는 마음이었습니다. 무엇보다도 몇 리터씩이
나 되는 물을 마셔야겠다는 생각도 없었고, "식사에 쓰이는 물 정도
를 바꾸면 되겠지"라고밖에 생각하지 않았습니다.

　그러나 당시 당뇨병을 앓고 있던 T씨는 이 물을 대하는 마음이 나
와는 달라서 활성수소수를 마시고 병을 낫게 해보겠다는 의지가 아
주 강했습니다. 직장에까지 페트병에 물을 담아 가지고 오는 철저함
을 보였습니다. "물을 바꾼다는 것이란 저렇게까지 해야 하는 일인
가?" 하고 놀랄 정도였으니까요.

　그런데 그가 활성수소수를 마시기 시작한 지 2주일 후에 혈당치가
확연하게 떨어졌으며, 소변에도 당이 나오지 않게 되었습니다. 그의
담당 주치의는 그가 활성수소수를 마시고 있는 것을 몰랐던 모양입

니다. 약도 전과 같은 것을 같은 양만큼 처방했습니다. 그런데 지금까지는 전혀 컨트롤할 수 없었던 당뇨병이 물을 바꾸는 것만으로 혈당치가 떨어지게 되었다는 것입니다.

증상이 너무도 현저하게 개선되었기 때문에 나는 오히려 믿을 수가 없었고 "어쩌다 생긴 우연이 아닐까?" 하는 생각이 들 정도였습니다. 그 후로도 그는 활성수소수를 지속적으로 마셨고 겨우 2~3개월 정도가 지났을 뿐인데 매우 건강해졌습니다. 활성수소수의 효과는 활성수소가 활성산소를 제거함으로써 얻어지는 결과이므로 활성수소가 없는 알칼리 물은 아무리 많이 마신다고 해도 별 의미가 없습니다.

이 사건을 계기로 그 후 많은 환자들에게 활성수소수요법을 병행해본 결과, 지금까지 20년 동안 3만여 명의 환자들에서 여러 가지질병이 개선되는 것을 통계적으로 볼 수 있었습니다. 앞으로도 나는 난치성 만성 질환자들에게 활성수소수요법을 적극 권장할 것입니다.

7) 좋은 활성수소수기를 고르는 방법

(글 : 일본 쿄오와병원 카와무라 원장)

좋은 활성수소수기를 고르는 포인트는 "전극판의 수명이 다할 때까지 활성수소를 일정하게, 그리고 지속적으로 생성해낼 수 있느냐 없느냐?"가 관건이라고 생각합니다. 기계에 대해서는 문외한이었던본인이 어떤 임상 경험을 계기로 매우 중요한 것을 깨달았는데 그

예를 소개합니다.

도쿄에서 변호사로 일하는 중년 남성이 당뇨 관리를 위해 활성수소수로 바꾼 이래로 순조롭게 회복이 되어가고 있었습니다. 그러나 반년 정도 지나자 증상이 다시 원래대로 돌아가버렸다는 연락이 온 것입니다. 활성수소수는 변함없이 마시고 있고 양도 그대로이며 자택에 설치한 활성수소수기도 구입한 지 아직 6개월밖에 안 된 것이니까 망가졌을 리도 없다며 고개를 젓고 있었습니다.

물에 문제가 있다고 생각하여 우리 병원에 입원을 시키고 매일 혈당치를 측정하면서 자택에서와 같은 양으로 활성수소수를 마시게 했습니다. 그러자 어찌된 셈인지 금세 혈당치가 떨어지고 일주일 정도 지나자 정상으로 돌아왔습니다. 여러 가지를 확인해본 결과 원인은 활성수소수기 때문이었습니다.

활성수소수기의 생명은 백금으로 되어 있는 전극판입니다. 전극판은 백금이 항상 노출되어 있어야 하는데, 전해 과정에서 물속에 들어 있는 칼슘이나 마그네슘 등이 백금 전극판의 표면에 부착되어 백금이 가려져버린 것이 문제였습니다. 이렇게 칼슘 도금막이 형성되어 백금이 묻혀버리면 전해 능력이 떨어지고 활성수소가 생성되지 않습니다.

이렇게 되면 아무리 물을 많이 마셔도 그저 단순한 알칼리수를 마시고 있는 것에 지나지 않습니다. 활성수소수의 효능은 알칼리수의 힘으로 병에 대한 개선 효과를 나타내는 것이 아니라 활성수소가 몸 안의 활성산소(녹·산화물)를 제거함으로써 나타나는 효과인 것입니다.

활성수소를 지속적으로 생성해내려면 백금 전극판에 칼슘 도금막이 형성되지 않아야 되는데, 도금막이 형성된 채로 사용한다면 1~2년 정도만 사용해도 활성수소는 전혀 나오지 않고 알칼리수만 만들어내는 기기로 전락하고 맙니다.

지금 시중에는 이와 유사한 제품들이 국내외적으로 많은 업체에서 생산·판매되고 있지만, 실제로 백금 전극판의 칼슘 도금막을 근본적으로 막을 수 있는 시스템을 채택하여 활성수소를 지속적으로 생성해낼 수 있다는 것을 데이터로 증명할 수 있는 제품은 아주 극소수에 불과합니다. 이것은 기술적인 노하우가 특허로 보장받고 있기 때문입니다.

이 시스템의 채택 여부에 따라 "활성수소를 15~20년간 기기의 수명이 다할 때까지 지속적으로 일정하게 생성해낼 수 있느냐, 아니면 1~2년만 생성해내고 마느냐?"가 결정되는 것이므로 활성수소수기를 구입할 때는 이 부분을 꼭 확인해봐야 합니다. (참고 문헌 : 인간의 몸이 원하는 물 — 시라하타 큐슈대학 교수·카와무라 쿄오와 병원장 공저)

4. 생식(生食)요법

지금으로부터 40~50만 년 전, 불이 발견되기 전까지 인간의 먹거리는 생식뿐이었습니다. 이로 말미암아 체내의 풍부한 잠재효소의 비축량 덕분으로 인간의 수명이 무려 300세가 넘었다고 합니다. 그러나 불을 발견하고부터는 우리들의 먹거리가 입맛에 맞는 갖가지

화식(火食)요리로 변하게 되었으며, 이로 인해 소화효소의 과잉 소모로 잠재효소가 고갈되어 수명은 차츰 단축되기 시작하여 지금은 100세를 넘기기가 어렵게 되었습니다.

동물들을 보아도 야생에서 날것으로 생식을 하는 동물들은 대사성 질병이 없지만, 화식을 하는 애완동물들은 암·당뇨·고혈압 등 각종 대사성 난치병이 생기는 것을 보면 생식과 화식의 차이를 알 수가 있습니다. 이로써 질병을 일으키는 데 화식이 한 몫을 차지하고 있다고 볼 수가 있습니다.

우리가 먹고 있는 농축산물이나 해산물 등 익히지 않은 모든 식품에는 효소가 들어 있습니다. 그러나 효소는 비타민보다도 훨씬 열에 약하여 이들 식품에 열을 가하면 식품 속에 들어 있는 효소는 맥을 추지 못하고 파괴되거나 사멸하고 맙니다. 그래서 화식에는 효소가 없고 생식에만 효소가 있으므로 생식을 많이 섭취하라는 것입니다.

생식 중에도 효소가 특히 많이 들어 있는 식품은 해조류와 버섯류·생채소·생과일입니다. 예를 들어 생(生)양파를 섭취했을 때 입 안에 침이 가득 고이는 것을 경험할 것입니다. 침이 고인다는 것은 건강의 징표이며, 이것은 생양파 속에 소화효소가 많이 들어 있어서 그런 것입니다. 또한 우리가 흥분을 하면 입이 마르는데, 이것은 흥분을 가라앉히기 위해 대사효소를 많이 소모하기 때문입니다.

사육하고 있는 가축에게 생식보다 화식을 주면 훨씬 더 성장이 빠르고 살이 찝니다. 이것은 익힌 것의 칼로리가 날것의 칼로리보다 더 많기 때문입니다. 이것으로 봤을 때 우리 인간 역시 무병장수를 누리고 다이어트를 원한다면 화식을 줄이고 생식을 늘리는 것이 훨씬 더 좋을 것입니다. 몸무게에 비해서 다른 동물보다 인간의 췌장이 두 배나 무겁고 큰데, 이것은 화식으로 인해 췌장에서 효소를 많이 생성해야 하기 때문이라고 합니다.

지구상에 있는 모든 살아 있는 생물체는 날것을 먹고 사는 것이 생물계의 원칙입니다. 유일하게 사람만이 화식을 하고 있는데, 이로 말미암아 사람에게는 수많은 병이 따라다니는 것입니다. 생식의 중요성에 대해서는 입이 마르도록 강조해도 지나침이 없으나, 생식이 좋다는 핵심은 곧 효소이기 때문에 여기 생식요법에서는 효소에 대한 얘기를 주로 하겠습니다. 그래서 '생식요법'을 다른 이름으로 '효소요법'이라고 말하기도 합니다.

1) 효소란 무엇인가

효소는 미생물이 만들어낸 여러 종류의 아미노산(단백질)의 조합체로 이루어진 생체 활성물질로서, 미생물을 포함한 모든 동식물의 생명체 안에 존재하며 그 생물체 속에서 일어나는 각종 화학반응을 촉매하고 제어합니다. 영어로는 엔자임(enzyme)이라고 하며 어원은 '효모 안에 있다(in yeast)'라는 뜻입니다.

효소는 어느 한곳에서만 생성되는 것이 아니라 생체 내의 모든 장기와 혈관·조직과 세포에서 생성되며, 비타민·미네랄·호르몬의 도움을 받아 빠른 속도로 반응하여 생체 내의 모든 대사 과정에 관여합니다. 효소가 우리 몸에서 수행하고 있는 일은 헤아릴 수 없을 정도입니다. 섭취한 음식물을 소화·분해·흡수·배설시켜 생명을 지켜주고, 외부에서 침입하는 세균이나 이물질을 물리쳐 면역력을 높여주며, 과잉 생산된 활성산소를 제거하고, 혈전이 생겨 혈관이 막히는 것을 막아주며, 관절의 움직임이 나빠지지 않도록 도와줍니다.

뼈·근육·뇌·신경·혈액·내분비선 등에서 합성을 도와주고, 피하조직과 간·근육에서 당의 저장을 도와주며, 지방을 지방조직으로 바꿔주고, 유해물질의 해독과 노폐물의 분해·배설을 촉진시키며, 혈당·혈압이 높으면 낮게, 낮으면 높게 조절해주고 혈액을 정화시켜 당뇨·치매·고혈압 등 만성 질환을 예방·치료하며, 나쁜 콜레스테롤을 없애 혈관을 깨끗하게 청소해줍니다.

생각하고 판단하고 말하고 보고 듣고 손과 발을 움직이는 것은 물론 늙은 세포를 신속하게 제거하고 새로운 세포를 재생·강화시키며, 체액을 약알칼리성으로 유지시켜 체질을 개선하고 스트레스를 해소하며 체내의 항상성(恒常性)을 유지해주는 등 이루 다 열거할 수가 없습니다.

효소는 태아의 수정·잉태에서부터 생명이 다하는 날까지 성장·발육·유지·소멸에 이르는 인체의 모든 대사 활동을 촉진시키는 촉매제로서, 또는 생명을 영위하는 에너지의 근원으로서 효소의 작용이 없다면 지구상의 모든 생물은 한순간이라도 생명을 유지할 수가 없음은 물론 손가락 하나 움직일 수가 없는 것입니다.

효소의 작용이 없다면 세포가 만들어지지 않고, 정자가 난자에 들어갈 수 없으며, 상처가 났을 때 지혈이 되지 않고, 어떤 질병도 치유되지 않으며, 심지어 병원에서 하고 있는 각종 혈액 검사도 할 수가 없는 것입니다. 그래서 체내에 효소가 충분하면 노화가 천천히 진행되어 수명이 길어지고, 효소가 부족하면 질병에 취약하게 되어 노화는 빨라지고 수명은 짧아지는 것입니다.

이렇게 많은 일을 하고 있는 효소이지만, 정작 효소의 크기는 보통 5~20nm(나노미터, 1nm=100만분의 1mm)로 대장균(2,000nm)보다도 훨씬 작습니다. 수명도 그리 길지가 않아 짧은 것은 몇 시간, 긴 것이라야 수십 일(평균 일주일)에 불과합니다. 그러나 일을 하는 속도는 상상을 초월하여 '카탈라아제'라는 효소 한 개가 1초에 90,000개의 활성산소를 분해한다고 합니다.

이 방대한 일을 하는 작은 일꾼을 자동차에 비유해봤을 때, 7대 영양소 중에서 당질·단백질·지방질이 휘발유에 해당된다면 비타민·미네랄·섬유질은 윤활유에 해당되며 효소는 배터리에 해당된다고 볼 수가 있습니다. 또 연소에 비유를 했을 때는 당질·단백질·지방질이 장작에 해당된다면 비타민·미네랄·섬유질은 불쏘시개에 해당되며 효소는 불씨(라이터)에 해당된다고 할 수가 있습니다.

자동차에 배터리가 없으면 시동을 걸 수가 없고, 아무리 장작이 많이 준비되어 있어도 라이터가 없으면 장작에 불을 피울 수가 없지 않겠습니까? 마찬가지로 우리 인체에도 당질·단백질·지방질만 공급해주면 되는 것이 아니라 비타민·미네랄·섬유질·효소도 충분히 공급해주어 영양의 균형이 맞아야 에너지대사가 왕성해지는 것입니다.

2) 효소는 '생명의 빛', '생명의 불씨'다

효소영양학의 개척자이자 아버지라고 불리는 에드워드 하우웰 박사는 "모든 질병은 체내 효소 부족에서 생기고 수명 또한 체내 효소의 보유량에 따라 좌우된다. 즉, 우리 몸의 성장과 파괴는 효소에 의한 것이다"라고 하였습니다. 수명과 건강을 좌우하는 유일한 중요 영양소가 효소라는 것입니다. 식물이든 동물이든 생명체에는 이처럼 생명 유지에 필수불가결한 효소가 없이는 한시도 살아갈 수가 없다고 합니다. 그래서 말하기를 효소는 '생명의 빛' 또는 '생명의 불씨'라고 합니다.

건강장수와 질병과 노화는 효소에 의해 결정됩니다. 당질과 지방질은 우리가 활동하는 데 필요한 에너지를 만드는 데 쓰이는 영양소이고, 단백질은 우리 몸의 성장에 필요한 세포를 만드는 데 쓰이는 영양소입니다. 이 당질·단백질·지방질을 이용하여 에너지를 만들고 세포를 만들어 신체 각 기관에서 필요한 적재적소로 보내고 처리하는 일을 하는 일꾼이 바로 효소입니다.

이 효소를 도와서 보조 역할의 일을 하는 도우미 효소가 비타민과 미네랄입니다. 효소는 혼자서도 일을 할 수 있지만, 비타민이나 미네랄 등의 보조효소가 도와주면 훨씬 더 활성력이 증가됩니다. 영어로 효소는 엔자임(Enzyme)이라고 부르며 비타민과 미네랄은 코엔자임(Coenzyme)이라고 부릅니다. 코엔자임은 보조효소 또는 조효소(助酵素)라는 뜻입니다.

당질·단백질·지방질이 우리가 섭취해야 할 영양소 중에서 가장 중요한 3대 영양소이기는 하지만, 3대 영양소를 아무리 많이 섭취하여도 효소가 소화·분해·흡수를 해주지 못한다면 아무런 의미가 없으며 이것은 곧 각 장기와 기관의 균형이 무너져 질병으로 연결되고 맙니다. 따라서 효소와 비타민·미네랄·섬유질을 균형 있게 섭취해야만 에너지와 세포를 생산하는 대사가 원활하게 일어나 건강 장수를 누릴 수가 있는 것입니다.

인체에 필요한 영양소는 59가지가 있는데, 그중에서 어떤 영양소라도 효소의 작용 없이는 영양소로서의 활용 가치가 불가능합니다. 잠재효소가 부족하면 췌장이 혹사당해 소화불량으로 유해가스와 유해균이 발생하여 각종 장기의 기능이 저하되고, 신진대사의 균형이 무너져 대사성 질환이 발생합니다.

3) 효소의 종류

체내에 필요한 효소의 수는 지금까지 알려진 것만 3,000여 가지라고 하는데, 아직도 밝혀지지 않은 숫자가 얼마나 될지는 계속 연구 중에 있습니다. 어떤 사람은 10만 가지가 넘을 것이라고 추산하기도 합니다.

이 수많은 효소를 크게 '잠재효소'와 '먹거리효소'로 나누고 있는데, 잠재효소란 오장육부(五臟六腑)를 포함한 체내의 모든 기관과 조직에서 자체적으로 내부에서 생성된다고 하여 '내부효소' 또는 '체내효소'라고도 말하며, 먹거리효소란 섭취하는 음식물을 통하여 외부에서 얻어진다고 하여 '외부효소' 또는 '체외효소'라고도 말합니다.

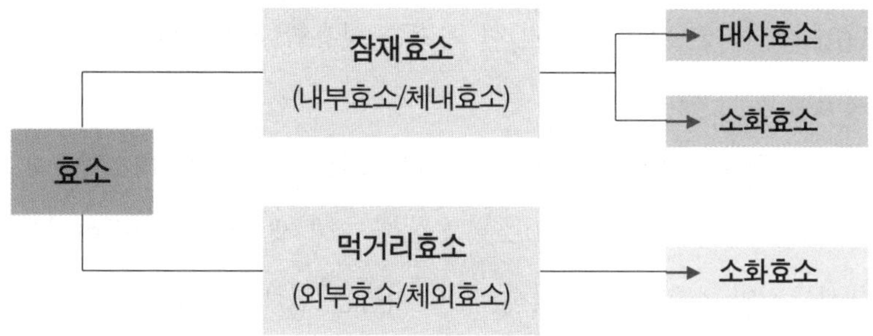

① 잠재효소(내부효소 · 체내효소)

잠재효소는 다시 '대사효소'와 '소화효소'로 나누어지는데, 대사효소란 에너지 생성 · 세포 생성 · 면역 기능 유지 · 노화 방지 · 질병 치유 기능 · 활성산소 제거 · 체내독소 제거 · 혈액 정화 등 인체 내의 생명활동에 필요한 모든 전반적인 대사 작용에 쓰이는 효소를 말하며, 소화효소란 섭취한 음식물을 소화시키는 데 쓰이는 효소를 말하는 것입니다. 즉, 소화효소 이외의 효소는 모두 대사효소입니다.

잠재효소는 신체의 각 기관이나 조직에서 자체적으로 생성되어 대사작용이나 소화작용에 그때그때 필요한 곳에 가서 일을 하게 됩니다. 그렇지만 잠재효소는 일생 동안 무한정 생성되는 것이 아니라 일정한 생산량이 정해져 있기 때문에 체내의 잠재효소는 최대한 아끼는 것이 좋습니다.

잠재효소는 대사효소와 소화효소가 모두 만들어지지만, 대사효소와 소화효소가 따로따로 별도의 양으로 생성되는 것이 아니라 두 가지를 합해서 전체량으로 생성되기 때문에 어느 한 가지를 너무 많이 소진하고 나면 나머지 한 가지는 사용할 것이 없어지게 되는 것입니다.

예를 들어 잠재효소가 일생 동안 생성되는 양이 100이라고 할 때, 대사효소로 50이 생성되고 소화효소로 50이 생성되는 것이 아니라 대사효소와 소화효소를 합해서 100이라는 잠재효소가 생성된다는 것입니다. 다시 말해 소화효소로 90을 사용했을 때 대사효소로는 10밖에 사용할 수 없으며, 극단적으로 소화효소로 100을 다 사용했다면 대사효소로는 쓸 것이 하나도 없게 되는 것입니다.

그러므로 소화효소를 너무 많이 사용해버리면 대사에 사용할 효소의 양이 적어져 대사활동이 원활하지 못해 대사 관련 질병이 생기거나 자연치유력이 약화되므로 이때 외부에서 먹거리를 통해 소화효소를 체내로 공급해준다면 잠재효소를 그만큼 아낄 수 있는 것입니다.

② 먹거리효소(외부효소 · 체외효소)

먹거리효소란 우리가 매일 먹고 있는 음식물 중에서 익히지 않은 날먹거리에 들어 있는 효소를 말하는 것입니다. 열을 가하지 않는 생식에는 효소가 들어 있지만, 불에 익힌 음식에는 먹거리효소가 들어 있지 않습니다. 먹거리효소는 전적으로 음식물을 소화시키는 데에만 쓰이지만, 잠재효소를 아끼기 위해서는 외부에서 먹거리효소를 충분히 공급해주어야합니다.

먹거리효소는 외부에서 생식이나 효소식품을 통해 언제나 공급이 가능하지만, 외부효소의 공급이 부족하면 잠재효소가 출동하여 소화효소의 일을 해야 하므로 잠재효소의 낭비를 초래하게 됩니다. 이렇게 되면 체내의 잠재효소가 고갈되어 생명은 더 이상 지탱할 수 없게 됩니다. 최근 학계의 연구보고에 의하면 효소가 없는 음식물만을 섭취하였을 경우에는 자기가 타고난 수명의 절반도 살지 못하고 1/3 정도밖에 살 수 없다는 충격적인 발표가 있었습니다.

젊었을 때는 체내효소들이 충분하여 열심히 활동을 해주기 때문에 몸은 그런대로 건강이 유지되지만, 나이를 먹게 되면서 점차 효소가 줄어들어 효소 활동이 약화되고 몸은 점점 노화되는 것입니다. 80세인 사람의 타액 속에 있는 아밀라아제의 함유량을 측정해봤더니 25세의 사람보다 무려 30배나 적게 관찰되었다고 합니다.

4) 잠재효소의 생성량은 한정되어 있다

체력의 쇠퇴와 노화 그리고 질병에 쉽게 걸리는 것은 모두가 잠재효소의 부족으로 인한 대사장애 현상입니다. 잠재효소는 끊임없이 생성되고 있지만 무한정 생성되는 것이 아니라 일생 동안 일정량밖에 생성되지 않는 한계 때문에 나이가 들수록 그 생성 능력은 점점 떨어집니다. 마침내 잠재효소가 고갈되고 나면 결국은 생명도 끝나는 것입니다. 마치 일정 금액이 정해진 예금통장을 빼 쓰기만 했을 때, 낭비가 심하면 금방 빈 통장이 되지만 아껴 쓰거나 예금을 수시로 자주 해준다면 잔액이 줄어드는 속도도 그만큼 늦어지는 것과 같은 논리입니다.

외부에서 효소를 끊임없이 공급해준다면 부족한 잠재효소에 힘을 실어줄 수가 있습니다. 효소가 없는 음식을 계속 섭취했을 경우 체내의 잠재효소는 소화를 위해 많은 효소를 소모해야 되기 때문에 효소의 부족 상태를 초래하지만, 외부에서 효소가 풍부한 식품을 끊임없이 보충해준다면 체내의 잠재효소는 그만큼 효소를 절약하여 대사효소를 여유 있게 안정적으로 유지할 수가 있는 것입니다.

5) 먹거리 효소식품에는 이런 것들이 있다

① 날먹거리

화식에는 효소가 없으나 곡식류 · 채소류 · 버섯류 · 과일류 · 해조류 · 육류식품 · 생선 등 모든 날먹거리에는 효소가 들어 있습니다. 날먹거리 속에 들어 있는 이 효소는 위장으로 들어가 자기 몸에 지니고 있는 효소와 체내에 있는 잠재효소와 함께 자기의 몸을 스스로 소화시키기 때문에 체내에 있는 잠재효소를 그만큼 줄일 수가 있는 것입니다.

그러나 효소가 없는 화식을 먹었을 때에는 생산이 한정되어 있는 잠재효소가 출동하여 소화를 해야 하기 때문에 잠재효소의 부족 상태를 초래합니다. 화식에 길들여진 현재의 입맛을 바꾸기가 그렇게 쉽지는 않을 것입니다만, 그래도 건강을 지키기 위해서는 화식을 멀리하고 생식을 해야 할 것입니다.

이상적인 비율은 생식 70%, 화식 30%로 하는 것이 바람직하며, 생식도 입맛에 길들여지면 그런대로 생식 나름대로의 고유한 맛이 또 있습니다. 의학의 발전을 비웃기라도 하듯 해마다 새로운 희귀 질병이 발병되는 현재의 위기상황에서 벗어나려면 예방이 최선의 방법이며, 그러기 위해서는 잠재효소의 낭비를 막도록 생식으로 식탁을 바꾸는 것이 가장 쉬운 일이라고 생각됩니다.

② 발효식품

수천 년 전부터 이어져 내려오고 있는 우리의 고유 발효식품인 된장 · 간장 · 고추장 · 청국장 · 각종 김치류 · 식초 · 삭힌 홍어 · 젓갈류 · 깻잎지 · 장아찌류 · 수정과 · 식혜 · 막걸리 등은 세계인들로부터 찬사를 받고 있는 좋은 발효식품들입니다.

발효식품에는 날먹거리보다 더 많은 효소가 들어 있을 뿐만 아니라 소화도 잘 될 수 있게 잘게 분해되어 있어 잠재효소를 절약할 수 있는 좋은 식품입니다. 그러나 발효식품도 열을 가하여 끓이면 효소는 모두 죽어버리므로 끓이지 말고 생으로 먹는 것이 좋습니다.

콩에 함유된 단백질이 동물성 단백질보다 우수하다는 것을 세계가 인정하고 있습니다. 특히 된장은 콩을 삶아 그 속에 많은 효소군을 형성시켜 발효시킨 후 각종 미네랄이 풍부하게 들어 있는 굵은 소금에 의해서 만들기 때문에 좋은 항암식품이라 할 수 있습니다.

된장의 화학적 성분은 수분 51.5% · 염분 15.5% · 단백질 12% · 지방 4.1% · 탄수화물 10.7% · 섬유질 3.8%이며, 된장 100g당 칼슘 122mg · 인 141mg · 철분 5.1mg · 비타민B$_1$ 0.04mg · 비타민B$_2$ 0.2mg 을 위시하여 비타민B$_{12}$ · 비타민E · 레시틴 · 사포닌 · 플라보노이드 · 칼륨 · 나트륨 등의 생리 성분들이 들어 있습니다.

특히 바실러스균(Bacillus subtilis=고초균)에 의해 발효시킨 청국장에는 항암 효과가 있는 점질물질(폴리클루타메이트) 및 면역 증강 효과가 있는 고분자핵산, 항산화 물질인 갈변물질, 혈전 용해 효과가 있는 단백질분해효소 등이 풍부하게 들어 있습니다.

또한 소화흡수율을 높여 장내 부패균의 활동을 약화시키고 병원균에 대한 항균작용이 있으며, 이러한 유해물질을 흡착하고 배설시키는 작용을 하여 간의 해독 기능을 좋게 해 간의 부담을 덜어주고, 노화 방지 · 변비 · 비만 · 각종 성인병을 예방하며 피부의 거칠어짐을 막아줍니다.

청국장의 나토키나제(nattokinase) 성분은 혈전을 녹이는 작용을 합니다. 혈전은 혈액 속에 불필요한 콜레스테롤이나 당이 증가하는 것이 원인입니다. 나토키나제는 뇌경색이나 심근경색 등 혈관이 혈전으로 막혔을 때 병원에서 사용하는 혈전용해제와 같은 작용을 합니다. 매일 50~100g 정도 먹는 것이 적당합니다.

③ 발효액

발효액은 5월부터 10월 사이에 산과 들에서 나는 산야초나 약초·과일·채소들 중에서 열매·뿌리·잎 등을 직접 채취하거나 약초시장이나 농수산물시장에서 재료를 구입하여 집에서 발효·숙성시켜서 만든 발효식품을 말하는 것입니다.

만드는 방법은 재료의 종류와 설탕의 양 그리고 온도에 따라 발효 기간이 각각 다르기 때문에 몇 번의 경험을 해봐야 그 요령이 터득됩니다. 발효·숙성이 정상적으로 잘 된 발효액은 효소가 듬뿍 포함되어 있고, 원재료에 함유되어 있는 비타민·미네랄 등 고유 성분도 소화되기 쉽게 잘게 분해되어 기능성이 업그레이드된 좋은 발효식품입니다.

발효액 만들기

마늘·양파·생강·여주·오디·솔방울·솔잎·질경이·민들레·쑥·고들빼기·씀바귀·더덕·산수유·오미자·구기자·오가피 씨앗·무화과·블루베리·매실·머루·다래·산딸기·칡뿌리·칡순·천마·산마 등 가축이 먹을 수 있는 것은 모두 재료가 될 수 있습니다.

• 채취한 재료(잎·줄기·뿌리·열매)를 깨끗하게 씻습니다.

• 그늘에서 말려 물기를 제거한 재료를 3~5㎝ 길이로 자릅니다.

- 3~5㎝로 자른 재료와 설탕(백설탕은 99%가 당분이지만 흑설탕에는 약간의 비타민 · 미네랄이 포함되어 있음)을 저울에서 해당 비율로 계량합니다. 재료의 종류와 수분 함량이나 온도 등에 따라 혼합하는 설탕의 양이 달라지는데(재료의 종류에 따라 재료 1.0 : 설탕 0.5~1.2로 다양한 차이가 있음) 일반적인 재료와 설탕의 비율은 주로 1:1로 합니다.
- 계량한 재료와 설탕을 큰 용기에서 골고루 혼합합니다.
- 혼합된 재료를 발효 용기에 꼭꼭 눌러 담은 후 뚜껑을 덮습니다.
- 발효 용기는 외부와 내부의 온도 편차가 적고 공기 소통이 잘 되는 항아리(전통 옹기)가 가장 좋으나, 스테인레스 용기나 입구가 큰 유리 용기를 사용하기도 하며 플라스틱 용기를 쓰는 경우도 더러 있습니다.
- 내용물이 많으면 발효 과정에서 넘치므로 용기의 2/3 정도만 넣습니다.
- 내용물이 발효액 위로 뜨면 부패할 수도 있으니 내용물이 발효액에 잠기도록 눌림판으로 눌러줍니다.
- 가라앉은 설탕은 2~3일에 한 번씩 뒤집어서 다 녹여줍니다.
- 직사광선이 들지 않고 통풍이 잘 되는 청결한 곳에서 3~12개월(재료의 종류에 따라 차이가 있음) 정도 발효를 시킨 후 3년 정도 숙성을 시키면 더 좋습니다.
- 숙성이 끝나면 건더기는 건져내고 원액은 냉장실에 보관하여 두고 식전 · 식후 아무 때나 음용할 수 있지만, 초산 발효된 발효액은 식전에 마시면 속이 쓰릴 경우가 있으므로 식후에 마시는 것이

좋습니다. 1회의 섭취량은 원액으로 50cc(소줏잔 한 잔 정도)가 적당하며 원액으로 마셔도 되고 희석하여 마셔도 됩니다. 희석 비율은 각자의 기호에 따라 적당히 희석하면 됩니다.

• 숙성이 끝나고 건져낸 건더기는 먹을 수 없는 것(질경이·쑥 등)은 버리고, 먹을 수 있는 것(양파·마늘 등)은 양념으로 해서 먹어도 되고 그늘에서 말려 간식으로 먹어도 좋습니다.

마늘 · 양파 · 생강 발효액 만들기

마늘 · 양파 · 생강 발효액은 제가 10년간 꾸준히 먹고 있는 발효액입니다. 마늘은 유황을 밭에 뿌려서 재배한 유황마늘을 사용하고, 양파와 생강도 유기농으로 재배한 것을 사용하면 효과가 더 좋습니다.

• 구입한 마늘과 양파는 겉껍질만 벗기고 생강은 껍질째 깨끗하게 씻어 그늘에서 물기를 제거합니다.

• 물기를 제거한 마늘은 1/2로 쪼개고, 양파는 1/8로 자르며, 생강은 깍두기 크기로 자릅니다.

• 마늘 8kg · 양파 8kg · 생강 8kg · 황설탕 18kg을 혼합하여 스테인레스 발효통(50리터용)에 차곡차곡 눌러 담은 후 뚜껑을 덮습니다.

• 통풍이 잘 되는 청결한 그늘에서 6개월 정도 발효시킨 후 3년 정도 숙성을 시킵니다.

• 숙성이 끝난 원액은 냉장실에 보관하여 두고 1일 2회, 1회에 50cc

정도씩 마십니다.

- 숙성이 끝난 건더기는 건져내어 체반에 담아 그늘에서 말려 간식으로 먹기도 하고, 간장에 3개월 정도 담갔다가 반찬으로 먹기도 합니다.

④ 현미곡류효소

현미곡류효소란 HACCP(Hazard Analysis and Critical Control Points-위해요소 중점 관리 기준) 인증을 취득한 식품공장에서 현미·대두·버섯·미역·강황·생강 등 선별된 원재료에 종균을 첨가한 뒤 발효와 배양 공정을 거쳐서 만든 '농축효소제품' 입니다. 발효와 배양의 제조과정을 거치고 나면 원재료에 함유되어 있는 영양소가 양질로 업그레이드될 뿐만 아니라 체내 흡수가 잘 되도록 생체이용률이 높아집니다.

현미곡류효소는 소량의 원재료에다 효소종균을 배양하여 만든 농축효소제품이기 때문에 일반 생식식품(생채소류·곡류·해조류·버섯류·과일류)이나 발효식품·발효액보다 효소의 역가(力價)가 수십 배나 높습니다.

6) 효소는 열에 약하다

효소가 가장 좋아하는 온도는 사람의 체온 정도인 35~40℃이며, 열에 아주 민감하여 10~20℃에서는 활동이 거의 눈에 띄지 않을 정도로 완만하다가 20℃를 넘으면 점점 활동이 빨라집니다. 30℃를 넘으면 급격히 빨라지다가 50℃ 이상이 되면 변형 · 파괴되기 시작하여 60℃ 이상이면 사멸하기 시작하고 70℃ 이상에서는 모두 전멸하고 맙니다.

그러나 낮은 온도에서는 효소 활동이 휴면 상태로 정지되지만 사멸하지 않고 그대로 살아 있습니다. 사람의 체온이 45℃ 이상이 되면 생명을 잃을 수 있다고 합니다. 이것은 전신에 분포되어 활동하고 있는 효소가 고열에 의해 변형 · 파괴되어 활동력을 잃어버림으로써 신체 각 조직과 기능이 제 역할을 다하지 못하기 때문입니다.

화식에는 당연히 효소가 없으며, 인스턴트식품 · 청량음료 · 과자류 등에도 가공하는 과정에서 열을 가하여 멸균 처리를 하거나 방부제 등 화학제품을 첨가했을 때는 효소가 전혀 없습니다. 예를 들어 끓이지 않고 냉장고에 넣어둔 된장은 효소 활동이 정지된 효소덩어리이지만, 그것을 찌개로 끓였을 때 효소는 모두 사라지고 없는 그냥 된장찌개일 뿐입니다.

7) 상류의 물이 깨끗해지면 하류의 물은 저절로 맑아진다

장내에는 수백 종의 세균이 100조 개나 존재하고 있으며 그 무게만 해도 1kg 정도가 된다고 합니다. 100조 마리나 되는 이 세균은 유익균과 유해균으로 나누어져 세균총(細菌叢)을 이루며 공존하고 있는데, 여기서 유익균이 많으면 건강하게 되는 것이고 유해균이 활개를 치면 각종 질병이 생기게 되는 것입니다.

유해균이 증식하면 장내 부패가 일어나 암모니아 · 황화수소 등의 독소를 만들고, 이 독소가 혈액을 오염시켜 혈전을 만들어 각종 대사성 난치병을 유발시킵니다. 이것을 해결하기 위해서는 장내 유해균을 줄이고 유익균을 많이 배양해야 되는데, 그러기 위해서는 병원약과 한방약으로는 한계가 있습니다. 생식요법으로 채소와 효소를 많이 섭취하여 장내 유익균을 최대로 늘린다면 장의 부패를 막고 장을 건강하게 다스릴 수가 있을 것입니다.

강의 상류가 오염되면 강 전체가 오염되게 마련인데, 이때 아무리 강 하류를 깨끗이 한다고 하더라도 강 전체가 깨끗해지지 않습니다. 상류의 물이 깨끗해지면 하류의 물은 저절로 맑아집니다. 이와 같이 우리 몸에 있어서 강의 상류에 해당되는 곳이 소화기관입니다. 그중에서도 대장이 깨끗해지면 모든 대사성 질환은 저절로 사라질 것입니다.

8) 잠재효소를 아끼자

인체의 기관 중에서 효소를 가장 많이 생산하는 기관은 췌장이며, 효소를 가장 많이 사용하는 기관은 위장 · 췌장 · 간장인데 위장과 췌장에서는 소화작용에 주로 사용하고 있고 간장에서는 해독작용에 주로 사용되고 있습니다. 그중에서 특히 스트레스 · 흡연 · 과로 · 과식 · 과음 · 각종 질병 등은 엄청난 효소를 소모시킵니다.

음식물 중에서도 효소를 더 많이 필요로 하는 식품들이 있는데, 그것은 열을 가하여 조리한 음식들로서 기름에 튀긴 음식이나 육류식품 그리고 각종 가공식품들입니다. 그 외 식품첨가물 · 항생제 · 화학약품 · 잔류농약 등도 효소를 많이 필요로 하며 마시는 물의 오염과 공기의 오염도 효소의 낭비가 심합니다.

잠재효소는 태어날 때부터 자체적으로 생성될 수 있도록 생체적 구조로 되어 있지만, 죽을 때까지 무한정 생성되는 것이 아니라 나이가 들수록 점차 생성량이 줄어들어 나중에는 잠재효소의 고갈로 죽음을 맞이합니다.

잠재효소의 낭비를 막아 그 양을 오래 유지할 수만 있다면 수명의 연장은 물론 건강도 보장되는데, 그러려면 스트레스를 줄이고 소식을 하며 외부에서 먹거리효소를 지속적으로 공급해주는 것이 가장 좋은 방법입니다.

우리 몸의 대사작용 중에서 효소를 가장 많이 소모시키는 것이 소화작용이므로, 소화효소를 외부에서 음식을 통하여 또는 효소식품을 통하여 꾸준히 공급해준다면 그만큼의 잠재효소의 소모를 줄일 수 있습니다.

배터리도 다 소모되고 나면 더 이상 충전이 안 되듯이 인체도 최악의 상태로 잠재효소가 고갈되었다면 외부효소의 공급 효과도 미미합니다. 건강은 건강할 때 예방하는 것이 상책이며 모든 질병도 알고 보면 핵심은 모두 효소입니다. 암을 이긴 사람들의 얘기를 들어보면 대부분 효소가 풍부한 식품을 많이 섭취했다고 합니다.

9) 병이 나면 소화기관을 쉬게 하는 것이 좋다

몸이 아플 때 식욕이 떨어지는 것은 "몸에 이상이 생겨 대사효소가 대량으로 필요하니 지금부터는 소화효소를 많이 소모시키게 하는 음식물을 넣지 말라”는 몸의 신호입니다. 그런데도 우리는 몸이 아프면 먹어야 기운을 차린다고 생각하여 먹기 싫은 음식을 억지로 먹는 경우가 많은데, 동물을 보면 이것이 잘못된 상식이라는 것을 알 수가 있습니다.

애완견이나 고양이가 아플 때 맛있는 먹이를 코앞에 갖다 놓아보세요. 며칠을 굶어도 절대로 먹지 않고 몸이 회복된 뒤에야 먹는 것을 보면, 몸이 아플 때는 회복을 위해 가급적 소화기관에 부담을 주지 않는 것이 좋습니다. 음식을 먹더라도 소화가 잘 되는 음식을 소식으로 가볍게 섭취하고 효소와 보조효소(비타민·미네랄)를 많이 섭취해야 합니다.

서양의학의 병원약은 대부분 화학 성분이므로 체내에 들어가면 해당 질병에는 도움이 될지 모르나 우리의 인체에는 또 다른 이물질로서 생체의 균형을 교란시켜 부작용을 유발시킵니다. 한의학의 한방약도 자연식품이기는 하지만, 100℃ 이상으로 끓이기 때문에 효소와 약초의 유효 성분은 대부분 소멸되거나 저하되고 맙니다.

따라서 대사성 질환을 화학약으로 다스리기에는 한계가 있으며 자연치유력에 의한 근본적인 원인요법으로 대처하는 것이 바람직한 방법입니다. 모든 질병의 원인은 대사효소의 부족에서 오는데 이것은 소화효소의 부족이 발단입니다.

인간의 대사활동 가운데 효소를 가장 많이 소모시키는 활동이 소화작업인데, 소화효소의 부족으로 장내 이상발효와 부패 현상이 생기면 혈액이 오염되어 탁하게 됩니다. 이때 이 탁해진 혈액을 원상으로 회복시키기 위해 대사효소가 안간힘을 쓰며 그러면 또 그만큼 대사효소의 부족 상태를 유발시키게 되므로 이는 곧 악순환의 연속이라고 할 수 있습니다.

각종 대사성 질환의 80%가 대장에서 시작된다고 하는데, 소화되지 않은 음식물은 대장에서 부패하고 이 부패물은 독이 되어 혈액으로 흡수되며 인체의 각 기관과 조직에 침전되어 질병의 원인이 됩니다. 또한 음식을 먹고 바로 잠자리에 드는 것도 아주 나쁩니다.

대사효소는 잠시도 쉬지 않고 24시간 계속 일을 하고 있지만 소화효소는 잠을 잘 때 휴식을 취해야 하는데, 음식을 먹었으니 소화효소도 일을 하지 않을 수가 없습니다. 이렇게 되면 소화효소의 낭비도 낭비지만 대사작업의 소홀로 꿈이 많아져 숙면을 취하기가 어렵게 됩니다.

5. 소식(小食)요법

1) 소식은 건강과 장수의 기본이다

지금은 3대 영양소 과잉 섭취 시대이므로 영양의 균형이 흐트러져 많은 대사성 질환이 난무하고 있습니다. 이것을 바로잡으려면 당질 · 단백질 · 지방질 섭취를 줄이고 효소 · 비타민 · 미네랄 · 섬유질 섭취를 늘리는 소식요법으로 깨어진 영양의 균형을 유지해야 합니다. 특히 당질제한식(糖質制限食)으로 당질의 섭취를 적절히 제한해야만 혈당수치를 고르게 유지할 수가 있으나, 신장 · 췌장이 나쁜 사람은 전문의와 상의하여 신중하게 당질제한식을 해야 합니다.

체중이 비만해지는 것은 체질에 따라 특별한 경우 예외가 있을 수 있지만, 일반적으로 대부분 체내에서 소모하는 영양소(output)보다 섭취하는 영양소(input)의 양이 더 많기 때문에 오는 경우가 많으므로 섭취하는 영양소와 소모하는 영양소의 균형을 맞추어야 합니다. 과식을 하면 과식한 만큼 소화효소가 많이 필요하게 되고, 소식을 하면 그만큼 소화효소의 양이 적게 소모되기 때문에 필요 없는 과식으로 소화효소를 낭비한다는 것은 어리석은 일입니다.

식사량을 줄이기 위한 방법으로서 매 끼의 식사량을 포만감 70~80% 선에서 끝내는 것도 한 방법일 수 있고, 식사의 횟수를 줄이는 것도 한 방법일 수 있습니다. 식사의 횟수를 줄이는 것에 대해서는 근래에 많은 학자들이 자료를 발표하고 있는데, 여기서는 '니시건강법'의 창시자 일본의 니시 가츠조오 선생의 실험 자료를 소개합니다.

식사 횟수에 따른 독소 배출량

피실험자의 조건	소변의 독소 배출량
아침 · 점심 두 끼 먹는 사람	62%
아침 · 저녁 두 끼 먹는 사람	66%
아침 · 점심 · 저녁 세 끼 먹는 사람	75%
점심 · 저녁 두 끼 먹는 사람	100%
오후 3~5시 한 끼만 먹는 사람	127%

(일본 니시의학연구소 자료)

이 실험에서 보면 1일 1식을 하는 것이 가장 이상적이며, 1일 2식을 하는 경우에는 아침·점심·저녁을 어떻게 먹느냐에 따라 소변의 독소 배출량이 서로 다르다는 것을 제시하고 있습니다.

미국의 영양학자 웨버 박사도 오전에는 생리적으로 배설기관이 움직이는 시간이기 때문에 아침식사를 거르고 오전에는 효소나 채소녹즙 또는 생수만 마실 것을 권유하며, 음식은 오후에만 먹으라고 주장하고 있습니다. 저녁은 늦은 시간에는 먹지 말고 오후 6시 이전에 먹는 것이 좋으며, 그 이후에는 잠자리에 들기까지 생수 외에는 아무것도 먹지 않는 것이 좋다고 합니다.

저도 니시건강법을 알기 전에는 저녁을 거르고 아침·점심을 먹는 1일 2식을 했었으나, 니시건강법을 알고부터는 1일 1식으로 아침·점심은 거르고 오후 5시에 한 끼만 먹었더니 당뇨 관리가 훨씬 쉬워졌습니다. 1일 1식과 활성수소수를 음용하는 것 외에는 간식도 하지 않으므로 소화기관이 장시간 비어 있어 단기간의 단식 효과도 거둘 수 있는 것 같아 소식의 효과가 혈당 조절에 아주 좋다는 것을 느낍니다.

그러나 1일 1식을 하기란 결코 쉬운 일이 아니므로 억지로 무리하게 하면 오히려 해가 될 수도 있습니다. 허기와 공복감을 감내하지 못하면 1일 1식을 성공하기가 어려우므로 처음부터 1일 1식을 하지 말고 1일 3식을 하면서 서서히 식사량을 점차적으로 줄여가며 자연스럽게 적응할 수 있을 때까지 연습을 해가다가, 어느 정도 적응되면 그 다음 1일 2식으로 적응 기간을 거친 후 1일 1식으로 들어가야 합니다. 적응 기간 동안 감식(減食)으로 인해 몸에 다른 이상은 없는지 신체의 변화에 대해서도 세심한 관찰을 하면서 해야 합니다.

소식을 하는 방법은 다양하여 어떤 사람은 1일 1식을 하는 사람이 있고 1일 2식을 하는 사람도 있으며 또 어떤 사람은 1일 3식을 하되 식사량을 반으로 줄여서 먹는 반식(半食)요법을 하는 사람도 있습니다. 이 모두가 목적은 소식을 하자는 것이니 자기에게 맞는 적절한 방법을 선택하면 됩니다.

소식의 목적은 "하루에 몇 끼를 먹느냐?"가 중요한 것이 아니라 "하루에 섭취하는 음식물의 전체량이 얼마냐?"가 중요합니다. 예를 들어 한 끼에 600kcal씩 하루 세 끼에 1,800kcal를 먹던 사람이 1일 1식을 하겠다고 결심하고 한 끼에 1,800kcal를 다 먹어버린다면 하루 세 끼를 먹으나 한 끼를 먹으나 하루의 전체 섭취량은 1,800kcal로 똑같은 양입니다.

이런 경우라면 하루에 몇 끼를 먹느냐가 별 의미가 없습니다. 식사 횟수를 줄이는 목적은 하루 동안 섭취하는 전체 음식물의 양을 줄이자는 것이므로 식사 횟수를 줄이는 것보다 하루에 섭취하는 전체 음식량을 줄이는 데 주안점을 두어야 할 것입니다. 또 많은 음식을 앞에 놓고 이것저것 먹다보면 과식을 하는 경우가 많은데, 그러지 말고 처음부터 자기가 먹을 만큼만 덜어서 먹으면 과식을 막을 수가 있으며 남은 음식은 아까워하지 말고 과감히 버리는 것이 과식을 피하는 길입니다.

2) 소식을 하면 몸이 따뜻해지고 면역력이 강해진다

소식을 하면 소화시킬 음식물의 양이 적기 때문에 소화효소의 소비를 줄일 수 있고, 소화효소가 절약되면 그만큼의 잠재효소가 왕성하게 대사활동을 하여 체온을 상승시키고 교감신경과 부교감신경을 활성화시켜 면역력이 강해집니다.

식사 때 반찬의 수는 3~5가지로 간단히 하고 조리하지 않은 해조류나 생채소류를 많이 먹는 것이 좋으며 국물이나 물 음식은 되도록 적게 먹는 것이 좋습니다. 우리나라 한식은 반찬의 가짓수가 많고 국물이 있는 반찬이 많은데, 건더기 음식과 국물을 함께 먹으면 소화불량이 생기는 등 여러 가지로 좋지 않은 현상들이 일어납니다. 음용수도 식사 중이나 식전 30~60분, 식후 30~60분 동안은 마시지 않는 것이 좋습니다.

음식으로 고칠 수 없는 병은
약으로도, 의사도 고칠 수가 없다.
― 히포크라테스

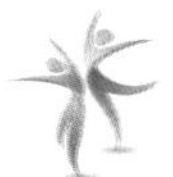

다음은 제가 하고 있는 식이요법을 요약한 것이지만 같은 방법일지라도 누구에게나 똑같은 효과가 나타나는 것은 아닙니다. 사람마다 여러 가지 여건이 서로 다르기 때문에 거기에 따라 효과도 각각 다르게 나타날 수 있으므로 이렇게도 해보고 저렇게도 해봐서 자기에게 맞는 방법을 찾도록 해야 합니다.

식이요법을 제대로 하기 전에는 혈당수치의 변동 폭이 심했으나, 해독요법 · 균형요법 · 활성수소수요법 · 생식요법 · 소식요법을 제대로 하고부터는 공복수치가 90~110㎎/㎗, 식후2시간수치는 130~150㎎/㎗, 당화혈색소는 5.6~6.0%로 수치의 변동 폭이 현저히 좁혀지고 안정적인 수치가 유지되고 있다는 사실에 대해 놀라지 않을 수가 없습니다.

해독(解毒)요법

1년에 2회 간장청소 · 대장청소를 합니다. 제 경험으로는 해독요법 중 간장청소 · 대장청소보다 좋은 것은 없으며, 1년에 두 번만 간장청소 · 대장청소를 해주면 다른 해독요법이 필요 없을 정도로 탁월한 효과가 있어 적극 추천합니다. 간장청소 · 대장청소를 한 후 4일 정도 단식을 하기도 합니다.

체내의 독소 제거와 미량영양소 공급을 위해 알갱이로 된 죽염을 매일 10~30g 정도 섭취합니다. 죽염 5~10알갱이를 입에 넣고 침으로 녹여서 삼키는데, 하루 종일 입안에서 죽염이 떨어지지 않게 합니다.

활성수소수 1.5리터에 구연산 6~10g을 희석하여 수시로 마셔 하루에 다 마십니다. 구연산은 해독에도 좋지만 순식간에 체액을 알칼리로 바꾸어주기 때문에 피로 회복에도 아주 좋습니다.

균형(均衡)요법

밥과 반찬(생채소 및 해조류 포함)의 비율은 밥(30%) : 반찬(70%)으로 합니다. 밥을 지을 때는 푸른 회색빛 차좁쌀(20%) : 찹쌀현미(20%) : 멥쌀현미(10%) : 노란콩(10%) : 검은콩(10%) : 붉은콩(10%) : 율무(10%) : 찰수수(10%)의 비율로 혼합합니다. 푸른 회색빛 차좁쌀을 구하기 어려울 때는 황색 좁쌀로 대치합니다.

반찬을 한 가지만 오래 먹으면 싫증이 나므로 해조류 · 채소류 · 버섯류 · 발효식품(된장 · 김치 등) · 생선 등을 번갈아 골고루 먹으며, 아래 표의 식품은 거의 매일 먹는 편입니다.

종류	1일 1식 섭취량
생양파(테니스공 크기)	1/2개
생마늘(깐 것으로 중간 크기)	2 ~ 3개
구운 마늘 또는 흑마늘(안 깐 것으로 중간 크기)	2 ~ 3통
생다시마(손바닥 크기)	3 ~ 4장
김 또는 파래(손바닥 크기)	10 ~ 20장
생굴(엄지손가락 한 마디 크기)	5~6개
생채소류(그때그때 형편에 따라)	200g 정도

음식에 들어가는 모든 소금은 3회 구운 생활죽염을 사용하며 일반 소금은 전혀 쓰지 않습니다. 채소류를 날것으로 자주 먹으면 기생충의 감염이 우려되므로 3개월에 한 번은 구충제를 복용합니다. 회충은 조혈(造血)작용을 방해합니다.

씨눈 달린 곡식류·채소류·버섯류·해조류·과일류·견과류 등 제철에 나는 식품들을 바꾸어가면서 골고루 섭취하려고 최대한 노력합니다.

수치가 300mg/㎗ 이상으로 혈당 조절이 안 될 때에는 Bio-Z를 섭취했었으나 수치가 정상으로 돌아온 뒤로는 섭취를 중단하였습니다. 그 후 충격적인 환경 변화로 몸 상태가 아주 나빠 혈당 조절이 어려웠을 때 Bio-Z를 다시 한 번 섭취한 적이 있으나 그 후로는 지금까지 Bio-Z에 의존하지 않고 자연요법을 더욱 강화하고 있습니다.

활성수소수(活性水素水)요법

하루에 2리터 이상의 활성수소수를 10년 이상 마시고 있습니다. 외출 시에는 항상 물병을 휴대하고 다니며 밥이나 반찬 등 모든 음식의 조리에는 활성수소수를 사용합니다.

처음에는 반신반의했었으나 6개월 이상 마신 후부터는 당뇨 증상이 사라지며 혈당수치가 잡히기 시작하여 8개월 후에는 병원약을 완전히 끊고 공복혈당 100mg/㎗ 전후, 식후2시간혈당 140mg/㎗ 전후, 당화혈색소 5.6%까지 내려왔습니다.

1년 후부터는 수치의 기복이 거의 없는 안정적인 혈당수치가 지속적으로 유지되면서 고혈압·고지혈증·지방간·뇌졸중 등 그동안의 합병

증도 서서히 좋아져 이제는 활성수소수가 없이는 하루도 살 수가 없게
되었습니다.

생식(生食)요법

주로 채소류와 해조류, 발효식품을 날것으로 많이 섭취하도록 노력하고,
구연산을 희석한 활성수소수 200cc와 여러 가지 해조류로 만든 해조분말
40g을 혼합하여 마늘발효원액 50cc와 함께 17시 식사 전에 먹습니다.

소식(小食)요법

1일 1식으로 17시에 하루 한 끼만 식사를 하며, 하루 섭취하는 전체 열
량은 활동량이 많을 때는 1,800kcal 정도를 섭취했으나 활동량이 적은 요
즘에는 1,000kcal 정도 섭취합니다. 한 끼의 식사량은 잡곡밥 150g 정도
(2/3공기), 반찬 3~4가지, 생채소 및 해조류 200~300g 정도를 먹습니다.

저는 어릴 적부터 원래 간식을 하지 않았고 지금도 간식은 하지 않습
니다. 10여 년 전에 병원약을 복용할 때 저혈당이 와서 어쩔 수 없이 간
식을 먹었던 적은 있지만, 혈당수치가 잡힌 이후로는 지금까지 활성수
소수를 마시거나 차를 마시는 것 외에는 간식을 하지 않습니다.

하루 세 끼를 먹을 때는 복부 비만과 만성 피로로 혈당 관리가 제대로
되지 않았으나, 1일 1식으로 소식을 하고부터는 춤추던 혈당수치가 널
뛰기를 멈추고 안정적인 수치가 유지된다는 사실과 함께 몸이 가벼워지
고 머리가 맑아지며 최상의 컨디션을 유지할 수가 있으니 혈당 관리가
한층 수월해졌습니다.

식이요법이 칼로리 섭취를 제한한다는 의미가 있다면, 운동요법은 섭취된 칼로리를 소비한다는 측면에서 정신요법·식이요법·기혈요법과 더불어 당뇨 관리에 필수적인 요법입니다. 적당한 운동은 스트레스를 해소하고 혈액순환 및 호르몬 분비를 원활히 하며 심폐 기관을 강화합니다.

운동은 말초조직의 감수성을 높여 인슐린 저항성에 대한 당 이용률을 증가시키며, 지질대사와 혈압을 정상화시키고 혈액 응고를 억제하여 뇌와 관상동맥 혈전증을 예방함으로써 당뇨합병증과 모든 성인병 예방에 좋습니다.

운동을 시작하기 전에 주의해야 할 점은 자신의 몸이 운동하기에 적합한가를 먼저 알아봐야 하는데 "심장에 이상은 없는가? 최대 운동 능력은 얼마인가?" 등을 확인해야 합니다. 운동요법은 반드시 식이요법과 병행해야 하며, 운동 후 칼로리 섭취가 지나치면 효과가 적을 뿐 아니라 오히려 혈당 조절에 실패하는 경우가 있습니다.

1. 즐거운 마음으로 규칙적·지속적으로 알맞게 하자

운동요법의 기본은 매일 규칙적으로, 자신에게 알맞은 운동량을, 지속적으로 즐거운 마음으로 해야 한다는 것입니다. 운동을 시작할 때 수치가 300mg/dl 이상으로 높거나 반대로 80mg/dl 이하로 낮거나 컨디션이 아주 나쁠 때는 되도록 운동을 하지 않는 것이 좋으며, 수치가 100mg/dl 이하인데도 꼭 운동을 하고 싶으면 간식을 조금 먹고 운동을 하는 것이 좋습니다.

심근경색증·협심증·신부전증·부정맥·동맥경화·고혈압·갑상선·류머티즘·관절염 등의 질환이 있거나 그 외 합병증이 심한 경우는 운동이 오히려 해로울 수 있으므로 전문가와 상의하여 운동의 종류와 강도 등을 결정하는 것이 좋습니다.

지나친 운동을 하게 되면 활성산소를 과잉 생산하게 되어 오히려 해가 되므로 운동량은 자기의 체력에 맞게 적당히 하는 것이 좋은데, 당뇨가 있는 사람에게 적당한 운동이란 자신의 최대 운동 능력의 40~60% 정도를 말하는 것으로서 그것을 맥박수로 계산한다면 60세 이하의 성인은 1분에 맥박이 100~110회 정도, 60세 이상은 80~100회 정도가 적당할 것입니다.

행동이 불편한 사람이나 체력이 약한 노약자인 경우에는 땀이 날 때까지 운동을 하기가 어려울 것입니다. 이럴 경우에는 국민체조, 빠른 걷기, 산책 등의 가벼운 유산소운동이 좋으며, 운동의 효과는 연령·체질·체력에 따라 다를 수가 있으므로 자기에게 맞은 운동의 종류와 강도를 선택하는 것이 중요합니다.

역도, 100m 달리기, 씨름 등 숨을 멈추고 한 번에 힘을 주면서 하는 운동을 '무산소운동' 이라 합니다. 수영, 등산, 빠른 걷기, 줄넘기, 테니스 등 숨이 차지 않으며 큰 힘을 들이지 않고도 할 수 있는 운동을 '유산소운동' 이라고 합니다.

　건강한 사람일 경우에는 어떤 운동을 해도 상관이 없지만, 당뇨가 있는 사람이라면 과격하게 힘이 들어가는 무산소운동보다 가볍게 할 수 있는 유산소운동이 좋으며 속옷이 촉촉하게 젖을 정도로 땀을 흘리는 것이 가장 이상적입니다.

　그러나 체력이 좋은 청장년이라면 너무 가볍게만 하지 말고 유산소운동이라도 좀 더 강도를 높인다거나 기계체조나 역기 등 기구를 이용한 근력운동으로 근육을 적당히 단련시키는 것도 바람직한 일입니다.

　땀이 나지 않는 운동은 근육과 관절만 단련시킬 뿐이지만, 땀을 흘리며 운동하면 근육 단련의 효과 외에도 몸속의 각종 노폐물이 땀을 통해서 체외로 배출되므로 체내 유해독소를 제거하고 스트레스를 해소하며 지질대사를 활기차게 촉진시켜 일거양득의 효과를 거둘 수 있습니다.

　그러나 공복혈당이 200mg/dℓ 이상으로 잘 조절되지 않은 상태에서 격렬한 운동을 하면 인슐린의 작용을 방해하는 호르몬들이 과잉 분비되어 당뇨가 악화될 수 있으며, 고혈압·관상동맥 질환·당뇨성 신장병이 있는 경우에는 합병증이 악화될 수 있으므로 지나친 운동은 피해야 합니다.

　운동을 시작하는 시간대는 개인에 따라 다릅니다. 체중이 비만하면서 경구혈당강하제나 인슐린 등 병원약을 복용하지 않는 사람이라면 식전·식후 아무 때나 운동을 해도 무방하지만, 병원약을 복용하고 있는 사람이라면 저혈당 예방을 위해 혈당이 가장 높게 올라가는 식후 30분에서 1시간 사이에 운동을 시작하는 것이 좋습니다. 그러나 야윈 체중의 당뇨라면 약의 복용과 관계없이 식전운동보다 식후운동을 하는 것이 좋습니다.

체내의 포도당이 연료로 소모되는 것은 운동을 시작한 지 약 15분 후부터 이루어진다고 합니다. 그러므로 운동을 한 번 시작했을 때는 준비운동과 마무리운동 시간을 제외하고 최소한 30분 이상은 해야 합니다.

운동의 강도가 너무 약하거나 운동 시간이 짧으면 효과가 떨어지고, 강도가 지나치게 강하거나 운동 시간이 너무 길어도 부작용이 생길 수 있으므로 30분에서 1시간 정도 하는 것이 적당하며 2시간 이상은 무리입니다.

운동의 횟수는 매 식후 하루에 3회 하는 것이 가장 좋으나 그렇지 못할 경우에는 하루에 1회라도 하는 것이 좋습니다. 그것도 어렵다면 최소한 일주일에 5회 정도는 해야 합니다. 그러나 일주일에 한 번 정도 주말에 등산을 5~6시간씩 하는 것은 당뇨인들에게 무리입니다.

운동의 효과는 서서히 나타나며 하다가 중단하면 급속히 원점으로 되돌아가므로 벼락치기 운동은 부작용만 낳을 뿐 건강에는 아무런 도움을 주지 못하므로 꾸준히 지속적으로 해야 합니다. 주 1~2회 과격한 운동을 하는 것보다는 매일 30분~1시간 정도 꾸준히 걷는 운동을 하는 것이 훨씬 더 효과적입니다.

2. 지혜를 발휘하면 생활 속에서도 방법이 있다

여건상 운동을 할 시간이 없을 때에는 생활 속에서 운동을 찾으면
됩니다. 예를 들어 자가용차를 이용하기보다는 대중교통을 이용하
고 버스나 지하철을 이용할 때 승차·하차하기 전 한 정거장 정도는
걸어서 간다든지, 승차 후에도 의자에 앉아서 가는 것보다는 서서
가는 것이 좋으며, 지하철이나 사무실의 계단을 오르내릴 때에도 에
스컬레이터나 엘리베이터를 이용하지 말고 계단을 걸어서 오르내리
면 운동의 효과를 얻을 수 있습니다.

눈비가 올 때나 집이나 사무실 등 공간이 넓지 않은 곳에서 운동
을 해야 할 때는 붕어운동·모관운동·발목펌프운동·국민체조·
줄넘기·팔굽혀펴기·윗몸일으키기·큰절운동(108배)·제자리걸음
뛰기·계단오르내리기·러닝머신 등을 이용하는 것도 효과적인 방
법입니다.

3. 잠자리에서도 할 수 있는 간단한 운동들

1) 발목펌프운동

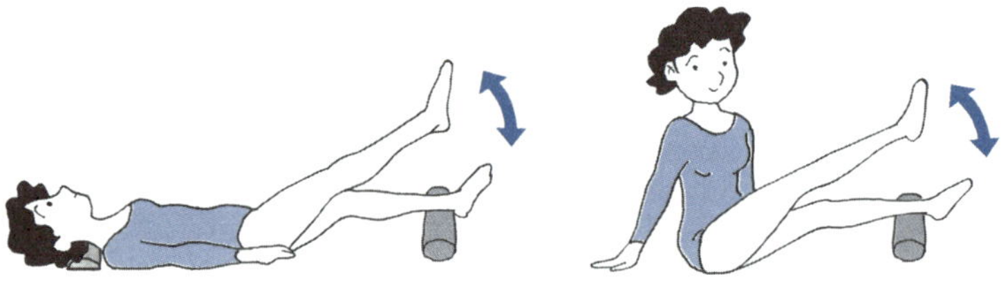

발목펌프운동을 반복하면 종아리의 근육이 펴졌다 줄어들었다 하여 발의 펌프 작용으로 발에 몰린 혈액이 왕성하게 순환되고 노폐물이 제거되어 자연치유력을 높이게 됩니다. 인체의 모세혈관 중 손발에 모세혈관이 무려 70%나 집중되어 있으므로 아침저녁 10분 간씩 발목펌프운동을 하면 만보를 걷는 효과를 기대할 수가 있습니다.

발목펌프운동은 정맥혈의 순환을 촉진하고 노폐물의 여과·정화에 도움을 주어 만성 피로와 발의 부종, 발저림에 탁월한 효과가 있습니다. 발목펌프용 운동구로는 표면이 매끄러운 지름 8~10㎝, 길이 30~35㎝ 가량의 통나무를 사용해도 되고 비슷한 굵기의 플라스틱 봉이나 맥주병을 수건으로 싸서 해도 되지만, 시중에서 판매되는 발목펌프용 운동구를 구입하여 사용하는 것이 편리합니다.

운동을 하는 요령은 발목펌프용 도구를 바닥에 놓고 편안하게 누워 양쪽 발목을 발목펌프용 도구에 걸칩니다. 그리고 도구에 걸친 한쪽 다리를 30~40㎝ 정도 들어올린 뒤 힘을 빼고 세게 떨어뜨립니다. 이때 떨어뜨리는 발의 엄지발가락 부분으로 고정시킨 발의 엄지발가락 부분을 서로 부딪치면서 떨어뜨리면 더 효과가 큽니다. 한쪽 다리에 30번씩 양쪽 다리를 번갈아가며 600번 정도로 하는데 아침 기상 시와 저녁 잠자기 전에 10분 정도 합니다.

또 양쪽 발목 뒷부분부터 무릎 뒤쪽 장딴지 부분까지를 도구에 대고 마사지하듯 오르락내리락 도구를 옮겨가며 문지르거나 비비면 아킬레스근 주변에 있는 경혈인 곤륜혈과 태계혈을 자극하여 피로

해 지기 쉬운 다리근육의 모세혈관 구석구석까지 혈액순환을 개선하고 숙면에 도움이 됩니다.

그리고 무릎 아래 약간 바깥쪽 부위에 있는 족삼리 경혈자리를 도구의 모서리 부분에 대고 다리의 무게를 이용하여 30~60초 동안 깊게 압박을 가하면 아주 시원하고 기혈 순환에 도움이 되어 고혈압 · 당뇨 등 대사성 질환의 예방에도 효과가 있습니다. 너무 과격하게 해서 근육이나 무릎관절에 무리가 가는 것만 방지하면 아주 좋은 운동입니다.

되도록 누워서 하는 것이 편하고 좋지만, 장소가 마땅치 않을 때에는 앉아서 해도 되며 책을 읽거나 TV를 시청하면서도 할 수가 있어 틈틈이 여가 시간을 이용하여도 됩니다. 발목펌프운동은 발목에만 적용하는 것이 아니라 같은 방법으로 손목에 응용해도 좋습니다.

2) 붕어운동

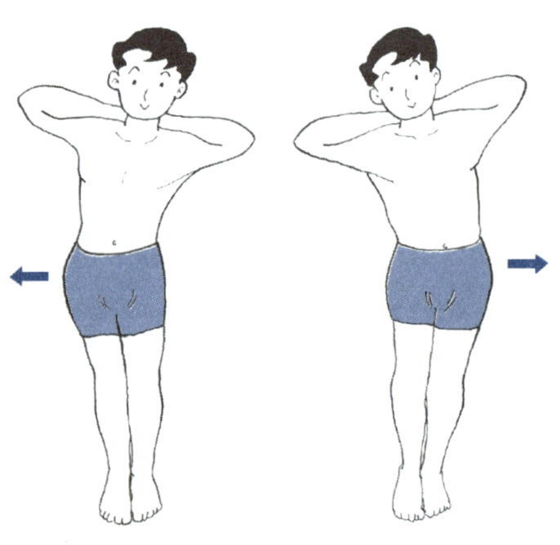

누워서 물고기가 헤엄을 치는 모양을 빠른 속도로 하는 것이 붕어운동입니다. 이 운동을 하면 척추 좌우의 뒤틀리거나 어긋난 뼈를 바로잡아주고, 척추신경에 대한 압박을 막아주며, 말초신경을 자

극하여 전신의 신경 활동을 원활하게 하고 변비를 해소하며 혈액순
환을 순조롭게 합니다.

또 장관에 흔들림을 주어 장관 속의 내용물을 골고루 퍼지게 하고
가스를 제거하며, 장의 기능을 강화하고 골수의 적혈구 생성 기능에
영향을 끼쳐 장염이나 장 폐색을 예방하며, 복통이나 맹장염도 예방
할 수가 있습니다.

운동을 하는 요령은 평평한 바닥에 매끄럽고 얇은 이불이나 모포
를 깔고 그 위에 천정을 보고 반듯이 눕습니다. 두 손은 깍지를 끼어
목 뒤의 경추 3~4번 부근에 대고 양팔은 옆으로 펴서 바닥에 밀착시
킨 상태로 수평을 유지합니다. 양발은 가지런히 1자로 모은 상태에
서 발끝을 앞으로 당기고 뒤꿈치를 최대한 밖으로 뻗으며 물고기가
헤엄치는 것처럼 S자로 몸을 좌우로 빠르게 흔듭니다. 이런 동작으
로 아침 · 저녁 1~3분 동안 실행합니다.

3) 모관운동(毛管運動)

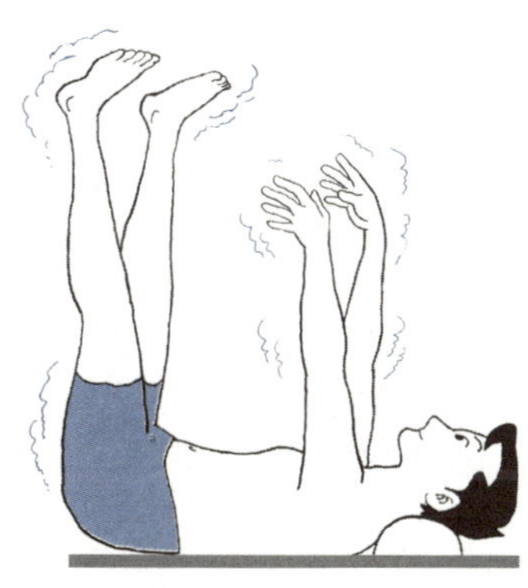

반듯이 누운 자세에서 경침을
목 뒤의 경추 3~4번 부근에 베고
두 손과 두 발을 수직으로 높이
올립니다. 발바닥은 수평을 유지
하고 손가락은 자연스럽게 편 상
태에서 손과 발을 흔들어서 진동
을 주는 것입니다. 아침 · 저녁 모

관운동으로 1~3분 정도 떨기를 해주면 발이 가벼워지고 기분 좋게 잠을 잘 수가 있습니다.

　모관운동은 혈액순환의 원동력인 모세혈관에 진동을 주어 모세관 기능을 높이고 혈액순환을 좋게 합니다. 특히 심장병·고혈압·당뇨·동맥경화·뇌졸중(중풍) 등 혈관성 질환에 효과가 큽니다. 신체의 전체 모세혈관(50억 개) 중 팔다리·손발에 모세혈관(35억 개)이 무려 70%나 집중되어 있기 때문입니다.

흐르는 물은 썩지 않는다.

고이지 않게 지속적인 운동을…….

게으르면 죽고 부지런하면 산다.

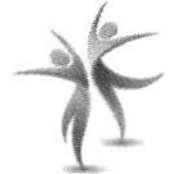

유산소운동에도 여러 가지가 있지만, 저에게는 등산이 가장 맞는 것 같아 매일 1~1.5시간 정도 아래와 같은 방법으로 등산을 하고 있습니다. 등산은 천기(天氣)와 지기(地氣)를 받으며 맑은 공기와 숲에서 뿜어내는 음이온과 '피톤치드'를 마실 수 있고 자연과 벗하여 명상을 즐길 수 있는 장점이 있어 다른 운동보다 좋아합니다.

모든 수목이 뿜어내고 있는 피톤치드(Phytoncide)라는 살균성 물질은 숲 속의 향긋한 냄새를 만들어내기도 하지만, 말초신경과 말초혈관을 자극하여 신체 전반의 기능을 활성화시켜 당뇨에 좋으며 심장과 기관지 그리고 폐의 기능을 강화시키고 피부를 소독하는 작용도 있다고 합니다.

피톤치드 효과는 산의 정상이나 밑자락보다 산중턱이 좋고, 활엽수(참나무 · 오리나무 등 잎이 넓은 나무)보다는 침엽수(소나무 · 잣나무 등 잎이 가는 나무)가 좋으며, 숲 한가운데서 결가부좌로 정좌하여 복식호흡을 하면 그 효과가 훨씬 큽니다.

계절적으로는 초여름부터 초가을까지 일조량이 많고 잎이 왕성하여 나무의 생기가 넘칠 때가 좋고, 시간적으로는 온도와 습도가 높은 시간대가 효과적이며, 이런 효과로 인하여 당뇨인에게는 어떤 운동보다도 등산이 가장 좋은 운동이라고 생각합니다.

준비 코스

산에 오르기 전, 국민체조로 몸을 풉니다. 산을 오르기 시작하여 10분까지는 오르막길과 내리막길의 구별 없이 보통걸음으로 걷다가 10분 이후부터 점차 빠른 걸음으로 바꿉니다. 양팔은 전후 · 좌우 · 상하로 힘차게 흔들면서 서서히 운동의 강도를 높여가며 20분까지 오릅니다.

단련 코스

20분 이후부터 양팔은 정상적으로 흔들면서 오르막길과 내리막길은 빠른 걸음으로, 평지는 달리기로, 맥박은 110 전후(숨이 약간 차오를 정도)를 유지하며 오릅니다. 50분 정도 오른 후 소나무숲이 밀집된 지점에서 10분간 휴식을 취합니다. 휴식을 취할 때는 복식호흡으로 나무 · 바위 · 바람소리와 하나 되어 자연의 기운과 합일(合一)하며 음이온과 피톤치드를 체험합니다.

마무리 코스

하산 길의 초반 절반은 뛰어서 내려오고, 후반 절반은 땀도 식힐 겸 산책과 운동을 겸한 코스로 풀잎과 얘기하고 산새들과 노래하며 자연과 어우러져 기쁜 마음으로 내려옵니다.

이렇게 자연과 명상을 즐기려면 동행자가 있을 때 오히려 방해가 되므로 저는 늘 혼자서 등산을 합니다. 혼자 걸을 때만 내 영혼의 소리를 들을 수 있고 진정한 나와의 만남이 이루어질 수 있기 때문입니다.

● 출발부터 하산까지 1시간 전후로 하며, 늦어도 1시간 30분 이상을 초과하지는 않습니다. 스케줄에 따라 낮에 시간이 없어 등산을 할 수 없는 날은 저녁 식후에 집 주위 공원에서 빠른 걷기를 1시간 정도 합니다.

● 복식호흡이란 글자 그대로 배로 호흡하는 것을 말하며, 단전까지 숨을 모은다고 하여 단전호흡이라고도 합니다. 숨을 들이쉴 때는 "우주의 생기(生氣)로 내 몸을 정화한다"라고 생각하며 아랫배를 불룩하게 단전까지 천천히 마셨다가, 숨을 내쉴 때에는 "내 몸의 악기(惡氣)를 몸 밖으로 뿜어낸다"라고 생각하며 아랫배를 최대한 등 뒤쪽으로 붙이면서 숨을 뱉습니다.

● 낮에는 등산을 1시간 정도 하고, 아침 기상과 저녁 취침 시에는 발목펌프운동 · 붕어운동 · 모관운동을 15분 정도 합니다.

● 기혈(氣血)요법

세상에 치료되지 않는 병은 없습니다. 다만 치료하지 못하는 사람만 있을 뿐입니다. 옛날부터 건강장수의 비결은 쾌식(快食)·쾌변(快便)·쾌면(快眠)이라고 했으며, '니시건강법'에서도 질병의 5대 원인으로 혈액순환장애, 체액의 산성화, 골격의 어긋남과 흩어짐, 교감신경과 부교감신경의 부조화, 변비와 숙변을 꼽고 있습니다.

현대의학에서는 인체를 구성하고 있는 핵심 기관을 5장6부(五臟六腑)로 나누고 있습니다. 5장은 간장·신장·심장·비장·폐장을 말하며, 6부는 위장·소장·대장·담(쓸개)·방광·삼초(기를 주관하고 소통시키는 무형의 장부)를 말하는데, 5장6부는 일정한 리듬으로 체내를 순환하는 기혈(氣血)의 순행으로 영위된다고 합니다.

기혈이란, 기(氣)는 경락이라는 인체 내 기혈 운행의 순환 경로를 따라 경외(經外)를 돌고, 혈(血)은 경내(經內)를 돌며 우리 몸을 잠시도 쉬지 않고 순찰하는 것입니다. 순찰을 통해 잘못된 곳은 수정해주고 파괴된 곳은 보수해주어 생체의 항상성(恒常性)을 유지할 수 있도록 늘 우리 몸을 지키고 감시하고 있는 것입니다.

경혈(經穴)이란 한방에서 침을 놓거나 뜸을 뜨면 효과가 나는 자극점으로, 기가 모이고 출입하는 곳이라 하여 혈(穴) 자를 써 경혈이라 하고, 경혈과 경혈을 연결하는 선을 경락(經絡)이라고 하는데 14경락의 노선 위에 365개의 경혈이 있으며 손끝으로 눌렀을 때 몹시 아픔을 느끼는 곳이 경혈입니다. 주로 얼굴·머리·손·발 부위에 중요한 경혈들이 많이 몰려 있습니다.

우리의 주요 신체기관인 5장 6부가 원활한 기능을 수행하려면 전신을 돌고 있는 기혈이 활기차게 살아 움직여야 하며, 이 기혈이 정상적인 순행을 하려면 잠자리에서 몸을 따뜻하게 하고 숙면을 취하여 체내의 피로가 누적되지 않게 그날그날 풀어주어야 합니다. 그러나 현재를 살아가는 대부분의 사람들은 이 부분을 간과하고 자기 몸을 무리하게 혹사하는 경우가 너무나 많습니다.

숙면을 취하지 못하거나 쌓인 피로를 풀어주지 못할 때에는 수시로 경혈(전정·백회·상관·하관·천주·예풍·곡빈·족삼리·수삼리·노궁·합곡·용천·연곡 등)에 지압 또는 마사지로 자극을 해주는 것도 기혈 순환을 좋게 하는 하나의 방법입니다. 자세한 경혈 도면은 당뇨클럽 홈페이지(www.hidang. com)를 참고하시기 바랍니다.

1. 경혈을 자극하면 기혈이 뚫리고 자율신경이 활성화된다

고혈압·중풍·심장병·당뇨 등 만성 질환은 자율신경계(교감신경계와 부교감신경계)에 이상이 생기고 혈액이 탁해서 오는 질환이므로 림프구의 활성화와 자율신경계의 정상화 그리고 혈액을 맑게 해줘야 합니다. 혈액이 맑아지려면 최소한 4개월 이상은 자연요법을 해야 효과가 있는데, 이것은 혈액의 수명이 120일이므로 체내에 있는 모든 피가 새것으로 다 바뀌는 데 4개월이 소요되기 때문입니다.

　림프구를 강화시키고 자율신경을 정상화시키며 혈액을 맑게 하기 위해서는 '얼굴 머리 두드리기'와 '손톱 누르기', '얼굴과 손발 비비기'로 말초경혈을 적절히 자극해주는 것이 좋습니다. 주요 경혈이 몰려 있는 머리·얼굴·손·발에 압박과 마찰을 가함으로써 말초혈관의 어혈이 풀어져 혈액순환이 잘 되고 기혈이 뚫려 림프구와 자율신경이 정상화되므로 당뇨뿐만 아니라 구안와사(입이 비뚤어지는 것)·중풍·치매 같은 합병증 예방에 아주 좋으며, 피부미용에도 좋습니다.

　'얼굴 머리 두드리기'는 양손의 손가락 끝을 이용하여 먼저 백회(百會-머리의 상수리 부분)를 100번 두드리고, 그 다음 백회를 기준으로 하여 열십자(+)로 앞으로는 턱 끝까지, 뒤로는 목 뒷부분까지, 그리고 좌우 양쪽 귀 밑까지를 두드리고 난 뒤, 머리 전체와 얼굴 전체를 무작위로 시원할 때까지 약 5분간 두드리는 것입니다. 경혈의 위치를 잘 모르면 머리와 얼굴을 두드리면서 더 아프거나 시원한 곳이 경혈입니다. 경혈은 이마 부분과 눈 주위·눈썹 주위·입 주위·귀 주위·목 뒷부분에 많이 몰려 있습니다. 특히 머리 부분과 귀 뒷부분, 목 뒷부분은 아주 세게 두드리는 것이 시원하고 좋습니다.

　'손톱 누르기'는 손톱의 뿌리 부분을 손톱 끝을 이용해 꼭꼭 눌러주는 것입니다. 손가락 하나하나마다 30~40번 정도 손톱 끝으로 꼭꼭 눌러주고 비비면서 비틀기를 하고 난 뒤 주무르기로 마무리하는데, 넷째손가락(약지)은 하지 않습니다. 넷째손가락은 교감신경을 자극하여 스트레스성 호르몬인 아드레날린을 분비하여 혈당을 올리기 때문입니다. 손톱 누르기는 차를 타고 다닐 때나 사무실 등에서 시간 날 때마다 수시로 할 수가 있으므로 자주 하는 것이 좋습니다.

'얼굴과 손발 비비기'는 얼굴 전체, 손발 전체를 세게 비비는 것으로서 손발에 퍼져 있는 경혈을 꼭꼭 눌러주면서 손발을 비틀어주어도 좋습니다. 얼굴과 손발 비비기를 하면 피부에 열이 나고 혈액순환에 도움이 되며 기혈 소통에도 좋습니다.

경혈을 자극할 때 다른 곳보다 더 아픈 곳이 있다면 그곳에 이상이 있다는 증거이니 아픈 곳을 더 많이 해주는 것이 좋습니다. 이와 같이 '얼굴 머리 두드리기'와 '손톱 누르기', '얼굴과 손발 비비기'를 지속적으로 하면 모든 순환계 질환에는 말할 것도 없이 좋고 특히 당뇨가 있으면 우울증에 걸리는 경우가 많은데 이 우울증에도 특효입니다.

동양학 연구가 고불 박용규 선생님이 개발하신 자석요법을 하는 것도 기혈 순환에 아주 좋습니다. 지름 3㎜, 두께 1㎜의 원형으로 된 ND자석(2,000가우스)을 피부 접착용 테이프를 이용해 S극이 피부에 닿도록 하여 남자는 기해와 관원에, 여자는 수도와 중극 경혈에 붙입니다.

자석요법은 기(氣)를 활성화시키고 혈관 벽에 붙어 있는 노폐물과 찌꺼기를 말끔히 청소해주며, 어혈을 풀어주어 피를 맑게 하고 몸을 따뜻하게 하여 5장6부의 기혈 순환을 원활하게 해줍니다. 신체의 아픈 곳이 있다면 아픈 곳의 해당되는 경혈에 ND자석을 붙이고 며칠이 지나면 통증이 사라집니다.

2. 온기(溫氣)가 내 몸을 살리고 냉기(冷氣)가 내 몸을 죽인다

글자 그대로 온기는 따뜻한 기운이고 냉기는 차가운 기운인데, 온기는 모든 것을 풀리게 하지만 냉기는 모든 것을 뭉치게 합니다. 추운 겨울에 뜨거운 국물을 마시면 몸이 훈훈하게 풀어지지만, 더운 여름에 차가운 얼음을 먹으면 내장이 바싹 오그라들어 일시적으로 근육이 굳어지게 됩니다.

이처럼 찬 것을 먹거나 차가운 말과 차가운 생각을 하면 신체의 특정 부분이 굳거나 뭉쳐져 각종 질병이 유발되지만, 따뜻한 것을 먹고 따뜻한 말과 따뜻한 생각을 하고 몸을 따뜻하게 한다면 신체의 모든 뭉쳐진 것들이 풀어지고 면역력이 높아져 건강하게 되는 것입니다.

이것을 동양의학에서는 '온열요법'이라고 하는데, 대표적인 온열요법으로 원적외선의 온열 효과를 들 수가 있습니다. 원적외선의 온열 작용은 기와 혈이 잘 소통되게 하여 뭉친 어혈을 풀어주고 자율신경계를 안정시켜 당뇨와 고혈압 등 만성 질환에 큰 도움을 줍니다.

그런 가운데 내면적으로는 수승화강(水昇火降), 즉 '물은 위로, 불은 아래로', 차가운 기운을 올라가게 하고 뜨거운 기운은 내려가게 하여 두한족열(頭寒足熱), 즉 머리는 차게 하고 발은 따뜻하게 해야 건강에 좋습니다. 그래서 상체에 열(熱)이 올라가고 화(火)가 올라가면 열병·화병이 생긴다는 것이지요.

자연의학계의 명의이면서 일본의 전직 수상들의 주치의로 유명한 일본의 이시하라 유우미 박사는 "반세기 전 인간의 평균 체온은 36.8℃였으나 그동안 1℃ 가까이나 떨어져 지금은 35.8℃대를 유지하고 있다"고 주장했습니다. 체온이 1℃ 떨어지면 면역력은 30%나 낮아지고, 반대로 체온이 1℃ 올라가면 면역력은 5배나 높아진다고 합니다. 그렇다면 우리는 몸을 항상 따뜻하게 유지하도록 노력해야만 합니다.

저체온이면 면역력이 떨어지기 때문에 몸에서 이유 없이 열이 나는 것은 "지금 내 몸 상태가 좋지 않다"는 몸의 경고 신호이며, 이럴 때 체온을 약간 높여서 효소 활동(효소는 35~40℃의 온도에서 가장 활성이 높음)을 왕성하게 하여 몸 상태가 나빠지는 것을 미리 막으려는 자연 치유력의 발동입니다. 그런데도 현대의학에서는 조금만 열이 나면 해열제를 복용하여 열을 강제로 내리는데 이것이 과연 옳은 방법인지는 모르겠습니다.

물론 체온이 40℃ 이상으로 높게 올라갈 때는 위험하므로 해열제를 먹어야겠지만, 37~38℃ 정도에서는 해열제로 해결하기보다는 녹차·생강차·감잎차 등으로 수분을 섭취해 탈수를 막고 몸의 상태를 살피면서 외부효소를 많이 공급해주거나 관장(대장청소)을 하는 것이 현명한 건강 관리법입니다. 그러나 이렇게 했는데도 열이 계속 나고 기력이 떨어진다면 그때는 의사의 진단을 받는 것이 좋습니다.

3. 건강을 지키려면 숙면(熟眠)을 취하자

우리가 살아가면서 하루 24시간 중 한곳에서 가장 많이 머무르는 곳이 아마 잠자리일 것입니다. 하루에 7~8시간 잠을 잔다고 했을 때 활동하는 시간은 16~17시간으로 장시간인데도 불구하고 한곳에 머무르는 시간은 불과 얼마 안 될 것입니다. 여기저기를 이동하거나 사무실이나 집 안에서 일을 하더라도 한곳에 머무르지 않고 계속 움직여야 하기 때문입니다.

이렇게 봤을 때 잠자리의 중요성을 다시 한 번 생각해보지 않을 수가 없습니다. 사람들은 보통 하루에 7~8시간 정도 잠을 자지만, 숙면을 취하는 시간은 불과 절반도 되지 않는다고 합니다. 숙면을 취할 수만 있다면 그 절반인 4시간만 잠을 자도 충분하다고 합니다.

1) 원적외선(遠赤外線)을 활용하자

원적외선이란 눈에 보이지 않는 비가시광선으로서, 우리 몸에 도달하면 모세혈관을 확장시켜 혈액순환을 원활하게 하고 신진대사를 촉진시켜 자연치유력을 높여주는 몸에 유익한 파장(波長)입니다. 햇볕의 따뜻함이 곧 원적외선의 효능인데, 햇볕 없이는 생명체가 살아갈 수 없듯이 생명체는 원적외선의 혜택 없이는 생존이 불가능한 것입니다.

그런데도 날이 갈수록 높아만 가는 고층빌딩과 아스팔트 · 시멘트를 이용한 도로포장 때문에 생육광선인 원적외선을 받을 기회는 갈수록 줄어들고 있고, 집과 사무실에 설치된 각종 전자장치에서 하루 종일 쏟아져 나오는 무서운 전자파는 인류의 건강을 서서히 잠식해 가고 있습니다.

원적외선은 가시광선과는 달리 반사작용이 없고 오히려 흡수되는 흡수광선이기 때문에 인체에 도달하면 인체의 원자가 이온의 진동(1분에 2,000번 이상 세포를 미세하게 흔들어줌)을 야기시켜 세포조직을 활성화시키고, 피부 속 4cm까지 깊숙이 파고들어가 온도를 상승시켜 온열의 효과를 나타내게 됩니다. 이와 같은 온열 작용의 원리에 의해 유해한 세균을 죽이고 노폐물과 유해 중금속을 몸 밖으로 배출시키며 엉킨 피를 풀어주어 혈액을 정화하고, 독소 제거 · 면역력 증진 · 피로 회복을 도우며 쑤시고 결리는 곳을 풀어주어 통증을 완화시켜 줍니다.

모든 물체는 열에 의해 팽창하기 때문에 원적외선을 받은 모세혈관이 확장되어 넓어진 핏줄에 그만큼 많은 피가 순환할 수 있어 혈액 고유의 임무인 산소 운반 · 영양 운반 · 배설 촉진을 통하여 병발 부위의 병발 요인을 제거시키며, 병발 부위를 정상으로 복원시키게 되는데 이것을 자연치유력이라고 합니다, 이와 같은 바이오 원적외선의 온열 작용에 의해 모든 질병이 치유되는 것입니다.

원적외선 방사(放射)의 주체는 물론 태양입니다. 햇볕의 80%가 적외선이며 적외선의 80%가 원적외선이기 때문입니다. 이같이 태양 열이나 인위적으로 열을 가하여 500℃ 이상의 고온에서 방사되는 것을 '고온방사체'라고 하며, 상온에서 방사되는 것을 '저온방사체'

라고 합니다.

자연계에 존재하는 저온방사체 중에는 황토·진흙·화강석·대리석·자갈·모래·옹기류·도자기류 등이 있으며, 황토방 구들장이 혈액순환을 좋게 하고 진흙 마사지가 피부미용에 좋으며 모래찜질이 건강에 좋고 옹기나 돌그릇에 물을 담아두면 좋은 물이 된다는 것도 모두 원적외선의 방사 때문입니다.

저온방사체 중에서 방출되는 원적외선의 양은 광물질에 따라 차이가 많은데 그중에서 다이아몬드가 가장 많은 원적외선을 방사하며, 황토·일라이트(illite)·게르마늄 등도 많은 원적외선을 방사하는 광물질들입니다.

지금까지는 광물질에서 방사되는 원적외선을 주로 활용하여왔지만, 근래에 와서는 현대의학에서 질병을 치료하는 물리치료기기에 전기·전자를 이용하여 원적외선을 얻기도 합니다. 그러나 전기를 통해 얻은 원적외선은 인체에 유해한 전자파가 우려되므로 안정성에 있어서 좀 더 확실한 검증이 있어야 될 것으로 생각됩니다.

현대과학에서는 이제야 치료기기에 사용하고 있지만, 우리의 선조님들께서는 세계에서 유일하게 수천 년 전부터 황토로 집을 짓고 방바닥과 부엌 아궁이를 황토로 만들어 원적외선의 신비를 생활에 적용해왔으니 그 앞선 지혜에 경탄하지 않을 수가 없습니다.

아궁이를 황토로 만들면 황토를 통과한 열은 원적외선을 방출하기 때문에 일반 열보다 더 깊숙하게 침투합니다. 이로 인해 우리 선조 할머님들께서는 다리 사이와 가슴에 매일매일 원적외선을 쬐었기에 각종 부인병을 예방할 수가 있었으며, 병원 한 번 안 가고도 건강하게 살 수가 있었던 것입니다.

콘크리트로 만든 현대의 아파트에 채소를 놓아보면 2~3시간만 지나도 시들지만, 옛날 초가집의 황토로 만든 부엌에서는 2~3일을 두어도 시들지 않는데 이것은 황토에서 생명의 기(氣)가 나오기 때문입니다. 바이오 원적외선은 피부 속 4cm 심층까지 열이 깊이 침투되기 때문에 온열 작용으로 경혈에 복사되면 침구의 효과를 기대할 수가 있으며, 몸속에 있는 독을 제거하는 제독 효과도 뛰어납니다.

몸속 깊이 침투하는 열에 의해 미세혈관이 확장되어 혈액순환이 좋아지고, 신진대사의 강화로 백혈구의 기능 향상과 세포의 재생 능력을 증가시켜 당뇨·고혈압·뇌졸중·심장병·고지혈증 등 난치성 만성 질환이나 각종 종양·관절염·간경변에 효과가 있으며, 자율신경의 기능 조정으로 신경성 질환이나 요통·근육통 등의 통증 완화·피부미용·아토피·부인병·소염·항암 효과·노화 억제에도 매우 좋습니다.

황토는 흙이라고 하기엔 너무 약성(藥性)이 강한 흙으로서 그중에서도 우리나라의 황토가 세계에서 가장 약성이 강하다고 합니다. 무좀이 심한 사람도 맨발로 황톳길을 걷거나 황토 찜질을 해보면 하루 이틀만 지나도 무좀이 없어지는 것을 경험할 수가 있고, 감기나 몸살이 왔을 때 황토방에서 지지고 나면 빨리 회복되는 것이나 황토 사우나에서 목욕을 하고 나면 기분이 상쾌해지는 것도 다 바이오 원적외선의 작용 때문입니다.

인간의 몸 자체에서도 5~10마이크론의 원적외선이 방사된다고
합니다. 옛날 어릴 적에 배가 아플 때 할머니나 어머니께서 "내 손이
약손이다" 하고 배를 문질러주시면 대개의 경우 통증이 가라앉는데
이것 역시 원적외선의 방사 때문입니다. 또한 야생동물들이 다치거
나 몸이 아프면 조용히 땅에 코를 대고 엎드려 있는 것도 원적외선
의 작용으로 자연치유력을 기대하기 위한 것입니다.

이런 원적외선의 효과를 집 안의 생활 공간에서 누리기를 원한다
면 집안 내벽과 방바닥을 모두 황토로 마감공사를 하면 좋습니다.
이렇게 되면 24시간 언제나 집 안 가득히 원적외선이 방사되어 밤
동안 잠자리에서 숙면을 취할 수가 있고, 낮 동안에는 곰팡이나 세
균 등에 대한 항균 작용으로 쾌적한 실내 공기를 유지할 수가 있으
며, 기를 보강하여 피로 회복이 빨라 각종 난치병에도 예방이 가능
한 명택(名宅) 중의 명택이 될 것입니다.

콘크리트 내벽과 바닥을 황토로 바꾸어주는 인테리어 시공업체나
황토 집을 지어주는 건축업체가 요사이 부쩍 많이 생겨서 인터넷 검
색사이트를 통해 알아보면 바로 견적을 받아볼 수 있는 곳이 많이
있습니다. 공사비 문제로 집안 내벽 전체가 부담이 된다면 침실 바
닥과 거실 바닥만이라도 황토로 바꾸는 것이 좋습니다. 특히 난치성
질환이 있는 사람들은 황토방에서 자연요법을 하면서 1년만 생활한
다면 웬만한 질병은 정상으로 돌아올 수 있습니다.

집을 고치기가 어려운 경우라면 간단한 방법으로 황토평상침대를
직접 만들어서 사용할 수도 있습니다. 황토평상침대를 만드는 방법

은 먼저 두께 1㎝ 정도의 매끈한 오동나무판을 사용하여 가로 70~90㎝ 정도, 세로 180~200㎝ 정도의 직사각형 틀을 만듭니다. 그 속에 얇은 동판(銅版)을 먼저 깔고 난 다음 질 좋은 황토를 조금 묽게 반죽하여 두께 5㎝ 정도로 다져서 채운 후 그늘에서 말립니다. 완전히 마른 뒤 그 위에 뚜껑을 덮으면 유해파동 차단용 황토평상침대가 됩니다.

직사각형 틀을 만들 때 유의할 것은 오동나무는 부드럽고 경도가 약하기 때문에 틀어지거나 변형될 수 있으므로 힘을 받을 수 있도록 단단한 각목을 중간에 열십자형으로 1~2개 만들어주는 것이 좋습니다. 일반 못을 사용하면 빠질 수 있으므로 나사못을 사용하는 것이 좋습니다. 집에서 만들기가 어려우면 시중에서 판매되는 황토평상침대를 구입해서 사용해도 됩니다. 황토평상침대를 구입해서 사용할 경우 주의해야 할 것은 전기열선 방식으로 가열을 하는 제품보다는 온수순환 방식으로 가열을 하는 제품을 구입하는 것이 안전합니다.

온수순환 방식의 제품은 전기열선을 깔아 전기로 열을 올리는 것이 아니라 보일러용 PE호스를 깔아서 뜨거운 물을 소형 보일러로 순환시켜 열을 얻기 때문에 전자파의 위험에 대해 전혀 걱정할 필요가 없습니다. 전자파는 인체에 아주 해롭기 때문에 전자파가 나오는 제품이라면 아무리 황토가 좋다 하여도 사용하지 않는 것이 좋습니다. 전열 장치로 가열하는 제품은 전자파 차단 기능을 검증기관으로부터 인증을 받았다 하더라도 오래 사용하다보면 차단 기능이 떨어져 전자파가 다시 나올 수 있습니다.

시중에 유통되는 황토평상침대 중 대부분은 황토 구들판 두께를 2
㎝ 이하로 얇게 만들었기 때문에 원적외선의 방사량이 적고 복사열
을 품어주는 축열 시간이 짧아 쉽게 식어버립니다. 제대로 원적외선
의 효과를 얻으려면 황토 구들판의 두께가 최소한 5㎝는 되어야 하
며, 두께가 두꺼울수록 열을 보존ㆍ발산하는 능력이 뛰어나고 원적
외선의 방사량도 많아집니다.

2) 해로운 지구방사선인 유해파동(有害波動)을 차단하자

깊은 땅속에서 지층의 어긋남으로 흙 또는 암반 사이에 틈이 생겨
단층을 이루고 있는데, 이 단층의 틈 사이로 흐르는 물을 수맥이라
고 합니다. 이 틈 사이에서 발생하는 '해로운 기(氣)', '해로운 저주
파 지구방사선'을 흔히들 '수맥파'라고 하는데, '유해파동'이라고
표현하는 것이 더 정확한 말입니다.

이 틈 사이로 대부분 물이 흐르고 있지만 물이 흐르지 않는 곳도
있는데, 물이 흐르지 않는 경우에도 유해파동은 동일하게 발산된다
고 합니다. 그렇다면 유해파동은 흐르는 물 때문에 발산되는 것이
아니라 지층의 어긋남에서 발생된다고 보는 것이 맞습니다.

이 유해파장은 지구의 고유 파장인 지자기파와는 다른 변조된 파
장으로서 뇌파를 교란시키고 건물에 균열을 가져와 우리들의 건강
과 생활에 엄청난 피해를 끼치고 있습니다. 그 피해는 급성으로 나
타나는 것이 아니라 이슬비에 옷이 젖듯 서서히 나타나므로 유해파

동을 피하는 것이 상책입니다.

유해파동이 미치는 곳에 집을 지으면 벽이나 바닥에 균열이 생기고, 유해파동이 지나는 집에서 잠을 자면 깊은 잠을 이루지 못하며 불면증·두통·신경통·고혈압·당뇨·중풍·관절염·각종 신경성 질환·비만·심지어 정신분열증까지도 유발될 수가 있습니다. 숙면을 방해하는 요인으로는 소음·소란·신경과민·근심·걱정·질병 등 여러 가지가 있지만, 그중에서 유해파동이 차지하는 비중 또한 크다고 할 수가 있습니다. 건물 지하에 유해파동이 흐르면 1~2층 낮은 층에만 영향이 미치는 것이 아니라 수십 층의 아파트나 고층빌딩의 꼭대기 층까지도 영향이 미친다고 합니다.

잠자리에 유해파동이 지나가면 기혈의 흐름에 혼란을 주어 생체리듬을 무너뜨립니다. 생체리듬이 무너지면 5장6부의 기능이 저하되고 자율신경에도 방해를 받아 숙면을 이루지 못하게 되며 이로 말미암아 수많은 질병이 유발됩니다.

이 유해파동을 차단하는 방법으로는 두께 0.2㎜ 이상의 동판을 구입하여 잠자리 밑에 깔면 좋습니다. 동판의 두께는 두꺼울수록 좋으며, 가로·세로의 크기는 자기 신체에 맞게 적당히 맞추면 됩니다. 집에서 만들기가 번거롭다면 시중에서 판매되고 있는 황토평상침대를 구입하여 사용하면 유해파동 차단용 동판과 그 위에 알루미늄 판이 하나 더 깔려 있어 유해파장을 차단함은 물론 황토의 원적외선 효과까지도 함께 누릴 수가 있으니 일거양득이라 할 수 있습니다.

4. 피가 깨끗하면 만병이 사라진다

1) 냉온욕은 혈액순환을 좋게 한다

냉온욕법은 냉수욕과 온수욕을 번갈아 하여 피부를 자극시키므로 모세혈관의 수축과 확대가 반복되어 혈액순환을 활발하게 해줍니다. 그와 동시에 전신의 체액을 중성(온수에 의해 알칼리성, 냉수에 의해 산성)으로 만들어 산성과 알칼리성의 평형을 유지하므로 병약한 몸을 건강체로 만들어주고 피로를 회복하며 류머티즘과 신경통, 피부미용에도 탁월한 효과가 있습니다.

온수욕을 오래 하고 있으면 사람이 지치거나 감기에 걸리기 쉽습니다. 이것은 피부의 모세혈관이 수축되지는 않고 계속 확대만 되기 때문인데, 이렇게 되면 심장을 위시하여 순환기 계통에 피로를 줄 수가 있습니다. 여기서 말하는 온수는 미지근한 온탕을 말하는 것이 아니라 뜨거운 열탕을 말하는 것입니다.

냉온욕은 냉수로 시작하여 냉수로 끝내는데 매회 각 1분씩 합니다. 냉수에서부터 시작하여 냉-온-냉-온-냉-온-냉-온-냉-온-냉-온-냉-온-냉으로 끝냅니다. 냉탕은 8회를 하고 열탕은 7회를 하게 되므로 총 15회를 하며 시간으로는 15분이 걸립니다.

냉수의 온도는 14~18℃ 사이가 좋으며 온수의 온도는 41~43℃가 적당합니다. 처음 하는 사람은 냉수에 들어갈 때 먼저 손목과 발목을 적시고 다음에는 팔과 무릎 이하까지를 담급니다. 이렇게 서서히 상체로 올라오면서 담그는 데 익숙해지면 전신을 물에 담글 수 있게 됩니다. 한때 가슴 이하까지만 담그는 반신욕이 유행하였는데, 냉온욕을 할 때는 냉수·온수 모두 얼굴 부분만 제외하고 몸 전체를 물속에 잠기게 해야 합니다.

2) 풍욕은 피부호흡을 통해 몸에 쌓인 독을 배출시킨다

풍욕은 옷을 벗고 한다고 해서 '나체요법'이라고도 하는데, 옷을 '입었다, 벗었다' 하기보다는 옷을 벗은 상태에서 모포나 이불을 '벗었다, 덮었다' 하는 것이 더 하기가 쉽습니다. 풍욕의 효과도 냉온욕과 마찬가지로 피부의 호흡 작용을 통하여 모세혈관의 확대와 수축을 반복함으로써 체내에서 발생하는 독소를 산화하여 탄산가스로 만들며 요소를 비롯한 노폐물을 발산하고 대기 중의 산소를 얻어 신진대사를 촉진시킵니다. 풍욕을 하는 시간은 1회에 30분 정도이며 요령은 다음 표와 같습니다.

풍욕을 하는 요령

횟수(회)	이불을 벗고 알몸이 되는 시간(초)	이불을 덮고 몸을 덥히는 시간(초)
1	20	60
2	30	60
3	40	60
4	50	60
5	60	90
6	70	90
7	80	90
8	90	120
9	100	120
10	110	120
11	120	120

5. 골격을 바로잡으면 무병장수한다

1) 평상침대(平床寢臺)

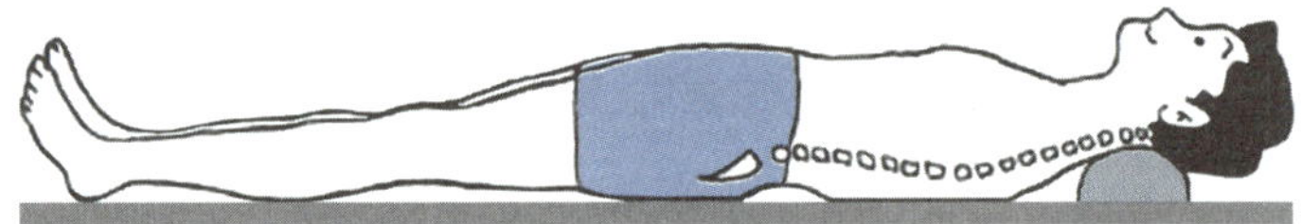

경침을 베고 평상침대에서 잠을 자면 추골이 바르게 정렬됩니다.

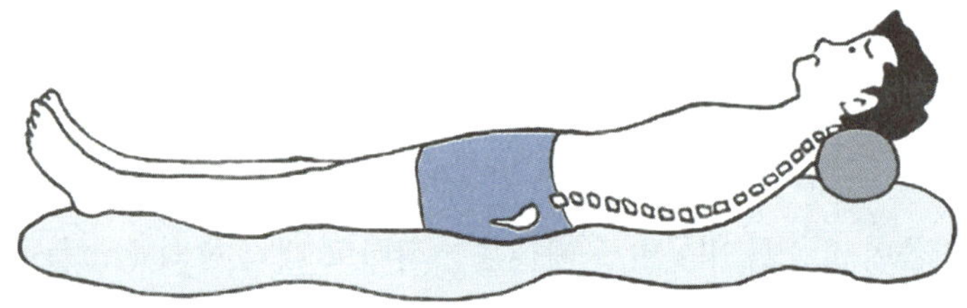

높은 베개와 두껍고 푹신한 쿠션침대에서 잠을 자면
추골의 배열이 흐트러집니다.

네 발로 걸어다니는 야생동물은 상처에 의한 외과적인 질병밖에 없으나, 인간에게만 있는 각종 난치성 만성 질환은 두발로 걷게 된 것이 발단이며 그로 인해 휘어진 척추가 만병을 일으키고 있습니다. 척추는 33개의 추골이 연결되어 하나의 기둥 모양을 이루고 있는데, 위에서부터 경추 7개, 흉추 12개, 요추 5개, 그 다음 5개는 유착하여 삼각형을 이루고 있는 선추라고 하며 마지막 4개는 미골이라고 합니다.

여기서 추골이 뒤틀리거나 어긋나면 신경이 눌리고 압박을 받아

제대로 활동을 하지 못하여 갖가지 질병을 유발시키는 것입니다. 쿠션이 있는 침대나 두껍고 부드러운 요 위에서 잠을 자면 척추의 각 추골이 제자리를 지키지 못하여 전체적으로 휘어지거나 척추신경이 압박을 받을 수 있고 그로 인해 모든 병의 원인이 됩니다.

이럴 때 평상침대에서 잠을 자면 딱딱한 평상에 의해 지압이나 마사지 효과를 얻을 수 있어 척추의 부탈구(뒤틀리거나 어긋남)를 교정하고 각종 질병으로부터의 예방과 치료 효과도 얻을 수 있습니다. 발표에 의하면 우리가 잠들어 있는 8시간 동안 약 7,000번의 미세진동(微細震動)이 일어난다고 하는데, 평상침대에서 잠을 자면 자동으로 일어나는 미세진동에 의해 자신의 체중으로 골격을 조정하게 됩니다.

평상침대는 집에서 오동나무 판(두께 1~3cm, 폭 70~90cm, 길이 180~200cm)을 사용하여 직접 만들어서 사용해도 되지만, 만들기가 어려우면 인터넷에서 평상침대를 검색하면 판매하는 곳이 많으니 구입해도 되는데 가장 좋은 방법은 온수순환 방식의 황토평상침대를 구입해서 사용하는 것입니다.

처음에 평상침대나 방바닥에서 자려면 딱딱한 바닥 때문에 잠자리가 불편할 수도 있습니다. 이럴 때에는 지금까지 깔고 자던 요보다 조금 얇은 것으로 점차 바꾸어가면서 연습을 하여 완전히 익숙해지면 그때 평상으로 바꾸면 됩니다. 이불은 춥지 않을 정도로 덮고 너무 무겁지 않은 것이 좋으며, 옷은 얇은 메리야스 한 개 정도로 되도록 적게 입는 것이 좋습니다. 가장 좋은 것은 옷을 입지 않고 맨몸으로 잠을 자는 것이라고 하는데, 이것은 잠자는 동안 피부호흡을

통해 독소가 배출되므로 옷을 두껍게 입고 자면 피부호흡에 방해가
된다는 것입니다.

잠들기 전이나 아침 기상하기 전에 발목펌프운동, 붕어운동, 모관
운동, 누워서 골반 움직이기, 누워서 자전거 타기 등의 운동을 하는
것도 좋습니다.

2) 경침(頸枕)

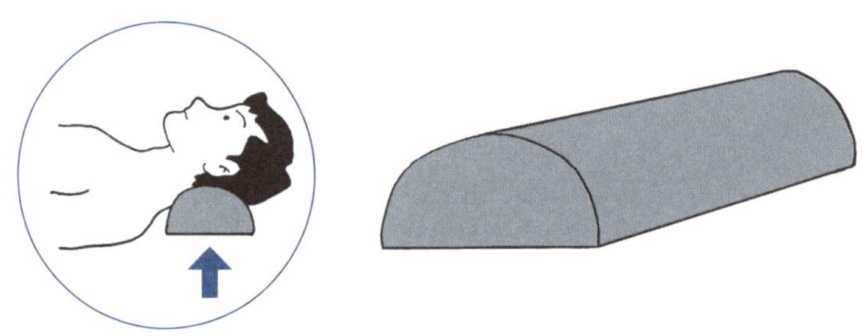

예로부터 목이 굽은 사람은 요절한다는 말이 있는데, 목이 굽은
사람은 경추 부분의 정맥이 부풀어올라 있으며 우심방이 확대되어
있고 심장병과 폐의 질환에 걸리기 쉽습니다. 현대인들은 책상에 앉
아 있는 시간과 컴퓨터를 하는 시간이 많기 때문에 나도 모르게 머
리가 앞으로 나가게 되어 거북목이 된 사람들이 많습니다. 목 부분
은 머리와 몸통이 연결되는 곳이며 뇌신경과 척추신경의 중계소로
서 바른 자세라는 것은 머리의 중심과 목 그리고 몸의 중심이 일직
선이 되어야만 합니다.

요추 · 척추 · 흉추 · 경추 중에서도 특히 목 부분이 휘어지면 자세

가 나빠져서 여러 가지 질병이 발병하므로 경추의 골격을 바로잡아 주는 것이 무엇보다 중요합니다. 대부분의 사람들이 사용하고 있는 부드러운 베개는 경추의 부탈구를 더욱 부추길 수 있으므로 오동나무로 만든 딱딱한 경침(나무베개)을 사용하는 것이 경추의 골격을 바로잡아주는 데 좋습니다.

딱딱한 나무베개를 사용하여 목 부분의 혈관을 압박하면 혈관의 면적이 좁아져 혈액순환의 속도가 빨라지므로 혈관 내에 끼어 있던 찌꺼기들이 씻겨 나가 각종 순환계 질환을 예방할 수 있고, 신경 증후군·두통·경부의 동통·어깨결림 등에도 좋습니다. 경침의 높이는 체격에 따라 다르게 해야 하는데, 이상적인 높이는 경침을 베고 반듯이 누워서 옆에서 봤을 때 이마가 뒤로 젖혀져 머리가 바닥에 닿거나 턱이 밑으로 처지거나 하면 안 되고 이마와 턱이 완전한 수평을 이루어야 합니다.

경침을 사용할 때는 목을 뒤로 젖혀서 움푹 들어간 부분, 즉 3~4번 경추에 대고 위를 보고 반듯이 누워 몸을 일직선으로 합니다. 경침을 처음 사용하면 머리가 아프거나 저리기도 하는데 이것은 자신의 경추 어딘가에 고장이 있다는 증거입니다. 너무 아파 경침을 쓸 수가 없는 사람은 수건으로 경침을 감싸서 사용하다가 통증이 사라지고 경침 사용에 익숙해지면 그때 수건을 벗기고 경침만 사용하면 됩니다. 아침에 일어날 때나 밤에 잠들기 전에 경침을 베고 도리도리를 1분 이상 하고 나면 머리가 아주 시원해집니다.

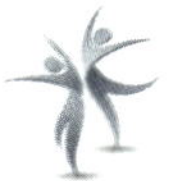

● 아침에 눈을 뜨자마자 황토평상침대에서 앉은 자세로 '얼굴 머리 두 드리기', '손톱 누르기', '얼굴과 손발 비비기' 등 말초경혈 자극을 10분 정도 합니다. '손톱 누르기'는 차를 타고 다닐 때나 사무실 등에서 시간 날 때마다 수시로 합니다.

● 지름 3㎜, 두께 1㎜의 작은 ND원형자석을 기해와 관원 경혈에 붙여 샤워할 때만 떼고 평상시에는 그대로 붙이고 생활합니다. 머리가 맑지 않을 때는 백회와 전정과 두유 경혈에 붙이기도 하며, 다른 신체 부위에도 이상이 있을 때마다 그곳의 경혈에 ND원형자석을 붙입니다.

● 침구는 처음에 오동나무 판에다 동판을 깔고 황토를 채워서 집에서 손수 만든 직사각형 황토평상침대를 사용했으나, 오래 사용하다보니 망가져서 폐기시키고 지금은 시중에서 판매되는 온수순환 방식의 유해 파동 차단용 황토평상침대로 바꾸어서 사용하고 있습니다.

● 가격은 좀 비싸지만 20년 이상 반영구적으로 사용할 수 있고, 가열 방식이 전기 열선식이 아니고 온수순환 방식이라 전자파를 걱정할 필요가 없어서 좋습니다. 베개는 물론 오동나무 경침을 사용하고 있습니다.

● 쿠션침대를 사용할 때는 밤새 꿈으로 숙면을 취하지 못해 늘 몸이 찌뿌듯하고 붓기가 있고 머리가 무거웠으나, 유해파동 차단용 황토평상침대로 바꾸고부터는 꿈이 없으니 숙면을 취할 수가 있고 붓기가 없으니 피부와 근육에 탄력이 있으며 매일 가볍고 상쾌한 아침을 맞이할 수가 있으니 하루 종일 지치거나 피로하지가 않습니다.

● 무엇보다 놀라운 것은 잠을 이루지 못할 정도로 괴로웠던 종아리의 저림 증상이 황토평상침대에서 잠을 자고 난 뒤 감쪽같이 사라졌다는 사실입니다. 이 모두가 유해파동을 피하고 밤새 원적외선의 온열 작용으로 인한 안락한 잠자리의 덕분이 아닌가 싶습니다.

● 시험삼아 다른 방에서 잠을 자거나 다른 집에서 잠을 자보면 이런 편안한 잠자리가 되지 않는 것을 여러 번 경험하였습니다. 그리고 일주일에 두 번 정도는 냉온욕을 하고 있고, 컨디션이 좋지 않을 때는 취침 전에 30분 정도 족욕(足浴)을 하기도 합니다.

필수영양소와 당뇨에 좋은 식품

우리 몸에 필요한 59종(당질·단백질·지방질·산소·수소·탄소·질소·유황·13종의 비타민·22종의 미네랄·8종의 필수아미노산·2종의 필수지방산·6종의 보조인자)의 영양소 중에서 3대 영양소(당질·단백질·지방질)에 대해서는 누구나 다 알고 있으므로 간략하게 썼으며, 효소와 물에 대해서는 생식요법과 활성수소수요법에서 다루었기 때문에 여기에서는 생략하였습니다.

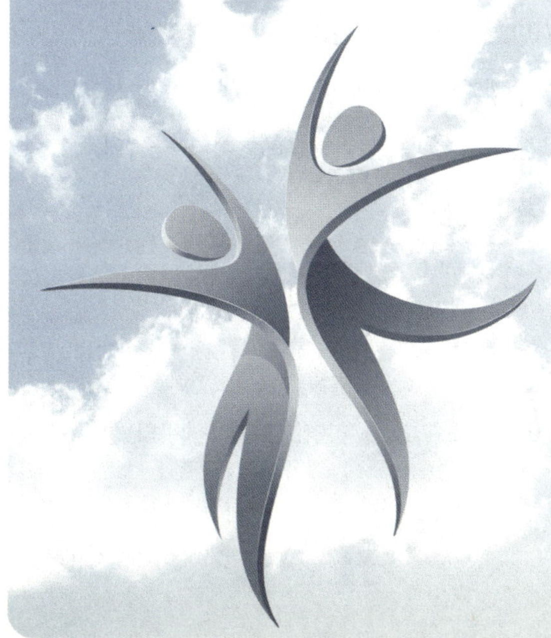

● 우리 몸에 필요한 필수영양소

1. 당질

당질은 탄수화물에서 섬유질을 뺀 영양소로서, 인체의 활동에 필요한 에너지의 주요 공급원입니다. 너무 많이 섭취하면 지방으로 저장되어 비만을 초래하는 영양소이기도 하지만, 부족하게 섭취되면 에너지 공급에 차질이 생겨 피로감이 생기고 체력이 떨어집니다.

2. 단백질

단백질은 근육과 뼈 조직을 구성하는 데 필수적인 영양소이지만, 과다 섭취하면 여분의 단백질이 질소로 분해되어 암모니아나 요소로 바뀌게 되는데 이렇게 되면 인체에 여러 가지 해독을 끼치게 됩니다. 두뇌가 흐려지고 짜증이 생기며 아드레날린 같은 호르몬이 생성되어 혈압과 혈당이 올라갑니다. 부족 섭취 시에는 뼈와 근육이 약해지고 탈모가 생길 수도 있습니다.

3. 지방질

지방질은 신체기관을 보호하는 데 필요한 영양소로서, 신체의 성장과 유지를 하는 데 필요하지만 과다 섭취 시에는 비만을 일으킬 수 있습니다.

4. 섬유질

섬유질은 인체 내에서 소화되지 않고 흡수되지 않기 때문에 배설을 촉진시키고 중금속을 해독시키며 혈액을 맑게 해줍니다. 소화·흡수·배설이라는 생리대사를 조정해주는 기초 물질이며, 특히 혈당 관리에 중요한 역할을 합니다. 소화기관에서는 소화의 시간을 제어·통제하는 기능을 하고, 흡수기관에서는 흡수의 시간을 조정해주는 기능을 하며, 배설기관에서는 배설을 촉진시키는 일을 합니다.

소화기관인 위를 건강하게 유지시켜 위장병을 억제하고, 소장의 흡수 기능을 평준화시켜 6m나 되는 소장 전부가 제 기능을 발휘할 수 있도록 조정해줍니다. 또한 배설기관인 대장에서는 머물러 있는 노폐물인 숙변의 배설을 촉진시켜 대장에 생길 수 있는 질병을 예방하고, 나쁜 콜레스테롤을 낮추어 혈관계 질환 예방에 도움을 줍니다.

육식동물은 먹이에 섬유질이 없기 때문에 작은창자의 길이가 2m밖에 안 되지만, 초식동물은 무려 12m나 됩니다. 그런데 소장의 길이가 6m인 사람들의 먹거리가 2m의 소장을 가진 육식동물의 먹이와 같아지고 있기 때문에 흡수의 속도가 대단히 빨라졌다고 할 수 있습니다. 흡수의 속도가 빨라지면 흡수된 영양분을 대사하기 위한 모든 생리적 필요 물질들의 생성 또한 빨라질 수밖에 없습니다.

흡수된 포도당을 대사하기 위해서는 포도당과 정비례하여 인슐린이 분비되어야 하는데, 포도당의 흡수 속도가 빨라지면 인슐린의 분비 속도도 빨라져야 하기 때문입니다. 이러한 현상이 장기간 계속되면 췌장에 무리를 줄 수밖에 없습니다. 따라서 지쳐버린 췌장은 머지않아 인슐린을 정상적으로 분비할 수 없게 되어 혈중에는 과잉의 포도당이 남아 있어 고혈당증을 일으키게 되는데 이러한 현상이 곧 당뇨의 시초입니다.

고혈당인 상태의 피는 점도가 높아져 순환에 장애를 일으키게 될 것이며, 점도가 높아진 피를 모세혈관에 순환시키기 위한 수단으로 혈압은 상승하게 됩니다. 이것이 고혈압의 시초로서 혈관 벽 속에 들어 있으면서 혈관의 탄력을 조정해주던 인슐린이 혈당 소모에 파견되어 혈관은 유연성을 잃고 경화되어버리니 이것이 동맥경화이며, 모세혈관(말초혈관)에 순환장애가 생기니 이것이 말초신경염입니다.

핏속에 포도당이 많아지면 피가 정상적인 일을 할 수 없기 때문에 면역 기능이 떨어집니다. 면역 능력이 떨어져서 생기는 병은 부지기수이며, 이런 현상들 모두가 섬유질을 무시해서 생긴 것들입니다. 따라서 섬유질의 결핍은 만성병 발생의 가장 큰 원인이 되는 것입니다.

이러한 식이섬유가 대장 벽에 붙어 있는 찌꺼기 등 각종 노폐물을 흡착해서 함께 빠져나가므로 숙변이 쌓이지 않으며, 장이 깨끗해지므로 변비를 없애줍니다. 변비가 없는 한 치질은 생길 수 없으며, 숙변이 부패될 때 생기는 독소 때문에 일어나는 질병은 간단히 예방됩니다.

섬유질은 모든 곡식의 씨눈과 해조류·채소류·버섯류·과일류에 많이 들어 있으며, 특히 식품의 껍질과 씨앗에 많이 들어 있지만 떡이나 빵·국수 등 분말로 갈아서 먹으면 파괴되고 맙니다. 당뇨에 어떤 섬유질은 좋고 어떤 섬유질은 나쁘다는 것은 없지만 되도록이면 불용성 섬유질은 70~80% 정도, 가용성 섬유질은 20~30% 정도 섭취하는 것이 이상적입니다.

1) 불용성(不溶性) 식이섬유

모든 곡식류나 채소류에 들어 있는 수세미처럼 거친 형태의 섬유질로서, 수세미같이 부피를 팽창시켜 노폐물을 흡착해 몸 밖으로 배출시킵니다.

해당 식품 : 현미·흑미·좁쌀·보리쌀·통밀·콩·수수·옥수수·율무·팥·달래·쑥·냉이·씀바귀·두릅·취나물·죽순·배추·상추·깻잎·양배추·쑥갓·시금치·미나리·마늘·양파·파·부추·호박·토마토·고추·오이·가지·감자·고구마·더덕·도라지·우엉·당근·연근·무 등.

2) 가용성(可溶性) 식이섬유

콩류 · 과일류 · 해조류 · 버섯류에 들어 있는 껌이나 젤리처럼 끈끈한 형태의 섬유질로서, 혈액 속에 녹아 들어가 혈관 벽에 붙은 노폐물을 껌처럼 흡착해서 몸 밖으로 배출시킵니다.

해당 식품 : 콩류 · 김 · 미역 · 다시마 · 파래 · 매생이 · 톳 · 토마토 · 복숭아 · 자두 · 살구 · 감 · 사과 · 배 · 귤 · 오렌지 · 바나나 · 버섯류 등.

5. 비타민

비타민은 그 자체가 생체 에너지원은 아니지만, 에너지원을 에너지로 변환시키는 데 크게 관여하는 물질이기 때문에 생체 내 신진대사 활동은 비타민이라는 물질이 없으면 돌아갈 수가 없습니다. 그중 비타민C군과 비타민B군은 당뇨 치료에 필수적인 중요 영양소입니다.

특히 단백질이 아미노산으로 분해되는 과정에서 비타민B_6가 없으면 단백질이 키산토렌산으로 변하게 되는데, 키산토렌산은 인슐린 분비를 방해하는 산성 물질입니다. 단백질이 아미노산으로 분해될 때 당뇨에 좋은 아미노산으로 분해하기 위해서는 비타민B_6와 비타민C를 많이 섭취하는 것이 좋습니다.

원래 곡물의 씨눈과 껍질에는 생명을 유지하고 병에 대한 저항력을 키우며 늙지 않게 하는 영양소가 숨겨져 있기 때문에 원형대로만 섭취한다면 비타민·미네랄·효소·섬유질의 부족은 걱정하지 않아도 됩니다. 그러나 곡물을 도정할 때 씨눈과 껍질을 모두 깎아버림으로써 그 속에 들어 있는 비타민·미네랄·효소·섬유질 및 기타 유효 성분을 잃게 됩니다.

예를 들어 현미를 도정하면 95% 정도의 필수영양소가 도망가버리고 5% 정도의 영양소만 먹게 되는 것입니다. 또 식품에 80℃ 이상의 열을 가하면 비타민의 상당 부분이 파괴되고 미네랄은 흡수되기 어려운 형태로 바뀌며, 가장 심각한 문제는 자연의 식품 속에 풍부한 효소가 모두 파괴된다는 사실입니다.

자연식품 속에 들어 있는 영양소가 불을 이용한 조리법에 의해 파괴되거나 흡수되기 어려운 형태로 변하면 그만큼 영양가가 떨어져 그것을 먹는 사람의 체력도 자연히 약해지는 것입니다. 산업의 발달·인구의 도시 집중·사회구조의 복잡성·핵가족제도의 확산·식품공학의 발달 등은 인간의 식생활 패턴을 엄청나게 바꾸어 놓았습니다.

안이하고 능률적이며 운반하기 쉽고 저장성이 좋은 식품을 만들기 위해 식품산업이 만들어낸 것이 인스턴트식품인데, 저장성을 좋게 하기 위해서 방부제를 넣고 신선하게 보이려고 발색제를 첨가하며 입맛을 돋우기 위해 인공감미료나 화학조미료를 첨가하는가 하면 심지어는 눈길을 끌기 위해 인공색소로 물감을 들이는 등 각종 화학첨가물을 넣습니다.

우리들은 하루 평균 약 20종류의 식품첨가물을 자기도 모르게 먹고 있으며 그 양은 약 3~10g에 이른다고 합니다. 이들 화학첨가물 가운데는 발암 물질의 원료가 되거나 또는 직접적으로 암을 일으키는 것도 있으며 일반적으로 간장을 몹시 피로하게 만듭니다.

경제 수준의 향상으로 설탕과 육류의 소비가 늘었습니다. 이러한 식품들은 몸속에 산성 노폐물을 축적하며, 비타민이나 효소·미네랄·섬유질의 소비를 증대시킬 뿐만 아니라 혈액 중의 나쁜 콜레스테롤이나 중성 지방의 수치를 높여 고혈압·동맥경화·심근경색·당뇨 등의 성인병을 유발합니다. 백설탕은 뼛속의 칼슘을 녹여내며 위와 장의 점막을 위축시켜 소화흡수율을 떨어뜨리고 저혈당증을 초래하여 당뇨나 정신분열증을 유발할 수 있습니다.

육류의 과다 섭취가 심근경색이나 고혈압 그리고 암의 원인이 된다는 것은 잘 알려졌지만 당뇨를 악화시킨다는 새로운 사실도 밝혀졌습니다. 백설탕이나 육류의 섭취는 그만큼 비타민과 효소·미네랄·섬유질의 수요를 증대시킵니다.

현대인의 영양 불균형을 가일층 증가시키고 있는 요인이 또 하나 있는데, 그것은 농약과 화학비료로 농사를 짓는 화학영농입니다. 비닐하우스에서 화학비료로 키운 채소류 속에 들어 있는 비타민·효소·미네랄·섬유질의 분포를 보면 야생에서 키운 채소와 현격하게 차이가 있습니다.

뿐만 아니라 살충제·살균제·제초제·성장촉진 호르몬제 등의 농약은 인체에 대단히 해로운 영향을 끼치며, 심지어 돌연변이를 유발시켜 암을 일으키는 경우도 있습니다. 농약 사용은 식량 증산에는 이바지하겠지만 한편으로는 천적의 멸종, 해충의 농약 저항력 증가, 토양과 식수와 식품의 오염, 자연 생태계의 파괴 등으로 생활 환경을 오염시키는 결과를 초래해 건강을 해치는 악영향을 주는 것 입니다.

외부에서 직접 발암 물질을 먹지 않는다고 하더라도, 화학비료와 농약으로 오염된 식품을 먹으면 자신도 모르게 몸속에서 발암 물질 이 만들어질 수도 있는 것입니다.

비타민에는 수용성 비타민과 지용성 비타민 두 가지가 있습니다. 수용성 비타민은 물로 흡수가 되지만, 지용성 비타민은 물로 흡수가 되지 않고 지방이 있어야 흡수가 됩니다. 또 수용성 비타민은 과잉 섭취를 하여도 소변으로 배출되지만, 지용성 비타민은 과잉 섭취를 하면 체내에 축적됩니다. 따라서 지용성 비타민은 적당량을 섭취하 는 것이 좋습니다.

그러나 식물성 먹거리에는 우리 몸에 필요한 만큼의 수용성 비타 민과 지용성 비타민이 적당한 비율로 골고루 포함되어 있기 때문에 식물성 위주로만 음식을 섭취한다면 과잉 섭취나 부족 섭취를 걱정 하지 않아도 됩니다.

1) 수용성(水溶性) 비타민

• 비타민B₁(티아민 Thiamine) − 당뇨 예방과 치료

부족 시 : 변비 · 체중 감소 · 당뇨 · 심장비대증 · 신경쇠약 · 우울 증 · 각기병 · 부종 · 식욕 부진 등.

해당 식품 : 맥주 효모 · 곡식의 씨눈 · 씨앗류 · 호두 · 콩 · 감자 · 미역 · 다시마 · 보리 · 녹색 채소 등.

• 비타민B₂(리보플라빈 Riboflavin) − 성장 촉진

부족 시 : 소화불량 · 설사 · 각막염 · 백내장 · 탈모 · 습진 · 피로 · 간 기능 부전 · 불면 · 두통 등.

해당 식품 : 맥주 효모 · 콩 · 건포도 · 해바라기씨 · 곡식의 씨눈 · 녹색 채소 · 양배추 등.

• 비타민B₃(니아신 niacin, 니코틴산 Nicotinamide) − 정신 안정

부족 시 : 구내염 · 구강염 · 설염 · 구토 · 설사 · 뇌 기능 둔화 · 두통 · 현기증 · 소화불량 · 불면증 등.

해당 식품 : 소맥 씨눈 · 현미 · 해바라기씨 · 녹색 채소 · 땅콩 · 호두 · 콩 · 과일류 · 어패류 등.

• 비타민B₅(판토테인산 panthothenic acid) − 스트레스 해소

부족 시 : 흰머리 · 피부염 · 관절염 · 저혈당 · 저혈압 · 만성 피로 · 변비 등.

해당 식품 : 맥주 효모 · 벌꿀 · 로열젤리 · 곡식의 씨눈 · 콩류 · 땅콩 등.

• 비타민B₆(피리독신 pyridoxine) − 당뇨 예방과 치료

부족 시 : 탈모증 · 피부염 · 정신 기능의 난조 · 편두통 · 우울 · 조로현상 · 불면증 등.

해당 식품 : 맥주 효모 · 곡식의 씨눈 · 콩 · 과일류 · 호두 · 양배추 · 당근 · 피망 · 밀 · 옥수수 · 간 등.

• 비타민B9(엽산 Folic Acid) - 조혈 작용

부족 시 : 악성빈혈 · 치매 · 우울 · 식욕 상실 · 구토 · 설사 · 피로 · 정력 감퇴 · 입과 혀의 염증 등.

해당 식품 : 맥주 효모 · 시금치 · 녹색 채소 · 곡식의 씨눈 · 콩류 · 근대 · 오렌지 등.

• 비타민B12(시아노코발라민 cyanocobalamin) - 빈혈 예방과 치료

부족 시 : 악성 빈혈 · 발육 부진 · 만성 피로 · 식욕 감퇴 · 집중력 결여 · 견비통 · 신경통 등.

해당 식품 : 맥주 효모 · 미역 · 다시마 · 대구알 · 해바라기씨 · 화분 · 간 등.

• 비타민B15(판가민산 Pangamic Acid) - 산소 증가

부족 시 : 저산소혈증 · 조로 현상 · 협심증 · 심장병 유발 등.

해당 식품 : 맥주 효모 · 현미 · 호박 · 밀 · 깨 · 각종 과일의 씨 · 곡식의 씨눈 · 뿌리채소 등.

• 비타민B17(아미그달린 Amygdalin) - 항암 작용

부족 시 : 악성 빈혈 · 체력 강하 · 암 발생 등.

해당 식품 : 살구 · 복숭아 · 매실 · 자두 · 사과씨 · 메밀 · 곡식의 씨눈 · 수수 · 산딸기 · 홍화 등.

• 비타민C(아스코르빈산 Ascorbic Acid) - 만성병의 필수

부족 시 : 괴혈병 · 치조농루 · 저항력 감소 · 회복력 저하 · 각종 성인병 · 빈혈 · 갑상선 부전 등.

해당 식품 : 생채소류 · 과일류 등.

식품별 100g 중 비타민C 함유량

식품 명	비타민C 함유량(mg)	식품 명	비타민C 함유량(mg)
해당화씨	2,000	양배추 · 레몬	40~90
들국화씨	1,250	감귤 · 딸기	30~80
감잎차	600~800	당근	20~70
연근	500	마늘	30
고추	180~360	멜론 · 토마토	20
김	240	파 · 무	20
녹차	60~240	포도 · 바나나	10~20
시금치	50~100	복숭아	10~20
감	50~70	감자	10~20

(한국식품영양학회 자료)

• 비타민H(비오틴 biotin) – 흰머리 예방

부족 시 : 탈모증 · 대머리 · 모발 탈색 · 손톱 · 발톱 이상 · 우울증 · 식욕 감퇴 · 구역질 · 설염 · 안색 창백 등.

해당 식품 : 콩 · 견과류 · 곡식의 씨눈 · 간 · 콩팥 · 계란 노른자 등.

2) 지용성(脂溶性) 비타민

• 비타민A – 항암 및 눈 보호

부족 시 : 야맹증 · 약시 · 뼈 발육 부진 · 생식 기능 저하 · 호흡기 질환 · 거친 피부 · 주름살 · 모발 건조 · 비듬 등.

해당 식품 : 간유 · 인삼 · 버터 · 계란 · 당근 · 무잎 · 감자 · 시금치 · 오이 · 토마토 · 황색 채소 · 녹색 채소 · 들깨 · 옥수수 · 생선의

간 · 밀 · 콩 · 고구마 · 모유 등.

• 비타민D – 뼈의 형성

부족 시 : 꼽추 · 충치 · 골연화증 · 뼈 발육 부진 · 골다공증 · 골격 형성 장애 · 칼슘과 인의 흡수 촉진 등.

해당 식품 : 생선의 간 · 버터 · 콩 · 곡식의 씨눈 · 버섯 · 메밀 · 마늘 · 옥수수 · 해바라기씨 등.

• 비타민E(토코페롤 Tocopherol) – 노화 방지

부족 시 : 습관성 유산 · 불임증 · 조산 · 혈전증 · 무력증 · 심장병 악화 · 발암 조건 · 세포막 손상 방지 등.

해당 식품 : 견과류 · 식물성 기름 · 콩기름 · 참기름 · 들기름 · 곡식의 씨눈 · 밀 · 옥수수 등.

• 비타민F(리놀레산 Linoleic Acid) – 동맥경화 예방

부족 시 : 담석증 · 자율신경 기능 실조 · 혈액순환 부진 · 혈관 수축 등.

해당 식품 : 식물성 기름 · 콩기름 · 참기름 · 들기름 · 곡식의 씨눈 등.

• 비타민K – 혈액 응고에 필수적인 비타민

부족 시 : 혈액 응고 지연 · 골(骨) 손실 · 혈전 · 관상동맥 석회화 등.

해당 식품 : 녹색 채소 · 케일 · 양배추 · 브로콜리 · 상추 · 시금치 등.

• 비타민U – 위장병 치료제

부족 시 : 위염 · 위궤양 · 역류성 식도염 등의 위장병 유발 등.

해당 식품 : 양배추.

6. 미네랄

1) 무기 미네랄과 유기 미네랄

비타민이 부족하면 미네랄이 비타민의 역할을 어느 정도 대체할 수 있지만, 미네랄이 부족할 때는 비타민이 제 역할을 다하지 못하므로 비타민보다 더 중요한 영양소가 미네랄입니다. 미네랄은 인체를 구성하고 있는 심장과 신경 및 근육의 활성을 조절하며, 혈색소의 형성 및 심장박동 수를 조절하는 것 외에도 산소를 운반하거나 효소 활동을 도와주는 데 중요한 필수인자이므로 당뇨 치료에서는 빼놓을 수 없는 중요 영양소입니다.

여러 가지 미네랄 중에서 특히 당뇨에 좋은 미네랄은 아연·크롬·칼륨·칼슘·게르마늄·셀레늄 등이며, 미네랄은 무기질 성분이지만 매일같이 신진대사를 통하여 배설되기 때문에 자칫 결핍 상태를 유발시킬 수도 있으므로 배설되는 만큼 섭취해서 보충해야 합니다.

미네랄은 무기 미네랄과 유기 미네랄로 구분하며, 무기 미네랄은 공기·물·토양 속에 존재하는 순수 광물질 상태를 말하는 것이고, 유기 미네랄은 무기 미네랄을 섭취한 식물 속에 존재하는 미네랄을 말하는 것입니다. 유기 미네랄을 섭취하면 무기 미네랄보다 체내 흡수가 잘 되어 영양인자로서의 이용률을 높이고 체내에 축적될 우려도 적으므로, 무기 미네랄을 직접 섭취하는 것보다 유기 미네랄을 섭취하는 것이 훨씬 더 효과적입니다.

2) 미네랄의 종류

• 아연(Zn) – 당뇨 예방과 치료

부족 시 : 당뇨·전립선비대증·치매·비만·성기능장애·고혈압·고지혈·동맥경화·간기능장애 등.

해당 식품 : 맥주 효모·감자·소맥 배아·호박씨·해바라기씨·완두콩·굴·양파·우유 등.

• 크롬(Cr) – 당뇨 예방과 치료

부족 시 : 당뇨·고혈압·동맥경화·심장병 등.

해당 식품 : 맥주 효모·현미·곡식의 씨눈·굴·감자·해조류·콩·브로콜리·과일·버섯 등.

• 칼슘(Ca) – 체액 산성화 방지

구연산을 강하게 희석한 물에 조개·굴·계란 등의 껍데기를 넣어두면 껍데기가 녹습니다. 껍데기가 녹은 그 진액을 조금씩 물에 타서 마시면 칼슘 보충에 아주 좋습니다.

부족 시 : 골다공증·발육 부진·충치·신경과민·불면증·우울증·근육경련·간질 등.

해당 식품 : 생강·콩·상추·양배추·참깨·완두콩·굴·어패류·멸치·우골분·우유·치즈 등.

• 칼륨(K) – 혈압 조정

부족 시 : 부종·고혈압·심장장애·심장마비·만성 변비·심한 피로감·저혈당증 등.

해당 식품 : 콩·현미·채소·호두·감자·참깨·들깨·복숭아·

자두 · 미역 · 다시마 · 김 등.

　• 셀레늄(Se) - 항암 작용

　부족 시 : 노화 촉진 · 발암 · 고혈압 · 심장병 · 간세포의 괴사 · 심근약화증 · 근육 약화 등.

　해당 식품 : 맥주 효모 · 굴 · 참치 · 어패류 · 마늘 · 양파 · 버섯류 · 해조류 · 씨눈 달린 곡식 등.

　• 게르마늄(Ge) - 산소 이용률을 높이는 신비의 물질

　부족 시 : 산소 결핍에 의한 각종 질병 및 성인병 발생 등.

　해당 식품 : 맥주 효모 · 컴프리 · 구기자 · 인삼 · 마늘 · 생강 등.

　• 마그네슘(Mg) - 정신 안정

　부족 시 : 혈관 확장 · 과민증 · 경련성 질환 · 단백질 대사장애 · 부정맥 · 심장 발작 등.

　해당 식품 : 콩 · 밀 · 양배추 · 사과 · 레몬 · 복숭아 · 현미 · 시금치 · 참깨 · 들깨 · 견과류 등.

　• 나트륨(Na) - 섭취한 음식물의 살균소독제

　부족 시 : 근육무력증 · 열사병 · 호흡장애 · 구토 등.

　해당 식품 : 된장 · 간장 · 현미 · 해조류 · 굵은 소금 · 셀러리 · 상추 등.

　• 유황(S) - 아름다움을 창조

　부족 시 : 손톱 균열 · 탈모 · 습진 · 기미 · 발진 · 체질 산화 · 인슐린 · 분비 불량 등.

　해당 식품 : 콩 · 무 · 양배추 · 생선 · 녹용 · 녹각 등.

• 철(Fe) – 피를 만들어주는 필수인자

부족 시 : 빈혈 · 면역 기능 저하 · 두통 · 안면 창백 · 성욕 감퇴 등.

해당 식품 : 살구 · 녹색 채소 · 건포도 · 해조류 · 호두 · 깨 · 시금치 · 간 · 계란 노른자 등.

• 인(P) – 전해질 조정

부족 시 : 발육 불량 · 구루병 · 성기능장애 · 신경장애 · 뇌기능장애 등.

해당 식품 : 자두 · 완두콩 · 콩류 · 옥수수 · 곡식의 씨눈 · 생선 · 계란 노른자 등.

• 요오드(I) – 방사선 해독제

부족 시 : 갑상선비대증 · 성욕 감퇴 · 심장병 · 갑상선암 · 저혈압 · 콜레스테롤 축적 등.

해당 식품 : 미역 · 다시마 · 김 · 새우 · 마늘 · 굴 · 파인애플 · 생선의 간 등.

• 망간(Mn) – 애정 결핍의 해결사

부족 시 : 남녀의 생식 기능 저하 · 애정 결핍 · 모유 분비 기능 저하 · 평형감각장애 등.

해당 식품 : 콩류 식품 · 효모 · 살구 · 소맥 배아 · 시금치 · 녹황색 채소 · 오렌지 등.

• 염소(Cl) – 나트륨의 보조 역할

부족 시 : 소화장애 · 구토 · 설사 · 신장병 · 부신피질성 질환 등.

해당 식품 : 해조류 · 굵은 소금 · 셀러리 · 토마토 · 양배추 · 무 ·

오이 · 파인애플 · 생선 등.

• 구리(Cu) – 철분 흡수의 필요 물질

부족 시 : 빈혈 · 탈모증 · 흰머리 · 호흡장애 · 심장병 · 성인병 등.

해당 식품 : 콩류 · 푸른잎채소 · 자두 · 포도 · 살구 · 복숭아 · 맥주효모 · 시금치 · 무잎 · 아몬드 등.

• 코발트(Co) – 비타민B_{12}의 구성 성분

부족 시 : 악성 빈혈 · 혈액성 질환 등.

해당 식품 : 푸른잎채소 · 동물의 간 등.

• 규소(Si) – 지구력을 길러줌

부족 시 : 건망증 · 인내력 부족 · 골다공증 · 노화 현상 등.

해당 식품 : 현미 · 보리 · 해조류 · 사과 · 딸기 · 양파 · 포도 · 해바라기씨 · 곡식의 씨눈 등.

● 당뇨에 좋은 식품

1. 미량영양소 식품

1) Bio-Z – 인슐린 기능을 정상화시키는 신합성 물질

Bio-Z는 당뇨 환자에게 아연을 보충해줌으로써 당뇨 증상을 개선시키는 데 목적이 있는 제품입니다. 과거 60여 년 동안 의료계에서는 당뇨와 아연의 신진대사가 밀접하게 연관되어 있다는 것을 밝혀냈습니다. 즉, 당뇨 발병 원인인 파괴된 췌장의 β세포 재생에 아연이 관여되어 있으며, 인슐린 저항성 개선을 위한 인슐린 수용체의 유전자 발현 및 인슐린 민감도 제고에 아연의 신진대사 촉진이 필수적이라고 밝혀왔습니다.

그런데 지금까지 당뇨 치료를 위한 신물질이 발견되지 못했습니다. 당뇨 환자는 아연의 흡수 메커니즘(mechanism)이 손상되어 있어서 식품 등을 통해 필수미네랄인 아연을 섭취하더라도 인체 내 필요한 세포 및 조직 등에 필요한 양만큼의 아연이 흡수되지 못하고 몸 밖으로 배출되기 때문입니다.

Bio-Z는 동물의 전립선 추출물을 아연과 결합시켜 만든 세계 최초의 유일한 제품이며, 전립선 추출물이 아연의 신진대사를 촉진시켜 당뇨 환자의 아연 흡수율을 정상인 수준까지 끌어올리는 역할을 합니다.

Bio-Z와 성분이 유사한 글루코메타(Glucometa)가 LA 소재 일부 병원에서 처방되어 당화혈색소와 혈당수치의 저하가 확인되었습니다. (2011년 12월) 또한 Bio-Z 관련 아연 신진대사 촉진과 당뇨병 관련 임상 연구 발표는 1998년 SCI급 과학 저널인 《메타볼리즘(Metabolism)》(제47권 1호. pp. 39~43)에 게재되어 있어서 임상실험 결과를 객관적으로 확인할 수 있습니다.

즉, Bio-Z를 3개월간 복용시킨 후 여러 가지 당대사 지표들을 측정하였는데 공복혈당은 복용 전의 202mg/dl에서 복용 후 169mg/dl로 감소했고, 당화혈색소는 12.2%에서 9.5%로 감소하였으며, 혈액에서 혈당 제거율을 반영하는 경구 당내성 검사의 지표인 3시간

평균혈당은 141㎎ glucose/㎗에서 102㎎ glucose/㎗로 감소하였
습니다.

Bio-Z의 구성 성분들은 미국 FDA로부터 GRAS(Generally Recognized
As Safe)를 받은 성분들로 이루어져 있으며, FDA-IND 허가(IND#;48,348)
를 받아 미연방 향군병원에서 당뇨 환자들에 대한 임상실험이 이루
어졌기 때문에 제품에 대한 안전성이 검증되었고 천연 생약 소재라
인체에 대한 독성이나 부작용이 거의 없습니다.

2) 구연산 – 불로장수의 신약(神藥)

구연산은 무색투명의 결정 또는 백색의 결정성 분말로서, 강한
신맛이 있는 유기산이지만 섭취하면 즉시 알칼리로 전환되는 알칼
리성 식품입니다. 화학기호는 $C_6H_8O_7$로 매실이나 오렌지 · 레몬 ·
감귤 · 사과 · 모과 · 체리 · 키위 · 파인애플 · 딸기 등에 많이 함유
되어 있으며, 특히 덜 익은 감귤에 많이 들어 있습니다. 부신피질
호르몬의 분비를 왕성하게 하고 나쁜 피를 맑게 정화시켜주며, 과
산화지질을 억제하고 세포의 신진대사를 활발하게 하며, 산과 알
칼리의 균형을 이루어 항체 능력이 향상된 약알칼리성 혈액을 유
지합니다.

식초와 구연산의 차이점으로 신맛이 강하고 부패를 막아주는 역
할을 하는 것은 같지만 구연산은 결정체나 분말 등 고체이며 냄새가
없고 휘발되지 않으나, 식초는 액상이고 냄새와 휘발성이 강합니다.

구연산은 면역기구의 핵심인 대식세포 활성화 · 체질 개선 · 체질

강화 · 해독 작용 · 진정 작용 · 간 기능 촉진 작용 · 혈액의 산성화 방지 · 타액 분비 촉진 · 위액 분비 촉진 · 부패 방지 등의 작용으로 피로 회복 · 정력 증강 · 노화 방지 · 고혈압 · 당뇨 · 심장 질환 · 중풍 · 동맥경화 · 간경화 · 간염 · 신장염 · 결석 · 전립선 · 골다공증 · 편두통 · 두통 · 변비 · 부종 · 습진 · 옴 · 무좀 · 발톱 질환 · 잇몸 질환 · 검버섯 · 여드름 · 알레르기성 아토피성 피부염 · 두드러기 · 피부미용 등에 효과가 있습니다. 그러나 위궤양이나 위산 과다 질환이 있는 사람은 구연산의 과다 복용을 주의해야 합니다.

3) 죽염(竹鹽) – 체내 독소 제거와 만병을 다스리는 종합 미네랄

인체의 전해질은 나트륨과 칼륨이 적정한 비율을 유지해야 하므로 염분 섭취를 억제하면 신진대사의 균형이 무너져 각종 질병을 유발합니다. 특히 염분은 신진대사를 도와 적혈구를 활성화시키고 몸을 따뜻하게 하는 성질이 있어 늘 체온을 높게 유지시켜주고 면역력을 강화시켜 각종 질병을 예방해주고 있는데, 반대로 음식을 싱겁게 먹으라는 것은 소금 속에 포함된 중금속 덩어리인 간수 등 각종 유해물질 때문입니다.

간수의 주성분은 황산마그네슘 · 염화마그네슘 · 브롬화마그네슘으로서 단백질과 지방질 · 혈액을 응고시키는 역할을 하는데, 일반 천일염 속에는 약 30% 정도의 간수가 들어 있다고 합니다. 음식을 짜게 먹었을 때 갈증이 나는 것은 "지금 몸에 해로운 간수가 들어왔으니 물을 많이 마셔 간수를 빨리 몸 밖으로 배출시켜라"는 몸의 신호를 받기 때문입니다.

그렇지만 죽염은 아무리 먹어도 소금 속에 들어 있는 간수 등 해로운 물질들은 모두 태워버리고 몸에 이로운 물질들로만 농축되어 있기 때문에 몸 밖으로 배출시킬 것이 없으므로 물이 필요치 않아 갈증이 나지 않습니다. 또한 천일염은 산성이지만 죽염은 pH 11~13 정도의 강알칼리성 식품이므로 산성으로 기울어가는 현대인들의 체질 개선을 돕습니다.

소금만큼 미네랄이 풍부한 식품은 없습니다. 천일염에는 유해 광물질과 유익 광물질이 혼재되어 있지만, 죽염으로 법제(法製)가 되면 유해한 미네랄은 모두 제거·소멸되고 나트륨·칼륨·칼슘·마그네슘·철·망간·인·실리콘·유황·아연·구리 등의 유익한 미네랄은 법제 공정을 거듭할수록 함량과 약성이 높아진다는 것은 죽염의 알 수 없는 힘입니다.

죽염은 천일염과 분자구조가 완전히 달라져 모두 유익한 미네랄로 변한 미네랄 식품으로서 해독·소염·살균·정혈·신진대사 촉진·방부·노폐물 배출 등으로 체질 개선에는 제일입니다. 소금물에 쇠붙이를 담그면 금방 녹이 슬지만 죽염 물에 담그면 녹이 슬지 않듯이, 우리도 죽염을 먹으면 인체의 산화가 방지되어 각종 질병이 예방 치유되는 것입니다.

미네랄은 고온에서 파괴되는 것이 상식인데, 천일염에 1,000℃ 이상으로 열을 가하고 마지막 아홉 번째 구울 때는 1,600℃ 이상의 열을 올림으로써 인체에 유익하게 쓰일 수 있는 핵비소를 얻어낼 수가 있다는 것입니다.

천일염 속에 들어 있는 핵비소는 인체에 치명적 손상을 끼칠 수 있는 독극물이 되기도 하지만, 죽염 속의 핵비소는 법제 과정에서 독성은 중화되고 강력한 살균력과 해독력으로 인체의 질병 퇴치와 건강 유지에 두루 효능을 발휘하는 불가사의한 신약이 되는 이유는 현대과학에서도 밝히지 못하고 있는 부분입니다.

모든 생물이 부패하지 않는 것은 '염성의 힘' 때문인데, 체내에 염성이 부족하면 면역력이 떨어지고 각종 염증이 생기며 염증이 오래되면 암으로 변화되는 것입니다. 사람이 건강을 유지하기 위해서는 평균 0.9%의 염분이 체액 속에 항상 유지되어야 하며, 0.6% 이하로 떨어지면 체력의 저하를 초래하고 0.2% 이하가 되면 생명활동이 정지되는 사망에 이를 수 있다는 발표도 있습니다.

1996년 미국 하버드대학 데이너파버(dana faber) 암연구센터에서는 "죽염은 일반 소금과는 전혀 다른 어떠한 독성도 나타내지 않았으며 일시에 다량을 섭취하더라도 일체의 부작용을 보이지 않는 안전한 물질"이라고 결론을 내렸으며, 한국의 식품의약품안전청에서 2003년 실시한 독성 실험에서도 독성이 없고 안전하다는 것이 증명되었습니다.

세계보건기구의 소금 섭취 권장량은 하루 5g 이내지만, 하버드대학 암연구센터에서는 죽염일 경우 하루 30g 이상 섭취해도 무방하다는 보고서를 발표했습니다. 영남대학 김영희 교수도 "소금을 많이 먹어 고혈압이 되었다는 이야기는 있을 수 있어도 죽염을 많이

죽염과 일반 식품의 ORP 수치 측정 실험

종류	ORP 수치
9회 죽염	-237mV
6회 죽염	-208mV
3회 죽염	-173mV
1회 죽염	-79mV
생채소류	-180mV ~ +490mV (오래 둘수록 + 수치 증가)
생수	-50mV ~ +100mV (제품에 따라 수치 편차)
육류	+60mV ~ +340mV (오래 둘수록 +수치 증가)
우유	+200mV ~ +230mV (제품에 따라 수치 편차)
조미료	+240mV ~ +400mV (제품에 따라 수치 편차)
청량음료	+300mV ~ +620mV (제품에 따라 수치 편차)
약품류	+290mV ~ +640mV (제품에 따라 수치 편차)
주류	+340mV ~ +570mV (제품에 따라 수치 편차)
천일염	+400mV ~ +480mV (제품에 따라 수치 편차)
수돗물	+550mV ~ +790mV (지역에 따라 수치 편차)

• ORP는 산화환원 전위를 나타내는 수치로서 수치가 낮을수록 산화환원력이 높으며 수치가 높을수록 산화환원력이 낮고 많이 산성화되어 있다는 것입니다.

(일본 JTV 자료)

먹어 고혈압이 된다는 이야기는 있을 수 없는 이야기"라고 단언했습니다.

질병을 예방하고 치료하려면 면역력을 강화해야 하고 그러기 위해서는 몸에 염분이 많아야 합니다. 병원에서 생리식염수(염분 0.9%) 링거를 맞는 것도 몸에 염분을 보충하여 면역력을 높이기 위해서인데, 항생제는 세균을 죽일 수는 있지만 면역력을 오히려 떨어뜨리기 때문입니다.

죽염을 하루에 10~30g씩 꾸준히 장기적으로 섭취한다면 체내 독소 제거·활성산소 제거·면역력 증가·소화효소 활성화에 의하여 소화기계 질환 예방, 간의 해독 효과 증대, 백혈구 증강, 암·고혈압·당뇨·심장병·신장병·뇌졸중의 예방, 청혈 작용·체질 개선·피로 회복·항아토피·피부 질환 예방·해열 작용·소염 작용·항염 등 모두 다 열거할 수가 없을 정도로 효능이 있으며, 특히 죽염으로 이를 닦으면 충치 원인균을 포함한 구강미생물의 발육을 억제·살균하기 때문에 치아가 건강해집니다.

4) 여주환 – 당뇨와 고혈압에 효과

암팔라야(ampalaya)라고 부르기도 하는 여주는 주로 열대 아시아 지역에 널리 서식하는 박과의 덩굴식물로서 열매는 오이와 수세미를 닮았으며, 주요 성분은 식물인슐린(p-insulin)과 카란틴(charantin)입니다.

그 외 칼륨·칼슘·마그네슘·아연·철·인 등의 미네랄과 비타민A·비타민B$_1$·비타민B$_2$·비타민B$_3$·비타민B$_9$(엽산)·비타민C·리놀렌산·베타카로틴·시토트린·아미노산·갈락트론산·사이트룰린·펙틴 등도 다른 식품에 비해 월등히 많이 함유되어 있고 부작용이 전혀 없어 '먹는 인슐린'이라고 불릴 정도로 당뇨 치료 보조식품으로 많이 이용되고 있습니다.

식물인슐린은 체내에서 당 이용을 증가시켜 포도당이 연소되도록 돕고 재합성되지 않도록 함으로써 혈당수치를 조절해주는 작용을 하고, 카란틴은 췌장의 기능을 원활하게 하는 지용성 성분으로 베타세포를 활성화시켜 당이 근육에 잘 흡수되어 에너지 연소 효율을 높이는 작용을 합니다.

러시아에서 발표된 여주에 관한 연구논문을 보면 해독·강장·당뇨·혈액 순환계 질환·변비·천식·비염·기관지염·알코올 중독에 유익하다고 했으며, 2001년《필리핀 의학저널(The Philippine journal of Internal Medicine)》7~8월호에 실린 임상실험 결과는 "여주의 열매와 씨앗에는 당뇨 치료에 유용한 치료보조제로 사용할 수 있는 성분이 들어 있다"고 결론을 지었습니다.

또 세인트루이스 연구 팀의 연구 결과에 의하면 유방암 세포들이 자라는 것을 억제하여 유방암 예방에도 좋고, 갑상선 기능 항진과 기능 저하를 정상 수치로 조절해주며, 전립선비대증에도 효과가 있다고 합니다.

그 외 인슐린 저항성·만성 피로·혈액순환 개선·신장 기능 향상·항염증·종양 억제·고지혈증·암·심장병·고혈압·뇌졸중·다이어트·노화 방지·활성산소 억제 작용·정력 증진·면역 증진·청혈 작용·동맥경화·체지방 감소·피부병·습진·부종 등에도 효과가 있다고 합니다.

5) 동충하초(冬蟲夏草) - 불로장생 · 영양강장의 선약

동충하초는 벌레이면서 벌레가 아니고, 식물이면서 식물이 아닌 선약(仙藥)으로서, 겨울에는 곤충으로 있다가 여름에는 동충하초균이 그 곤충의 몸속에 들어가서 버섯으로 자란다고 하여 붙여진 이름인데 거기서 자란 버섯과 그 곤충의 몸체를 다 동충하초의 약재로 씁니다. 예로부터 한약재 중에서 인삼·녹용·동충하초를 3대 명약으로 취급하여 불로장생의 비약으로 활용하고 있으며, 특히 중국의 전 국가주석 덩샤오핑(鄧小平)이 장기간 복용하여 더 유명하게 되었습니다.

동충하초의 효능은 크게 면역(免疫)·강심(强心)·강정(强精)·보간(補肝)·항균(抗菌)·이뇨(利尿)의 여섯 가지로 말할 수가 있습니다. 이것은 면역 기능 강화·심장 기능 강화·자율신경계 안정·간 기능 강화·신장 기능 강화·폐 기능 강화·기력 촉진·체력 증강·정력 증강·혈압수치 안정·혈당수치 안정·해독·항피로·항균·항암·항염·항경련 등의 효능을 발휘하여 각종 질병에 통용되고 있습니다.

해당 질환으로는 당뇨·동맥경화·고혈압·부정맥·혈소판 감소증·빈혈·비만·중풍·성기능장애·마약중독·간경화·지방간·신장병·백혈병·감기·폐결핵·기관지염·천식·폐렴·비염·불면증·피부염·신경통·관절염·폐암·간암·유방암 등에 좋은 효과를 나타냅니다. 또 피로 회복과 혈액순환 개선에도 효과를 보입니다.

특히 1993년 학술지 《약학보고서(pharmaceutical bulletin)》에 실린 논문에 의하면 동충하초 추출물을 당뇨에 걸린 쥐에 투여하고 3~6시간 후 혈당수치를 측정한 결과 40%가 저하됨을 확인하였고, 또 다른 실험에서는 종양 억제율 83%의 높은 항암 효과가 있어서 동충하초는 상황버섯과 더불어 암 치료에 병용하여 사용하고 있으며 당뇨 치료에도 많이 애용되고 있습니다.

6) 새싹 보리순 – 섬유질 · 미네랄 · 비타민의 보고

현미로 그냥 먹는 것보다 싹을 틔워서 발아현미로 밥을 지으면 밥맛도 부드럽고 영양가도 최고로 높아지는 것처럼 무슨 식물이든 새싹에는 영양분이 가장 많이 함유되어 있습니다. 보리에는 특히 섬유질이 풍부하고 각종 미량영양소들이 많이 들어 있어 당뇨에 좋은 곡식입니다.

그러나 보리밥을 상식하기에는 밥이 거칠어서 꺼리는 경우가 있는데, 이럴 때 영양이 풍부한 새싹 보리순을 냉동 건조시켜 농축해서 만든 보리순 분말을 섭취하면 먹기에도 간편하고 혈당 관리에 큰 도움이 됩니다.

필요한 영양소만 농축하여 만들었기 때문에 새싹 보리순 10g을 먹으면 보리밥 한 그릇을 먹은 것보다 훨씬 영양가가 높아 당뇨 관리에 아주 좋으며, 암 · 고혈압 · 뇌졸중 · 심장병 · 골다공증 · 변비 · 위장병 · 동맥경화 · 빈혈 등에도 좋습니다.

새싹 보리순 100g에는 당질 12.6g · 단백질 29.7g · 지방질 6.8g · 식이섬유 31.5g · 나트륨 112㎎ · 칼륨 2.6g · 칼슘 2.2g · 마그네슘 190㎎ · 철 48.9㎎ · 인 410㎎ · 아연 4.2㎎ · 구리 1.11㎎ · 비타민A

1.1mg · 비타민B$_1$ 2.41mg · 비타민B$_2$ 2.03mg · 비타민B$_3$ 0.7mg · 비타민B$_6$ 0.96mg · 비타민B$_9$(엽산) 650μg · 비타민B$_{12}$ 3.7mg · 비타민B$_{15}$ 0.9mg · 비타민B$_{17}$ 0.81mg · 비타민C 117mg · 비타민E 7.7mg · 비타민K 3.3mg · 판토텐산 4.33mg · 루테인 34.9mg · 카로틴 17.5mg · 베타카로틴 12mg · 비오틴 14μg · 엽록소 824mg · SOD(항산화물질) 69,900unit · 니아신 5.4mg · 베타글루칸 7.2g · 옥타코사놀 13mg · 글루콘산 5.5g · 폴리페놀 0.98g · 감마아미노락산 110mg 등이 함유되어 있습니다.

7) 천연 비타민C – 비타민 중의 으뜸 비타민

비타민C는 비타민E와 협동하여 중금속 등의 지용성 물질을 수용성으로 바꾸어 신장으로부터 배설을 용이하게 하는, 비타민 중에서 없어서는 안 될 소중한 으뜸 비타민입니다.

만병의 근원인 활성산소를 제거하는 항산화 작용과 유리기 포착 작용이 강력하여 맹독성의 과산화지질의 생성을 억제함과 동시에 과산화지질의 독성을 줄여주기 때문에 당뇨를 비롯하여 각종 성인병 예방에 절대적으로 필요한 비타민입니다. 그러나 합성 비타민은 값은 싸지만 흡수율이 낮고 또 다른 부작용을 유발할 수가 있으므로 피하는 것이 좋습니다. 천연 비타민은 값은 좀 비싸지만 흡수율이 높고 부작용이 없으므로 가급적이면 천연 비타민을 섭취하는 것이 좋습니다.

8) 맥주 효모 – 비타민B군과 섬유질 · 미네랄의 보고

보리와 호프라는 약용식물을 혼합하여 물로 끓인 후 여과시켜 잔류물을 버리고 그 액에다 효모의 종자 균을 넣어 번식시킨 다음 다시 여과시키면 액체는 맥주가 되고, 그 잔류물을 건조시킨 것이 맥주 효모입니다.

비타민B군($B_1 \cdot B_2 \cdot B_3 \cdot B_5 \cdot B_6 \cdot B_9 \cdot B_{15}$)의 발견 모두가 맥주 효모에서 이루어졌으며, 그 외에 10가지의 천연아미노산 및 8가지의 필수아미노산 영양 물질과 성인병 치료 촉진제인 아연 · 크롬 · 마그네슘 · 칼륨 · 칼슘 · 게르마늄 · 셀레늄 · 나트륨 · 망간 · 구리 등의 미량원소를 위시하여 글루칸(glucan)과 만난(mannan)이라는 식품섬유질이 골고루 들어 있어서 꿈의 식품으로 각광을 받고 있습니다.

셀레늄과 게르마늄의 항암 작용이 인정되고 있으며, 크롬이 당뇨 치료에 절대적이라는 학문적 뒷받침도 있고 글루칸과 만난이라는 다당체가 항암 및 변비 문제를 해결할 수 있습니다. 칼륨의 함량이 높아 고혈압 치료에도 효과가 있으며, 필수아미노산의 함량 비율이 우수하다는 점을 고려할 때 완벽한 종합영양제임이 틀림없습니다.

글루칸과 만난이라는 다당체 성분은 바로 피를 정상화시켜 T임파구 · B임파구 · 면역 기능을 높여주는 영양 물질입니다. 면역 기능이 왕성할 때에는 체내에 진입한 간염바이러스가 이들 면역세포들에 의해서 사멸되며, 암세포 역시 파괴될 수 있습니다.

9) 오메가3 지방산 – 혈전을 녹여주는 열쇠

오메가3 지방산은 혈액 중의 나쁜 콜레스테롤과 중성 지방을 감소시킬 뿐 아니라 혈소판의 응집을 억제하여 혈전을 방지하는 효과가 있습니다. 좋은 콜레스테롤 수치는 높여주고 혈전을 녹이는 작용도 있어 혈액을 깨끗이 하고 동맥경화 예방에 도움이 됩니다.

오메가3 지방산은 들깨에 가장 많이 들어 있고, 연어 · 고등어 · 꽁치 · 정어리 · 청어 · 참치 등 주로 등푸른생선이나 바다동물의 기름에 함유되어 있습니다. 생선과 바다동물을 상식하는 에스키모 인들에게는 심장병이나 혈전증이 현저히 적은 데 반해 육지의 육류식품을 상식하는 에스키모 인들에게는 심장병이나 혈전증이 많다는 사실로 미루어 이들 식품들은 당뇨 · 심근경색증 · 협심증 · 뇌졸중 · 고혈압 · 동맥경화증 · 고지혈증 등의 예방에 좋습니다.

10) 녹황색 채소 녹즙 – 비타민과 미네랄의 종합창고

녹황색 채소에는 각종 비타민과 미네랄 · 효소 · 섬유질이 풍부합니다. 대표적인 영양 성분은 비타민C · β-카로틴 · 비타민E로서 이 성분들은 뛰어난 항산화 작용으로 깨끗한 혈액, 탄력 있고 생기 있는 혈관을 유지하는 데 도움을 주며 피라진 성분은 혈액이 응고되는 것을 억제시킵니다. 때문에 혈전이 원인인 뇌경색이나 심근경색 등의 예방에 효과가 있습니다.

깨끗한 혈액을 위해서는 하루 300g 정도의 녹황색 채소를 섭취하는 것이 좋습니다. 이때 하나의 채소만 편식하기보다는 녹황색 채소를 모두 골고루 섭취하는 것이 더욱 효과적입니다. 고추의 매운맛을 내는 캡사이신 성분은 항산화제일 뿐 아니라 심혈관 질환 예방 효과도 있습니다.

채소는 색소 자체가 중요한 영양소이니까 색이 연한 채소보다는 색이 진한 채소를 먹는 것이 좋습니다. 채소는 특정한 성분만 추출해서 먹지 않는 한 많이 먹어도 부작용이 없습니다. 동서고금을 막론하고 녹황색 채소는 최소한 얼마 이상을 먹으라고 하지 적게 먹으라는 말은 없습니다.

그런데 이들 채소는 질긴 막으로 코팅되어 있어서 맷돌같이 갈거나 곱게 씹어서 섬유질 속에 감추어진 영양소를 분리시켜 먹지 않으면 흡수가 잘 되지 않는 것이 문제입니다. 대충 씹어서 섭취하면 영양흡수율이 10%도 안 됩니다.

채소를 조금 먹으면서도 많이 먹는 효과를 보기 위해서는 갈아서 녹즙으로 만들어 먹는 것이 좋습니다. 녹즙을 만드는 기계는 시중에 많이 유통되고 있습니다. 집에서 녹즙을 만들어 먹기가 어려울 때는 녹즙을 건조시켜 판매하는 제품을 구입해도 됩니다.

11) 흑(黑)마늘 – 혈액을 정화하는 동맥경화 억제제

흑마늘이란 생마늘을 고온다습의 상태에서 발효 · 숙성시킨 마늘을 말하는 것으로서 원래 하얀 마늘 알이 새까맣게 변하게 되며, 발효와 숙성을 거치면서 생(生)마늘과 달리 독특한 냄새가 없을 뿐만 아니라 건강에 유익한 성분은 증가됩니다.

흑마늘에는 생마늘보다 항산화 성분(SOD)이 무려 10배나 많고, 폴리페놀도 약 10배 이상을 함유하고 있으며, 생마늘에서는 볼 수 없는 새로운 성분인 수용성 유황 화합물의 일종인 'S-아릴시스테인' 성분이 생기기도 합니다. S-아릴시스테인 성분은 만병과 노화의 중대 원인이라는 활성산소를 제거하고 혈액을 정화하여 암 예방, 나쁜 콜레스테롤 억제, 동맥경화 개선, 심혈관 질환 예방 등의 작용을 하기도 합니다. 생마늘에는 독특한 냄새가 있어 위장에 자극성이 있으나 흑마늘은 발효·숙성 과정을 거치면서 약리 효과는 생마늘보다 거의 10배 이상으로 증가되면서도 자극성과 마늘 특유의 냄새가 거의 없어 마늘을 기피하는 사람도 거부감 없이 먹을 수 있으며, 각종 성인병 예방 및 치유에 크게 기여하고 있습니다.

흑마늘은 고혈압·당뇨·노화·비만·알레르기·신경통을 예방하고 치유하며, 정력 강화·피로 회복·신경 안정·진정 효과·소화 촉진으로 위장 기능 강화·장운동 활성화·간 기능 회복·면역력 강화·살균·해독·항균 작용에 효능을 나타냅니다.

흑마늘을 만드는 데 전기밥솥을 이용해도 되지만, 그럴 경우 시간이 너무 많이 소요됩니다. 그러므로 가정용 건강식품 제조기(압력 중탕기-오쿠)를 사용하면 시간도 1/10로 단축되며 만드는 방법도 상세히 설명되어 있어 쉽게 만들 수 있습니다. 숙성이 끝난 흑마늘을 냉장고에 보관해두고 건강한 사람은 하루에 5통(30쪽) 정도, 질병이 있는 사람은 증세에 따라 하루에 10~20통씩 죽염 가루에 찍어 먹으면 좋습니다.

12) 함초환(鹹草丸) - 피를 맑게 하는 미네랄 · 효소의 보고

함초는 해안의 개펄이나 염전 주변에 무리지어 자라는 한해살이 풀로서, 줄기에 마디가 많고 잎과 가지의 구별이 없습니다. 우리말로는 '퉁퉁마디'라고 부르며, 모양이 산호를 닮았다고 하여 '산호초'라고도 합니다. 세계 어느 곳보다 우리나라의 서해안에서 제일 많이 자라는 함초는 산삼 · 녹용을 능가하는 귀중한 천연 염성식물입니다.

육지에 자라면서도 유일하게 소금을 먹고 자라 바닷물 속에 들어 있는 갖가지 미네랄과 효소 성분이 농축되어 있으며, 맛은 몹시 짜지만 일반 소금처럼 쓴맛이 나면서 짠 것이 아니라 단맛이 나면서 짭니다. 짠 것을 먹으면 대개 목이 마르지만 함초에 들어 있는 소금은 많이 먹어도 갈증이 나지 않는 것은 바닷물 속에 들어 있는 해로운 물질들은 걸러내고 이로운 물질들만 함축하고 있기 때문입니다. 그러므로 함초에 들어 있는 소금은 다른 어떤 소금보다도 생명체에 유익한 소금이라 할 수 있습니다.

함초에는 β-시아니딘 · 콜린 · 비테인 · 다당체 · 싱아산염 · 타닌질 · 알칼로이드 · 식이섬유 · 각종 미네랄이 다량으로 함유되어 있으며, 식이섬유가 60% 이상 함유되어 있어 나쁜 콜레스테롤과 당의 흡수를 더디게 하여 당뇨에 좋은 식품입니다.

함초 100g에는 칼슘 670mg · 요오드 70mg이나 들어 있어 칼슘은 우유보다 7배, 철은 김이나 다시마보다 40배, 칼륨은 굴보다 3배나 많이 들어 있으며, 장내에서 식염과 결합하여 불필요한 장내 세균과 발암 물질을 신속하게 흡수·배설하여 대장암 예방과 혈압이 올라가는 것을 막아줍니다.

함초는 몸 안에 쌓인 독소와 숙변의 제거, 변비 치료와 비만증을 개선하는 데 탁월한 효과가 있으며, 위장과 대장의 기능을 활발하게 하여 각종 암·고혈압·저혈압·당뇨·천식·갑상선 기능저하·피부병·요통·장 청소·치질·간 질환·신장 질환·관절염·축농증·갑상선염·기관지염·자궁근종·악성염증 등 갖가지 난치병에도 효과가 있습니다.

장을 깨끗하게 하고 피를 맑게 하며 인체의 자연치유력을 높여 먹는 화장품이라고 할 만큼 피부미용에도 효과가 있으며 거의 모든 질병에 효과가 있습니다. 생즙을 내어 먹을 수도 있고 말려서 가루로 먹거나 환(丸)으로 만들어 먹을 수도 있습니다.

13) 발효홍삼농축액 − 사포닌의 보고

홍삼은 수삼을 장기간 저장할 목적으로 수증기로 찐 다음 건조시킨 담적홍 갈색의 인삼입니다. 이것을 다시 발효·숙성시켜 가공한 발효홍삼농축액은 일반 홍삼농축액보다 체내흡수율을 10배 이상 증가시킨 최고의 명품 홍삼 제품으로 꼽힙니다. 대사 기능과 면역 기능을 향상시켜 항암·항당뇨에 천혜의 식품이라고 일컬어지고 있습니다.

인삼의 효능 중 으뜸은 사포닌(Saponin)이라고 말할 수 있는데, 사포닌은 인삼의 표피에 많이 포함되어 있고 중심의 목질부에는 적기 때문에 표면의 엷은 껍질을 벗겨내고 만들어진 백삼은 그만큼 사포닌 양이 적습니다. 반면에 홍삼은 껍질째 찜으로써 사포닌을 다량 함유하고 있고, 또한 열로 인해 전분이 호환되어 있어 장기 보존이 가능합니다.

발효홍삼농축액에는 아데노신과 프로글루타민·사포닌이 많이 들어 있어서 사포닌이 췌장의 랑게르한스섬 베타세포의 막혀 있는 인슐린 샘구멍을 뚫어주고, 인슐린 분비를 촉진하는 성분인 프로글루타민(Pyrogroltamin)과 아데노신(Adenosine)이 모세혈관의 혈액순환을 원활하게 하고 인슐린 분비를 촉진시켜 췌장의 기능을 회복시켜줍니다.

노화 억제 관련 효소의 활성을 촉진시켜 노화를 지연시키고, 인삼에 들어 있는 미량영양소인 구리·코발트·비소·게르마늄·인·알루미늄 등은 독성으로 노화되는 세포가 신생세포로 바뀌는 것을 촉진시킵니다.

14) 스피룰리나 – 우주식품으로 개발되고 있는 미래식량

스피룰리나는 지구상에 나타난 최초의 생명체이자 최초의 식품으로서 식물성·동물성·해조류·박테리아의 네 가지 생명체의 성격을 띤 청록색의 나선형 미생물입니다. 길이 0.3~0.5㎜, 폭 0.005~0.008㎜의 미세남조류(Micro Blue Green Algae)의 플랑크톤류로서 바닷물보다 6~7배 더 짠, 어떠한 생명체도 살아남을 수 없는 사해와 같은 염호에서 자라는 생명체입니다.

스피룰리나는 40℃의 고온과 수소이온농도 pH 9~11의 강알칼리성 환경에서 성장하며, 알칼리도가 일반 채소의 수십 배에 이르는 강알칼리성입니다. 미생물학계에서는 세포내 핵이 없기 때문에 시아노박테리아(Cyanobacterium)로 분류하고 있습니다. 생명유지 시스템과 면역 기능이 우수하고 방사능 치료에 효과가 있어 NASA와 일본과학기술청·국제항공우주기술연구소가 우주식품으로 개발하고 있습니다.

FDA(미국 식품의약국)·NCI(미국 국립암연구소)·WHO(세계보건기구)·UNICEF(UN아동기금)·FAO(국제식량농업기구)·UNIDO(국제연합공업개발기구) 등 국제기구들이 완전식품으로 인정하였으며 1,200여 편의 학술논문과 860여 개의 국제특허가 있습니다.

스피룰리나는 생명 유지에 필요한 7대 영양소를 균형 있게 골고루 함유하고 있어 가히 완전식품으로 미래의 식품이라는 격찬을 받고 있습니다. 더욱 놀라운 사실은 스피룰리나 속에 들어 있는 미네랄은 이들 아미노산들과 킬레이트화되어 있기 때문에 소화흡수율이 95% 이상이라는 점입니다. 비타민B_{12}는 악성빈혈 치료인자이며 일반적으로 식물 속에는 별로 들어 있지 않은데, 스피룰리나 속에는 무려 100g당 0.1~0.3mg이나 들어 있습니다.

지금까지 비타민B_{12}의 보급원으로서 가장 훌륭한 것이 동물의 간이었으나 같은 양의 간보다 스피룰리나에는 2배 이상의 비타민B_{12}가 들어 있으니 이제 비타민B_{12}의 가장 훌륭한 보급원은 스피룰리나입니다. 빈혈은 철분(Fe)·비타민E·비타민B_9·비타민B_{12}의 결핍에 기인하여 생기는데, 스피룰리나 속에는 이들이 모두 포함되어 있으니 훌륭한 빈혈 예방 및 치료 식품입니다.

15) 클로렐라 - 녹황색 채소의 대체식품

클로렐라는 그리스어로 녹색을 의미하는 클로로스(Chloros)와 라틴어로 아주 작은 것을 의미하는 엘라(Ella)의 합성어로서, 엽록소가 일반채소의 10배나 많을 뿐만 아니라 광합성 능력이 다른 식물에 비해 수십 배나 되고 4분열로 증식하는 왕성한 번식력을 가진 녹조류의 단세포 식물입니다.

클로렐라는 천연담수 녹조류의 일종인 직경 2~10㎛인 단세포 생물로서 광합성 작용이 활발하고 세포분열 능력이 뛰어나 신비의 식물·미래의 식품이라고 불리고 있으며, 다량의 엽록소와 인체에 필요한 8가지 필수아미노산과 각종 비타민·미네랄 등 종합영양분과 건강에 유익한 생리활성물질인 C.G.F를 다량 함유한 미용·건강식품입니다.

클로렐라의 엽록체 속에는 클로렐라의 성장인자인 클로렐라 엑기스가 많이 들어 있고, 엽록소가 다량 함유되어 있어 광합성 작용을 활발히 하며, 물속에서 다른 요소들을 공급받아 단백질·비타민·무기질·C.G.F 등 많은 영양 성분을 만들어냅니다.

클로렐라는 식물성 단백질의 함유량이 55~65%로 단백질의 대명사로 불리는 콩보다도 높고, 8가지 필수아미노산이 골고루 들어 있습니다. 비타민이 풍부하게 함유되어 있고, 미네랄은 적혈구 생성에 필요한 철분을 비롯하여 칼슘·마그네슘·망간·구리·아연·코발트 등이 골고루 함유되어 있습니다.

엽록소가 일반 야채보다 10배 이상이나 많고 섬유소도 다량 들어 있어 녹황색 야채의 훌륭한 대체식품입니다. 독특한 생리활성물질 C.G.F는 장내 유익한 세균의 증식을 돕고 신체 발육을 촉진시켜 성장기의 청소년들에게 더욱 좋습니다. 최근에는 클로렐라가 체내에 다이옥신을 배설시키는 기능이 뛰어나다는 연구 결과와 골다공증에 효과가 있다는 의견이 발표되어 많은 사람들의 주목을 받고 있습니다.

16) 담쟁이넝쿨 - 혈당강하 효과

생명력이 강한 포도과의 활엽 덩굴식물로서 바위나 나무, 담벼락, 도로변의 방음막, 콘크리트나 벽돌 건물의 벽에 달라붙어 잔뿌리로 감아서 타고 올라갑니다. 나무를 타고 올라가는 담쟁이넝쿨의 잔뿌리는 그 나무의 줄기 속을 깊이 파고들어 나무의 체액을 빨아먹고 살아가는 것이므로 각종 영양소가 풍부하게, 골고루 들어 있습니다. 담쟁이넝쿨은 연중 어느 때나 채취가 가능하나 바위나 흙, 콘크리트 담장, 축대 등을 타고 올라간 것은 독(毒)이 있으므로 반드시 나무를 감고 올라간 것을 채취해야 합니다. 그중에서 밤나무·버드나무를 타고 올라간 담쟁이는 좋지 않으며, 소나무·뽕나무·참나무를 타고 올라간 것이 제일 좋습니다. 맛은 달고 떫으며 성질은 따뜻하고 독이 없고 사포닌과 각종 미네랄이 풍부하여 어혈을 풀어주어 혈액순환을 좋게 하고 통증을 완화시켜줍니다. 혈당수치를 내리는 효과가 있어 당뇨 치료에 널리 쓰이고 있으며, 악성종양·만성 요통·만성 척추 질환·관절통·근육통·편두통에도 효과가 있습니다.

주로 줄기를 사용하지만 뿌리·열매·잎도 사용할 수가 있으며, 재료를 잘게 썰어 그늘에서 말린 후 포트에 달여서 차처럼 마셔도 좋고, 가루를 내어 하루 10~15g을 물로 섭취하여도 좋으며, 담금주를 만들어 반주로 한 잔씩 마셔도 좋습니다. 담금주 만드는 방법은 담금주용 소주(알콜 30%)와 담쟁이넝쿨을 3:1의 비율로 하여 3개월쯤 담가두었다가 마시면 됩니다.

그 외 현미곡류효소·발효액·마늘환·다시마환·감잎차·여주차·보이차 등도 좋은 미량영양소 식품입니다.

2. 씨눈 달린 곡식류

1) 현미(玄米) - 환자식의 기초

현미에는 당질·단백질·지방질·각종 비타민·각종 미네랄·섬유질·효소 등 인체에 필요한 필수영양소 59가지가 모두 함유되어 있으며, 중금속을 해독시키고 혈액을 맑게 해주는 섬유질이 다량으로 포함되어 있습니다. 현미의 부분별 영양소 분포를 보면 씨눈에 66%, 껍질 부분에 29%, 백미(배유) 부분에 5%가 함유되어 있고 현미와 백미의 더 자세한 영양 비교를 보면 다음과 같습니다.

현미와 백미의 영양 비교　　　(식품 100㎎ 중 ㎎)

영양소	현미	비교	백미	효능
당질	70,520	1.1배	65,400	에너지 공급원
지방	30,200	2.9배	10,600	기관 보호 · 성장 유지
비타민K	10,000	10배	1,000	피를 맑게 함
단백질	7,100	1.3배	5,470	기초체력 · 인체조직 구성
판토텐산	1,520	2.1배	750	머리를 맑게 함
회분	1,240	3.7배	340	근육 강화
섬유질	1,000	3.3배	300	변비 · 성인병 예방
비타민E	1,000	5배	200	노화 방지 · 혈액순환 개선
비타민B_6	620	16.7배	37	산 중독 예방
비타민B_1	500	9.3배	54	소화 촉진 · 피로 예방
인	332	1.8배	186	뇌신경 · 기억력 강화
피틴산	240	5.9배	41	항암 · 중금속 · 농약 해독
마그네슘	75	1.3배	60	뼈 · 치아 강화
비타민B_2	66	2배	33	신체 발육 촉진
칼슘	21	1.3배	17	골격 · 세포 형성
피오친	12	2.4배	5	피부염 · 탈모 방지
철	2	2배	1	빈혈 예방

(한국식품안전협회 자료)

풍부한 당질 · 단백질 · 지방질 외에 백미의 3~4배에 달하는 섬유질과 비타민(B_1 · B_2 · B_3 · B_5 · B_6 · B_{15} · B_{17} · C · E · F 등) · 미네랄(칼슘 · 칼륨 · 셀레늄 · 아연 · 나트륨 · 인 · 철 등) · 콜린 · 리놀레산(linoleic acid) · 옥타코사놀 · 피틴산 · 베타시스테롤 · 감마오리자놀 · GABA · 베타카로틴 · 레시틴 · 레티놀 · 라이신 · 회분 등의 균형을 유지함은 물론 항암인자를 억제하는 킬레이트(chelate : 유기복합체) 물질까지 들어 있는 종합영양의 보고이며, 페놀·스테롤 등의 항산화 성분도 많이 포함되어 있습니다.

씨눈까지 먹는 현미는 섬유질이 풍부하여 위장의 활동을 강화시키는 것은 물론 소화 시간을 지연시킴으로써 허기를 덜어주어 음식을 많이 먹는 것까지 방지해주고 있습니다. 성분들 속에서도 주목해야 할 생리적 물질은 비타민B$_{15}$라고 불리는 판가민산입니다.

판가민산은 호흡을 통하여 들어온 산소를 헤모글로빈이 세포까지 전달시켜놓으면 세포의 문을 열고 세포 속으로 산소를 집어 넣어주는 물질입니다. 모든 정상적인 세포는 산소에 의해서 생명을 유지하는데, 만일 산소가 없거나 부족하면 이상세포 즉 암세포로 바뀌거나 사멸합니다.

2) 푸른 회색빛 차좁쌀 – 당뇨 예방과 치료

푸른 회색빛 차좁쌀은 두뇌를 맑게 하고 당뇨·중풍·고혈압의 예방과 치료에 특효가 있는 곡식이자 영약입니다. 맛은 달고 독이 없으며 생동쌀이라고도 하고 청량미라고도 부르는데, 지금은 깊은 산간지방을 제외하고는 재배농가가 거의 없어 국내산은 구하기 힘들어 대부분 수입품에 의존하고 있는 실정입니다.

위장과 비장을 튼튼하게 하고 이질 설사를 멎게 하며 소변을 잘 통하게 합니다. 좁쌀은 작은 곡식이라서 씨눈을 제일 많이 먹을 수 있어서 좋습니다. 현미 한 스푼과 좁쌀 한 스푼을 비교한다면 비록 부피는 같지만 씨눈의 숫자가 좁쌀이 훨씬 더 많습니다.

씨눈! 그 자체는 바로 생명입니다. 다음 세대로 이어갈 수 있는 생명력이 씨눈에서 나오기 때문에 가장 균형 잡힌 생명 물질을 섭취하는 방법이 되어 자연치유력을 증가시킬 뿐만 아니라 신진대사의 장애를 사전에 예방할 수 있어서 만성 질환의 발병을 억제할 수 있습니다.

3) 황색 좁쌀 – 환자식의 으뜸

메조라고 불리는 황색 좁쌀에는 단백질 10.1% · 지방질 3% · 당질 72% · 섬유질 2.5% · 수분 10.6% · 회분 · 칼슘 · 인 · 철 · 비타민 B_1 · 비타민B_3 · 비타민B_6 · 비타민B_{15} · 비타민B_{17} 등이 고루 분포되어 있으며 좁쌀 100g은 355$kcal$의 열량을 냅니다.

4) 콩 – 오장육부를 다스리는 식품

콩은 인류의 정신적인 건강과 육체적인 건강 모두를 지켜주는 참으로 유익한 식품인 동시에 위대한 의약품입니다. 특히 검은콩에 풍부한 안토시아닌 색소는 활성산소를 제거하고 혈액순환을 돕고 나쁜 콜레스테롤 수치를 낮춥니다. 레시틴 · 사포닌 · 이소플라본 등 대두에 함유된 성분이 혈액을 깨끗이 하는 데 도움이 됩니다.

레시틴 · 사포닌 등이 혈관에 나쁜 콜레스테롤이 쌓이는 것을 막아줍니다. 사포닌에는 불포화지방산의 산화를 방지하는 작용이 있습니다. 이소플라본은 여성호르몬 에스트로겐과 유사한 작용을 함으로써 혈액 속에 불필요한 중성 지방이 혈관에 침착되는 것을 막아줍니다.

된장이나 두부·두유·콩가루 등 대두를 함유한 음식은 하루 한 번 이상 먹는 것이 좋습니다. 자주 된장이나 두부 등으로 반찬을 만들고, 하루에 한 잔 정도의 두유를 마시도록 합니다. 콩에는 붉은콩·노란콩·흰콩·검은콩·푸른콩의 다섯 종류의 색깔이 있습니다.

- 붉은색 : 심장·혈관·소장에 효능
- 노란색 : 위장·비장에 효능
- 흰색 : 기관지·폐·대장에 효능
- 검은색 : 신장·방광·생식기·노화 방지에 효능
- 푸른색 : 간장·담낭에 효능

바로 오장오색(五臟五色)의 관계에 의해서 오장육부에 골고루 효능이 있음을 표시한 것이니 중요한 곡물임이 틀림없습니다. 육류 식품에 들어 있지 않은 피에 녹아 들어가는 가용성 식이 섬유질을 위시해서 당질·단백질·지방질·미네랄·비타민·효소의 7대 영양학적 생리물질이 골고루 분포되어 있어 인간을 위한 가장 완벽한 곡물입니다.

단백질 42%·지방질 18.5%·당질 21.2%·섬유질 4.3%·미네랄 5.6%가 함유되어 있으며 기타는 비타민과 수분입니다. 지방은 필수지방산인 리놀산·리노레인산·아라키돈산입니다. 이 3대 필수지방산은 생체 내에서 일어나는 프로스타글란딘(prostaglandin)의 기초

물질들입니다.

이 프로스타글란딘은 일종의 국소 호르몬인 생리활성물질로서 혈관의 확장, 동맥압의 저하, 과잉 콜레스테롤 합성 억제, 염증 억제, T임파구의 활성화, 이상세포의 증식 억제, 혈소판 응집 억제, 체내 지방의 대사 촉진, 위액 분비의 과잉 생성 억제, 장기근육의 경화 현상 억제, 노화 방지 등의 작용을 하는 순간대사 호르몬인데, 이들 세 가지 필수지방산들이 바로 프로스타글란딘 생성의 원료물질이라는 점이 중요한 것입니다.

콩 속에 들어 있는 비타민은 비타민B군과 비타민E · 비타민A · 비타민K 등이며, 미네랄은 칼슘 · 인산 · 망간이 주종을 이루고 있습니다. 또 한 가지 괄목할 만한 콩의 성분은 레시틴(lecithin)이라는 물질입니다. 이 레시틴은 주로 콩류식품을 원료로 해서 얻어지는 물질인데, 지방을 에너지로 바꾸어주는 일을 합니다.

콩 속에 들어 있는 섬유질은 피에 녹아 들어가는 가용성 섬유질과 불용성 섬유질이 함께 들어 있어 혈중 콜레스테롤의 양을 조절하기도 하고, 인슐린의 소모량까지 조절할 수 있어 만성병 발생을 줄일 수 있는 길이 됩니다.

5) 수수 – 면역 기능 항진식품

수수는 빈혈 치료 · 조혈 · 청혈 효과를 나타냅니다. 청혈이란 피를 맑게 해주는 것이므로 면역 기능을 항진시킵니다. 수수라는 곡식은 원래 붉은색이므로 이 붉은색과 심장 · 혈관 · 소장이 깊은 연관

관계를 가지고 있어 수수가 조혈제 또는 빈혈치료제임을 쉽게 알 수가 있습니다. 수수의 씨눈 속에 들어 있는 아미그달린(amygdalin)은 천연의 항암식품이라고 할 수 있으며, 생체 내의 산소 이용률을 극대화시키는 비타민B$_{15}$, 즉 판가민산이 함께 들어 있습니다.

6) 율무 – 자양강장 · 혈당 강하 작용

율무에는 코익세놀라이드(coixenolide)를 위시해서 전분 51.9% · 단백질 17.6% · 지방 7.2% · 수분 10% 그리고 각종 지방산이 함유되어 있습니다. 그중에서 코익세놀라이드라는 성분은 복수암의 증식을 억제한다는 발표가 있으며, 약리실험에서 혈압 강하 · 혈당 강하 작용이 있다고 알려져 있습니다.

율무를 상식(常食)하면 위가 순화되고 장의 활동을 도와주며 폐를 맑게 해주는 효능도 있다고 합니다. 맹장염 · 신장염 · 고혈압 · 소화불량 · 기관지염 · 천식 등에도 이 율무를 처방하고 있으며, 무사마귀가 몸에서 떨어져 나가게 함으로써 항암 작용을 기대하며 애용되는 만큼 율무는 우수한 약성을 지니고 있는 것이 확실합니다.

한방에서는 이 율무를 자양강장제로 피부미용이나 구취 제거에 탁월한 효능을 인정하면서 사용하고 있습니다. 율무의 혈당 강하 작용 때문에 당뇨 환자들에게도 사랑받는 약성식품입니다. 그러나 이러한 약효를 기대하여 많은 양을 섭취하면 임신 초기의 임산부에게는 자연유산이라는 역작용도 있으니 주의를 요하며, 남성에게는 성기능이 떨어지는 경우도 있다고 알려져 있습니다.

7) 보리 - 당뇨 환자의 희망

만성병의 급증 현상 속에 새로운 평가를 받고 있는 곡식입니다. 특히 당뇨 환자의 증가는 보리를 유명한 곡식으로 부상시켰습니다. 보리에는 당질·지방질·단백질을 위시한 3대 영양소와 비타민 B_1·비타민 B_2·비타민 B_3·비타민 B_6·비타민 B_{15}·비타민 B_{17} 들이 고루 들어 있습니다.

비타민 B_2는 산화를 억제하는 효소 작용을 돕고, 비타민 B_1은 당질의 대사에 관여하여 혈액을 맑게 하는 데 도움을 줍니다. 보리밥은 장내의 세균 활동을 왕성하게 하여 자체 내에서 합성되는 비타민의 양을 증가시키고 있습니다.

특히 비타민 B_5·비타민 B_6을 많이 합성시켜 혈압 조절을 위시하여 혈당 강하·변비 해소·충치 예방에 효능을 보이는가 하면, 임파구의 생성을 촉진시켜 면역 기능을 왕성하게 함으로써 질병에 대한 저항력을 길러주며 이상세포 파괴에 일익을 담당하고 있습니다.

8) 옥수수 - 이뇨식품

곡식 중에 비타민E가 많이 들어 있는 것이 밀과 옥수수일 것입니다. 비타민E라는 토코페롤은 혈관 벽의 유연성을 유지시켜주며 항산화제로서 세포의 변성을 막아주기 때문에 항암성까지 인정되고 있는 비타민 중의 비타민입니다.

옥수수는 위장과 신장 특히 정력 식품으로 인기가 좋으며, 옥수수 수염은 특유의 이뇨 작용에 의하여 부종·소변불통·당뇨·고혈압·신결석·방광결석·각혈·토혈 등에 처방되고 있습니다.

영양가도 높아 탄수화물 중에는 포도당·자당·호정(糊精 dextrin)의 분포도가 높으며, 비타민A·비타민D·비타민E·비타민F·비타민B군 등이 다양하게 함유되어 있으나 콩과 더불어 비타민C가 들어 있지 않은 것은 결점입니다.

옥수수에 들어 있는 단백질은 주로 필수아미노산이 주종을 이루고 있으나 성장에 관계하는 트립토판(Tryptophan)·글리신(glycine)·라이신(Iysine) 등의 필수아미노산이 들어 있지 않아 큰 결점이 되고 있기도 합니다.

그러나 리놀산·리놀레인산 등의 필수지방산이 들어 있어 결점을 보완하고 있습니다. 옥수수가 체내의 결석 형성을 제어하는 것은 비타민F라는 필수지방산 때문입니다. 이 비타민F는 혈관 벽을 유연하고 튼튼하게 해주며, 동맥경화·고혈압을 예방하고, 세포의 노화를 방지해주기도 하며, 머리털이 희어지고 빠지는 것도 예방할 수 있습니다.

9) 참깨·들깨 – 토코페롤의 보고

세포에 산소를 공급하여 암세포의 생성을 억제하는 판가민산이 들어 있고, 결석과 동맥경화를 예방해주는 비타민F가 들어 있습니다. 또한 당뇨 예방과 치유 물질인 섬유질이 12.1% 들어 있고, 인체 내에서 합성되지 않는 필수지방산들인 리놀산·올레인산·아라키돈산·리놀레인산이 들어 있습니다.

역시 필수아미노산인 트립토판(Tryptophan) · 메티오닌(methionin) · 시스틴(cystine)이 들어 있습니다. 강력한 항결핵제인 PAS(Para-aminosalicylic acid)나 스트렙토마이신(streptomycin)보다도 살균력이 강력한 카프린산(capric acid)이 들어 있는가 하면, 혈관의 유연성을 유지해주고 세포의 노화를 막아주는 비타민E라는 토코페롤의 보고이며 단백질 19.7% · 지방 45.5% · 수분 7.7% · 당질 8.9% · 섬유질 12.1% · 회분 4.3% · 칼슘 · 인 등의 미네랄과 각종 비타민들이 고루 분포되어 있습니다.

동양학에서 주장하는 오장오색의 관념에서 볼 때는 신장 · 방광 · 기관지 · 폐, 그리고 간장과 쓸개에 약효가 있는 식품입니다. 참깨에 들어 있는 카프린산은 합성약품인 PAS나 SM이라는 항결핵제보다 살균력이 강력하다는 보고가 나와 있습니다.

또한 민물조개 · 바지락 · 대합 · 오징어 · 은어 등을 먹고 식중독에 걸렸을 때 참기름 한 수저를 먹으면 즉효가 있는 것으로 보아서 참기름의 살균 작용이 강력한 것만은 분명합니다. 깨에 포함된 항산화 물질 중 세사미놀(sesaminol)과 세사민(sesamin)은 강력한 황산화 작용으로 깨끗한 혈액이나 건강한 혈관을 유지하는 데 도움이 됩니다.

세사미놀 배당체는 장내 세균에 의해 세사미놀로 변환되며, 이 성분은 우리 몸에서 끊임없이 발생하는 유해활성산소를 중화하는 작용을 합니다. 참깨를 볶을 때 세사민이 일부 분해하여 생기는 세사몰(sesamol)과 세사미놀 배당체가 우리 체내에서 분해하여 생기는 세사미놀 등은 강력한 항산화력을 가지고 있으며, 체외에서는 항산화

력이 없는 세사민도 체내에서는 항산화력을 나타냅니다. 참기름에
도 세사민·세사몰 등이 다량 함유되어 있는데, 이것이 참기름이 산
패가 잘 안 되는 원인입니다.

세사미놀은 강력한 항산화 작용을 가지고 있어 특히 혈관 벽을 두
껍게 만드는 원인 물질인 나쁜 콜레스테롤(LDL)이 생성되는 것을 방
지하며, 숙취의 원인인 아세트알데히드의 분해 속도를 빠르게 하여
숙취에도 도움이 됩니다. 그러나 열량이 높기 때문에 많이 섭취하는
것은 금물이며, 하루에 큰 숟갈 한 개 정도의 분량이 적당합니다.

들깨는 40%가 기름이며 그중 63%가 오메가3 지방산으로서 식품
중에서 오메가3 지방산이 가장 많이 들어 있는 오메가3의 보고입니
다. 볶은 들깨를 그대로 두면 산화가 잘 안 되지만 갈아서 두면 산화
가 빨리 되므로 볶은 들깨를 한꺼번에 갈아서 두지 말고 껍질째 보
관해 두었다가 먹을 만큼만 갈아서 먹는 것이 좋습니다.

3. 채소류

1) 마늘 - 나쁜 콜레스테롤 감소와 피를 맑게 하는 식품

마늘에는 성욕을 자극시켜 성기의 발기를 왕성하게 하는 알리신
이라는 성분과 성기능을 촉진시키는 스코르디닌이라는 성분이 들어
있어 불가(佛家)에서는 금기 식품으로 여기고 있습니다. 이 알리신이
라는 성분은 비타민B₁과 결합하여 체내에 활력을 불어넣는 활성비
타민인 알라지아민이 되기 때문입니다.

마늘에는 수분 77%·당질 20%·단백질 1.3%·칼륨·유황·규산·염소·소다·인 등의 생리 물질과 비타민A·비타민B·비타민C·비타민E가 들어 있으며, 생체 내에서 산소이용률을 증가시키는 게르마늄이 754ppm이나 들어 있어 생강과 더불어 항암식품으로 유명합니다.

동양의학에서는 마늘이 태양·양명에 속하며 기는 오장을 통하여 한과 습을 없애주고 사악함을 물리치며 육류식품을 소화시키는 힘이 크다고 가르쳐줍니다. 유기유황 성분인 알린(Allin)은 심혈관 질환을 예방하며 항균 작용과 항바이러스 효과도 뛰어납니다. 항산화 기능이 있어 노화를 방지하며 날로 먹어도 효과가 좋으나 흑마늘을 만들어 먹으면 더 좋습니다.

마늘은 정력 증강·식욕 증진·피로 회복에 좋을 뿐만 아니라 신경통·류머티즘·관절염·임신중독증·갱년기 질환·알레르기 질환·신진대사 이상 등에도 효능이 있습니다. 세포에 활력을 불어넣어 세포를 젊어지게 하고, 변비로 인해 고심하는 사람의 변통을 좋게 하며, 혈장 콜레스테롤을 제거하여 혈액순환을 원활하게 합니다. 고혈압에도 도움이 되고 암세포를 억제시켜 암을 예방합니다.

마늘 냄새의 근원인 알리신(allicin)은 혈소판에 작용해 혈액이 뭉쳐 혈전이 되는 것을 방지해줍니다. 또 스코르디닌(scordinin) 성분은 혈관을 확장시켜 혈액순환에 도움을 줍니다. 이 밖에 나쁜 콜레스테롤을 감소시키는 작용이 있어 혈액을 맑게 합니다. 갑자기 마늘을 많이 먹으면 설사를 할 위험이 있습니다. 때문에 처음부터 너무 무리하는 것은 금물이며 하루 1~2쪽이라도 장기간 먹는 것이 좋습니다.

2) 양파 - 혈압과 혈당 강하에 최고의 식품

양파에는 마늘과 마찬가지로 알린 성분이 많으며, 인산소다 · 석회 · 알리신 · 비타민A · 비타민B군 · 비타민C · 이눌린(inulin) · 퀘르세틴(quercetin) 등의 생리 물질이 들어 있어 지방을 녹여내는 작용이 강합니다. 또 탁한 혈액이나 손상된 혈관을 회복시키며, 매운맛을 내는 유화프로필 성분은 섭취한 영양소가 지방으로 변하는 것을 막아주고 당대사를 촉진해 혈당치를 낮춰줍니다. 이때 유화프로필 성분은 가열을 하면 파괴되므로 생양파 그대로 섭취하는 것이 좋습니다.

양파의 퀘르세틴은 항산화 작용으로 혈관을 강화시키기 때문에 고혈압 · 동맥경화증 환자들이 즐겨 먹어야 할 성분입니다. 중국인들이 기름진 음식을 즐겨 먹는데도 고혈압이나 뇌졸중 또는 동맥경화증 같은 혈관성 질병이 적은 것은 양파나 마늘 속에 들어 있는 퀘르세틴 같은 성분이 발병을 억제했기 때문일 것입니다.

퀘르세틴의 또 다른 효과는 알레르기 현상을 억제한다는 것입니다. 알레르기 현상을 억제한다면 이는 면역 기능을 정상화시킨다는 것과 같아서 근래에 급증하는 혈관성 질병이나 암성 또는 만성 간염 환자들 모두가 즐겨 먹어야 할 식품이 아닌가 싶습니다.

퀘르세틴 함량이 높은 붉은색의 양파 껍질을 달여서 차 마시듯 마시면 혈압 강하 작용을 기대할 수 있습니다. 양파는 인슐린 분비를 촉진시키는 작용과 함께 당뇨로 인해 생기기 쉬운 각종 성인병 예방에 효과가 있습니다.

기름진 음식을 섭취하여 혈액이 응고되기 쉬운 상태가 되어도 혈전을 예방해 혈액을 정상화시키므로 심근경색·뇌경색을 예방하고, 혈액 중의 나쁜 콜레스테롤 수치를 저하시켜 동맥경화를 예방합니다. 특히 양파 속의 글루타티온(Glutathione) 유도체는 당뇨의 주요 합병증인 백내장을 방지하는 역할을 합니다.

혈액을 묽게 하는 작용으로 혈액의 점도를 낮춰 끈적거리지 않고 맑고 깨끗한 혈액으로 만들어 혈압과 혈당을 내리며 인슐린 분비 촉진·콩팥 기능 증진·간장의 해독 작용과 조혈 기능·주독(酒毒)의 중화·중금속의 해독과 분해·감기 퇴치·거담 작용·소화 촉진·변비·생리불순·유방종양·탈모 예방과 치료·불면증·진정제나 신경안정제 역할·허약체질이나 신경쇠약의 원기 회복·피부미용·잔주름 예방·정력강장제 등의 효능과 함께 대장균이나 식중독을 일으키는 살모넬라균을 비롯한 병원균을 살균하고 습진이나 무좀 등에도 좋습니다.

지방의 함량이 적으나 채소로서는 단백질이 많은 편이며, 칼슘과 철분의 함량이 많아 강장 효과를 돕는 역할을 합니다. 양파의 뛰어난 점은 아무리 많이 먹어도 부작용이 없다는 것입니다. 새로 이사한 집에서 페인트 냄새 등 잡냄새가 날 때에도 한 공간에 3~4개의 생양파를 열십자(+)로 잘라서 신문지를 깔고 그 위에 놓아두면 잡냄새를 없앨 수가 있습니다.

3) 생강 – 게르마늄의 보고

생강은 명실 공히 대한약전에 올라 있는 법률적인 의약품입니다. 생강에는 징게론·징기베론·징기베렌·시네온·쇼가올·시트랄·필란트렌·메칠헵테론·캄펜·게르마늄 등의 약용 성분들이 풍부히 들어 있습니다. 근래에 게르마늄이라는 원소가 생체 내의 산소 이용률을 높인다고 하여 생강이 암 환자의 기호식품으로도 애용되고 있습니다.

유기게르마늄은 산소 대용 물질로 효능이 있기 때문에 고혈압·암 환자의 치료에 응용됩니다. 게르마늄은 지표수에도 가끔 미량으로 들어 있는 것이 확인되지만, 생강·마늘·파·인삼·클로렐라 등에 많이 들어 있어 의약품으로도 사용되고 있습니다.

생강의 약효는 방향성 건위제(健胃劑)의 기능이며 식욕증진제로도 각광을 받고 있어 많이 처방되고 있습니다. 위장을 보호해주고 따뜻하게 해주기 때문에 헛구역질·설사에도 효능이 있어 민간요법으로도 많이 쓰이고 있습니다. 감기몸살의 해열제로 생강차를 많이 마시고 있으며, 두통과 신경통·기침이나 해수병에도 효과가 있습니다.

4) 부추 – 항산화 작용과 해독 효과

부추는 몸을 따뜻하게 하는 채소로서 알린·비타민E·셀레늄·식이섬유 등이 함유되어 있습니다. 그중에서 셀레늄은 활성산소의 독을 제거하는 효소를 구성하며, 부추의 독특한 향은 마늘과 양파에 들어 있는 알린 성분으로 이는 유황화합물로서 항산화 작용이 강하

며 각종 독성을 해독하는 효과도 있습니다. 부추의 식이섬유는 변비
해소에 좋습니다.

5) 시금치 – 비타민과 미네랄의 보고

시금치에는 비타민A · 비타민B · 비타민C · 비타민D가 고르게
분포되어 있습니다. 시금치 100g 중에는 비타민B_1 0.12mg · 비타민
B_2 0.3mg · 비타민B_3 1mg이 들어 있으며, 비타민A는 8,000IU가 들
어 있는데 성인의 경우 1일 비타민A 권장량은 5,000IU입니다. 학
자들이 권장하는 1일 필요량보다 훨씬 많은 양이 들어 있는 것입니
다. 비타민A라는 생리 물질은 베타카로틴(β-carotene)이라는 성분에
서 출발하여 생성되는데, 이 베타카로틴은 항암 물질로 확인되고
있습니다.

라이너스 폴링(Linus Pauling: 노벨 화학상과 노벨 평화상을 수상한 미국의 물
리화학자. 비타민C의 연구자로 93세까지 살면서 매일 12g의 비타민C를 먹은 것으로
유명함) 박사는 비타민A의 1일 권장량이 5,000IU이지만 암 환자들에
게는 1일 25,000IU~35,000IU까지 투약할 수 있다고 했습니다. 그래
야만 항암 효과를 기대할 수 있다는 것입니다.

즉, 시금치를 하루에 500g 섭취하는 것으로도 항암 효과를 기대
할 수 있는 것입니다. 또한 시금치에는 100g당 100mg의 비타민C가
들어 있고 항빈혈인자인 엽산이 들어 있어 빈혈 환자들이 즐겨 먹
어야 할 채소입니다. 민간요법으로 폐결핵 · 토혈 · 당뇨 · 숙취 · 빈
혈 · 변비에 시금치 즙이 쓰이며, 백내장이라는 안과 질환에도 시금

치 삶은 물이 보조제로 사용된다고 합니다. 시금치에 들어 있는 사포닌이 요산을 분리 · 배설하므로 류머티즘 · 통풍 환자에게도 권장할 만한 채소입니다.

6) 양배추 - 위장병에 효과

양배추에는 단백질 · 당질 · 지방질은 물론 회분 · 셀레늄 · 유황 · 인 · 철분 등의 미네랄과 함께 비타민A · 비타민B군 · 비타민C · 비타민E · 비타민K · 비타민U가 들어 있어 비타민의 창고라고 불릴 만큼 풍부하게 비타민을 함유하고 있습니다. 특히 괄목할 만한 것은 위산과다증이나 위궤양에 치료 효과가 있는 비타민U입니다. 양배추를 원료로 하여 비타민U를 추출, 제품화시켜 위장병 치료제로 시판되고 있습니다.

7) 브로콜리 - 대표적인 항노화식품

채소 가운데 영양가가 많은 것으로 손꼽히는 브로콜리는 100g당 비타민C 114㎎ · 카로틴 1.9㎎ · 칼륨 164㎎ · 칼슘 150㎎ 등이 들어 있으며, 철분은 1.9㎎으로 다른 채소에 비해 두 배나 많이 들어 있습니다. 비타민C는 레몬의 2배, 감자의 7배로 채소 중에서도 두드러지게 많습니다.

비타민E는 고춧잎 · 쑥갓 다음으로 풍부합니다. 철분은 비타민C와 함께 섭취하면 흡수율이 높아지는데, 브로콜리에는 비타민C와 철분이 많이 들어 있어 특히 여성들에게 좋은 채소입니다. 비타민

C·카로틴을 풍부하게 함유하고 있어서 만성 피로에 효과적이며, 질병에 대한 저항력을 증가시켜 허약한 체질을 개선하고 고혈압이나 불면증이 있는 사람에게 적합합니다.

피를 맑게 하여 암과 각종 성인병을 예방해주며, 노화를 방지하고 탄력 있고 매끈한 피부를 가꿔줍니다. 동맥경화를 예방할 수 있고, 풍부한 식이섬유 덕분에 만병의 근원인 변비도 말끔히 사라지며, 기미나 주근깨 등 색소침착(色素沈着)을 막아줍니다.

8) 케일 – 체질 개선의 챔피언

케일 녹즙 한 잔에는 우유 265잔 분량의 각종 미네랄과 비타민이 함유되어 있는데, 사과 470여 개·토마토 120여 개·양파 80여 개·포도 40여 송이·바나나 90여 개와 맞먹습니다. 녹황색 채소 중 베타카로틴의 함량도 가장 높습니다.

케일 녹즙을 한 잔 마시면 다른 채소 한 광주리를 먹은 것 이상의 효력을 발휘한다고 볼 수 있습니다. 그래서 케일을 체질 개선의 챔피언이라고 합니다. 체질 개선이 질병 치료와 건강 증진의 지름길이라면 케일은 자연이 인간에게 내린 최고의 선물이라 할 수 있습니다.

세계보건기구에서도 케일을 최고의 채소라고 평가했습니다. 케일을 먹으면 기생충이 없어지고, 방사선 등의 유독 성분이 체내에서 해독되며, 니코틴 제거 효능이 있어 애연가들에게 특히 권할 만한 생즙입니다. 생즙을 내고 난 찌꺼기로 세수를 하거나 욕조에 넣고 목욕을 하면 얼굴 피부가 매끈해집니다.

9) 신선초 - 강정 · 강장 건강식품

신선초에는 비타민A · 비타민B_1 · 비타민B_2 · 비타민B_6 · 비타민B_{12} · 비타민C와 철분 · 인 · 칼슘 등이 골고루 들어 있어 빈혈 · 고혈압 · 당뇨병 · 신경통에 효능이 있으며, 게르마늄 성분이 있어 증혈 작용 · 항균 작용 · 간기능 촉진 및 해독 작용 · 말초혈관 확장 작용 · 항알레르기 작용을 합니다. 게르마늄 성분은 혈액을 청소하고 세포를 활성화시킴과 동시에 체내에서 암세포 증식을 중단시키는 인터페론의 역할을 하는 물질로 주목받고 있습니다.

신선초는 이처럼 우리 몸에 필요한 수많은 유효 성분을 골고루 갖추고 있기 때문에 고혈압 · 당뇨 · 동맥경화 · 암 · 간 질환 · 심장병 등의 예방에 좋으며, 탈모도 방지해주는 약초로도 불립니다. 신선초는 근래에 그 영양가가 알려져 건강식품 약용 채소로 인기를 얻어 붐을 형성해가고 있는 미나리과의 채소입니다.

10) 컴프리 - 기적의 풀

컴프리(Comfrey)는 프랑스어로 '병을 다스린다' 는 뜻이며, 나라에 따라 기적의 풀 · 밭의 우유 · 채소의 왕 등으로 불릴 만큼 영양 성분이 뛰어난 영초입니다. 컴프리는 푸른 채소 중에서 단백질을 비롯한 비타민 · 미네랄이 동물의 간에 비교할 만큼 골고루 풍부하게 들어 있는 식품입니다. 일반 성분은 다른 채소와 비슷하나 특수 성분으로는 비타민B_{12}와 유기게르마늄이 함유되어 있습니다.

일반 다른 식물에서는 찾아보기 힘든 비타민B_{12}는 컴프리의 잎

털 부분에 들어 있는데 조혈 작용·간세포 재생에 효과가 있고, 당뇨 환자의 말초신경장애 치료에도 유효합니다. 아란토인 성분은 항암 작용을 하고 게르마늄은 인터페론 생성을 촉진하므로 간 환자에게 매우 좋습니다. 흡수된 유기게르마늄은 체내에서 산소를 신체의 구석구석에 공급하는 작용을 해서 활력을 부여하는 역할을 합니다. 또 게르마늄은 탈수소 효과가 있어 치조농루와 같은 포도상구균에 의한 모든 병에 대하여 살균 효과가 있다고 알려져 있습니다.

11) 알팔파 – 비타민이 풍부한 알칼리 식품

알팔파(alfalfa)는 비타민A·비타민E·미네랄·단백질을 많이 함유하고 있는 알칼리 식품입니다. 이상적인 건강식품이라고 하여 화제에 오르고 있는 채소입니다. 모양은 숙주나물과 비슷하며 날것으로 먹으면 향긋한 풀 냄새가 납니다. 향기가 싫은 사람은 살짝 데치거나 기름 또는 버터에 볶아 먹으면 좋습니다. 주로 샐러드나 햄버거에 넣어 먹으며, 당뇨에 좋다고 하여 녹즙으로 많이 이용됩니다.

12) 미나리 – 강장과 해독 효과

미나리는 알칼리성 식품으로 피를 맑게 해주는 기능이 있어 고혈압·심장 질환·당뇨 등에 효과가 있으며 충치를 예방하기도 합니다. 한방에서는 잎과 줄기를 수근(水芹)이라는 약재로 쓰는데, 고열로 가슴이 답답하고 갈증이 심한 증세에 효과가 있고 이뇨 작용이 있어

부기를 빼주며 강장과 해독 효과도 있습니다. 그러나 미나리는 차가운 음식이므로 몸이 차거나 저혈압인 사람에게는 좋지 않습니다.

13) 당근 - 제암(制癌) 효과

당근에 들어 있는 약성 물질은 주로 비타민A · 비타민B군 · 비타민C를 위시하여 전체 회분의 37%가 칼륨이라는 알칼리성 미네랄입니다. 이 칼륨이라는 미네랄 때문에 당근이 알칼리성 식품이 되는 것입니다. 당근이 항암식품으로 각광을 받게 된 것은 당근이 지닌 붉은색과 노란색의 카로틴(carotin)이라는 색소 때문입니다.

당근의 색이 붉은색이라 해서 심장이나 혈관 · 소장에만 효능이 있는 것이 아니라 당근 특유의 이뇨 작용 때문에 신장 기능에도 도움을 주며, 진해거담 작용 때문에 기관지를 보호하여 목이 심하게 쉰 사람들에게도 애용될 수 있는 약성 식품이며 숙변 제거 · 체내 독소 제거에도 좋습니다.

14) 연근 - 독성 물질의 해독제

연근 속에 들어 있는 성분은 주로 당질이고 각종 아미노산이라는 영양 물질이 농축되어 있습니다. 아미노산으로는 알기닌(Arginine) · 아스파라긴(asparagine) · 티로신(Tyrosine) · 티록신(Thyroxine) · 레시틴(lecithin) · 펙틴(pectin) 등이 있으며, 비타민C도 풍부히 들어 있습니다.

아스파라긴은 니코틴의 해독 작용을 하며 각종 독성 물질에 대한 해독 작용을 하는 물질로서 이 물질이 결핍되면 몸이 허약해지고,

천식이나 두드러기 같은 알레르기성 질환에 잘 걸리며 정도가 심하면 위궤양을 일으키기도 합니다. 알기닌과 티로신은 성장과 발육을 관장하고, 레시틴은 강장·강간의 작용이 있으며 두뇌를 좋게 하고 혈중에 지방이 많이 축적되는 것을 예방해줍니다.

15) 무 - 소화 촉진제

무에는 단백질 1.32%·지방 0.83%·섬유질 0.83%·회분 1.46%·인 0.15%·석회 0.02%·포도당·전분이 들어 있으며, 디아스타제·글리코타제·갈락타제라는 소화효소들이 들어 있습니다. 무의 소화 흡수율은 단백질 68.4%·지방질 6.5%·탄수화물 97.1%에 이르러 소화도 잘 되고 흡수율도 좋은 약성 식품입니다.

무에 들어 있는 비타민은 주로 비타민C인데, 무잎에 들어 있는 비타민A·비타민B·비타민C·미네랄을 감안한다면 뿌리만 먹을 것이 아니라 무잎까지 먹는 것이 현명합니다. 무즙은 니코틴 해독제로 사용되어 담배를 많이 피우는 사람들이 담배의 공해 문제를 해결하려 했고, 담석증에도 민간약으로 사용되어왔습니다. 그 이유는 무즙이 담즙과 함께 협동 작용을 일으켜 담석을 용해하는 작용이 있기 때문입니다.

16) 감자 - 칼륨이 풍부

감자에는 수분 75%·녹말 13~20%·단백질 1.5~2.6%·무기질 0.6~1%·환원당 0.03mg·비타민C 10~30mg이 들어 있습니다. 질소화합물의 절반을 차지하는 아미노산 중에는 밀가루보다 더 많은 필수아미노산이 함유되어 있습니다. 그리고 날감자 100g은 열량 80kcal에 해당합니다.

싹이 돋는 부분에는 알칼로이드의 일종인 솔라닌(solanine)이 들어 있습니다. 이것에는 독성이 있으므로 싹이 나거나 빛이 푸르게 변한 감자는 먹지 않도록 주의해야 합니다. 비만과 깊은 관련이 있는 당뇨의 경우 식사량을 조절하면 공복감 때문에 식이요법을 도중하차 하는 경우가 있는데, 섬유질이 풍부한 감자는 위 속에서 오랜 시간 머물러 허기를 적게 느끼도록 하므로 밥이나 빵·면류 대신 주식으로 사용하면 좋습니다.

감자에는 인슐린을 만드는 데 없어서는 안 될 칼륨이 풍부합니다. 생감자즙은 매우 강력한 해독 작용을 가지고 있으므로 각종 약물의 급성 중독에 걸렸을 때에도 도움을 주는데, 이는 다량의 나트륨·황·인·염소 등 때문입니다.

그 외 달래·쑥·씀바귀·냉이·두릅나물·느릅나물·취나물·죽순·상추·깻잎·쑥갓·파·치커리·오이·가지·더덕·도라지·우엉·고추·토마토·호박·피망 등도 좋은 채소류 식품입니다.

4. 해조류

"육지는 유한(有限)하고 바다는 영원하다"는 말이 있습니다. 이 말은 육지의 토양에 객토를 하지 않고 퇴비를 사용하지 않으며 화학비료와 농약만으로 농사를 짓기 때문에 토양이 점점 척박해가고, 그나마 존재하고 있는 각종 미네랄과 땅속의 영양 물질도 빗물에 씻겨 바다로 흘러가고 있어서 생긴 말입니다.

그리하여 지금의 농산물과 약초는 100년 전의 농산물과 약초에 비해 영양소와 약효가 절반에도 못 미치고 있다고 합니다. 그러나 바다는 예나 지금이나 변함이 없어 100년 전의 해산물이나 지금의 해산물이나 영양소의 변화가 없습니다. 그러므로 육지의 농산물보다 해산물을 많이 섭취하는 것이 영양 관리를 위해서는 최선의 선택입니다.

1) 김 − 혈전 용해 · 청혈 작용, 나쁜 콜레스테롤 저하 작용

김에는 지방질이 거의 없고, 마른 김 다섯 장에 계란 한 개분의 단백질이 들어 있을 정도로 트레오닌 · 발린 · 로이신 · 이소로이신 · 리신 · 메티오닌 · 페닐알라닌 · 트립토판 · 글리신 · 알라닌 등의 필수 아미노산이 풍부히 들어 있어 30~40%가 단백질로 구성되어 있습니다. 비타민A · 비타민B$_1$ · 비타민B$_2$ · 비타민B$_6$ · 비타민B$_{12}$ · 비타민C가 균형 있게 들어 있으며, 마른 김 한 장에 계란 두 개의 비타민A가 함유되어 있고 비타민C는 채소에 비해 안정성이 뛰어난 것으로 알려져 있습니다.

미네랄도 나트륨 · 칼륨 · 칼슘 · 인 · 철 등이 다양하게 함유되어 있으며, 그 밖에 카로틴 · 리보플라빈 · 니아신 · 푸코에리트로빈 · 헤미셀룰로오스 · 소르비톨 · 둘시톨 등도 많이 들어 있어 영양이 풍부한 식품입니다.

나쁜 콜레스테롤을 체외로 배설시키는 작용을 하는 성분이 들어 있어 동맥경화와 고혈압을 예방하는 효과도 있으며, 상식할 경우 가용성 섬유질(점액질)을 다량 포함하고 있어 장의 연동운동을 촉진시킴으로써 변비 예방에도 효과가 있고 당뇨와 암의 예방에도 좋습니다.

2) 파래 - 나쁜 콜레스테롤 수치 저하와 변비 예방

파래는 체내의 나쁜 콜레스테롤 수치를 저하시키는 작용이 다른 해조류에 비해서 뛰어난 해초로서, 단백질 20~30% · 무기염류 10~15% · 비타민 500~1,000IU 정도인데 특히 알칼리성 원소가 많은 주요 미네랄 식품입니다. 또한 가용성 식이섬유질을 다량 포함하고 있어 장의 연동운동을 촉진시킴으로써 변비 예방에도 효과가 있습니다.

3) 다시마 - 섬유질 · 비타민 · 미네랄이 풍부한 종합영양식품

다시마는 혈전을 풀어주고 피를 맑게 하며 변비와 숙변 제거에 탁월한 식품입니다. 비타민A · 비타민B$_1$ · 비타민B$_2$ · 비타민B$_3$ · 비타민B$_{12}$ 등을 포함하여 알긴산 · 라미닌(laminin) · 타우린 · 칼륨 · 칼슘 · 철 · 요오드 · 마그네슘 · 셀레늄 등 각종 영양소를 함유하고 있는 알칼리 식품으로서, 섬유질 · 비타민 · 미네랄의 덩어리인 종합영양식품입니다.

성분은 종류에 따라 다르지만 대체로 수분 16% · 단백질 7% · 지방 1.5%·탄수화물 49%·무기염류 26.5% 정도이며, 탄수화물의 20%는 섬유소이고 나머지는 알긴산과 라미나린 등 다당류입니다.

다시마는 우유보다 칼슘이 13배, 비타민A가 4배, 철분은 130배가 많으며 섬유질은 보리쌀·율무보다 5배, 표고버섯·미역보다 3배가 더 많습니다. 당뇨·고혈압·신장병·심장병·동맥경화·위궤양·변비·관절염·악성빈혈·허약체질·비만 등에 효능이 있고, 신경 안정·노화 방지·나쁜 콜레스테롤 억제·암 예방·간염 등의 성인병 예방과 치료 효과가 있습니다.

4) 매생이 – 청혈 작용·심혈관 질환 예방

오염되지 않은 깨끗한 지역에서 서식하는 녹조류로서 겨울철에 채취하며, 굵기는 머리카락보다 가늘고 미끈거리며 부드럽습니다. 10월 중순경부터 겨울 동안 번성하다가 4월부터 쇠퇴하며, 특유의 향기와 맛을 지니고 있어 오래 전부터 식용으로 애용되어 왔습니다.

주요 성분은 수분 15.6%·당질 35.4%·단백질 20.6%·지방질 0.5%·섬유질 5.2%·회분 22.7%이며, 칼슘 574mg·인 270mg·철 43.1% 등 각종 미네랄과 비타민 등을 많이 함유하고 있어 피를 맑게 해주므로 대사성 질환 예방에 좋습니다.

5) 미역 – 신진대사 촉진·혈압 강하

미역은 식이섬유와 칼륨·칼슘·요오드 등이 풍부하여 신진대사를 활발하게 하고, 산후 조리·변비·비만 예방·철분·칼슘 보충에 탁월하여 일찍부터 애용되어왔습니다. 미역과 다시마 속에 들어 있는 염기성 아미노산인 라미닌(laminine)에는 혈압을 내리는 작용이 있습니다.

말린 미역은 탄수화물 35%·단백질 20%·지방질 1% 정도가 함유되어 있고, 철·칼슘·알긴산의 함량이 많아서 그 양은 같은 양의 분유에 맞먹을 정도입니다.

미역에는 칼슘의 함량이 많을 뿐 아니라 흡수율이 높아서 칼슘이 많이 요구되는 산모에게 좋고, 갑상선호르몬의 주성분인 요오드의 함량도 높습니다. 핏속의 나쁜 콜레스테롤의 양을 감소시키는 효과도 있으며, 가용성 섬유질이 많아 장의 연동운동을 촉진시킴으로써 변비 예방에도 효과가 있습니다.

6) 톳 – 혈관 유연·골격 형성 촉진

칼슘·요오드·철 등의 무기염류가 많이 포함되어 있어 혈관 경화를 막아주고, 가용성 식이섬유질을 다량 포함하고 있어 장의 연동운동을 촉진시킴으로써 변비 예방에도 효과가 있습니다. 상용으로 먹으면 치아가 건강해지고 머리털이 윤택해지며, 임산부에게는 태아의 뼈를 튼튼하게 해주기도 합니다.

7) 굴 – 당뇨 예방·혈압 강하 효과

굴과에는 많은 종류가 있으나 식용으로 먹는 굴은 참굴이며 굴조개·석화(石花)라고도 부릅니다. '바다의 우유', '바다의 인삼'이라고 불릴 정도의 강장식품입니다. 생굴에는 수분 79%·단백질 10%·지방 3%·탄수화물 5%·회분 2%와 그 외 미량영양소 1%가 함유되어 있어 칼로리와 지방질 함량이 적습니다. 칼륨·칼슘·아연·철·나트륨·타우린·셀레늄·비타민A·비타민B·비타민C·비타민D·비타민E·글리신·글루타민산 등 각종 미량영양소가 많이 들어 있어 당뇨에는 말할 것도 없이 좋으며, 다이어트·빈혈 예방·콜레스테롤 개선·혈압 강하에도 좋은 스테미너식품입니다. 그러나 5~8월은 독성을 가지는 산란기이기 때문에 여름에는 쉬었다가 가을부터 봄까지 먹는 것이 좋습니다.

굴 100g 중 영양 분석표

성분	함유량	성분	함유량
단백질	10.0g	비타민C	3.00mg
당질	5.10g	니아신	2.40mg
지방질	2.20g	비타민E	1.30mg
회분	2.20g	비타민B_2	0.28mg
나트륨	347.0mg	비타민B_1	0.19mg
칼륨	201.0mg	비타민B_6	0.06mg
인	156.0mg	비타민A	56.0μgRE
칼슘	95.0mg	레티놀	54.0μg
아연	90.8mg	베타카로틴	11.0μg
철분	5.30mg	비타민B_9(엽산)	9.60μg

그 외 함초·바지락·재첩·꼬막·다슬기·멸치·황태 등도 좋은 해산물 식품입니다.

5. 버섯류

버섯 속에는 다당체 · 레시틴 · 비타민D · 식이섬유 등이 함유되어 있지만, 그중에서도 베타글루칸이라는 다당체(Polysaccharide) 성분은 항암 작용, 면역 기능의 활성화, 면역 기능의 증진, 간 기능 향상, 나쁜 콜레스테롤 제거, 혈액순환 개선, 어혈을 풀어주고 혈전 생성을 억제하는 정혈 작용을 해줍니다. 그 때문에 당뇨를 비롯한 동맥경화 · 심장병 · 고지혈증 · 치매 등 난치성 질환자들의 식단에 널리 애용되고 있는 좋은 식품입니다.

다당체는 혈액 내에 잔류하는 나쁜 콜레스테롤을 낮추기도 하며, 과잉으로 섭취된 포도당까지도 조정하는 작용이 있어 당뇨 환자들이 즐겨 찾고 있습니다. 혈액 속에 과잉으로 섭취된 나쁜 콜레스테롤이나 당분을 조정한다는 것은 결국 피를 맑게 해주는 것이기 때문에 면역기능이 향상될 수밖에 없습니다. 그래서 만성 간염 환자의 면역력 증강을 목표로 투여될 수 있으며, 암 치료의 면역요법 측면에서 이 다당체가 활용되고 있습니다. 실제로 피를 맑게 해주기 때문에 버섯류 식품들은 만성병 환자의 식이요법에도 많이 권장되고 있습니다.

'피는 곧 생명'이며 체내의 모든 잘못된 부분을 피가 고치는 것이라면, 피를 맑게 해주는 것은 모든 병을 예방하는 일이며 치료를 위해서도 당연한 일입니다. 버섯은 칼로리가 낮아서 다이어트에 좋고, 천연 조미료로서도 아주 좋으며, 비타민D가 많아 골다공증에도 효과가 있고, 장의 연동운동을 촉진시켜 변비와 만성 장염에도 좋습니다.

1) 송이버섯 – 혈전 용해 · 콜레스테롤 저하 작용

송이버섯에는 단백질 2.5% · 지방질 0.8% · 탄수화물 6.8%와 함께 섬유질 · 비타민B_1 · 비타민B_2 · 에르고스테롤 등이 들어 있습니다. 송이버섯에는 전분과 단백질을 분해하는 효소가 많아서 과식해도 위장장애를 주지 않으며, 지방 함량이 적을 뿐만 아니라 나쁜 콜레스테롤을 감소시켜주는 물질이 다량 함유되어 있어 성인병 예방에 좋습니다.

송이버섯의 효능으로 위암 · 직장암을 예방하는 항종양성이 있어 병에 대한 저항력 증가 · 혈액순환 촉진 · 편도선염 · 유선염 등 염증 치료에 효과가 있고, 섬유질이 많아 변비 예방 · 당뇨 치료에도 효과가 있습니다.

2) 표고버섯 – 항암 작용 · 면역 기능의 활성화

표고버섯에는 에리다데민이라는 물질이 있어서 체내의 나쁜 콜레스테롤 수치를 내리고 혈압을 낮추어 주기 때문에 고혈압이나 동맥경화의 예방에 좋습니다. 이 밖에 비타민B_1 · 비타민B_2 · 비타민B_{12}도 풍부히 함유되어 있으며, 특히 비타민D의 효과를 가지는 에르고스테롤이 많이 함유되어 있어 체내에서 자외선을 받으면 비타민D로 변합니다.

마른 버섯을 물에 불릴 때는 에리다데민이 물에 녹아 나오므로 단시간에 불려야 하며, 녹아 나온 즙액은 버리지 말고 조리에 이용하는 것이 좋습니다. 요리에 표고버섯을 넣으면 고기 이상으로 감칠맛이 나는데, 이것은 구아닐산이라는 핵산계 조미료의 성분 때문이며 향기는 렌티오닌이라는 전구물질 렌티닌산 성분 때문입니다.

3) 느타리버섯 – 청혈 작용 · 항암 효과

느타리버섯은 수분이 90% 이상이고, 나머지 10%는 단백질(2~3%) · 지방질 · 당질 · 미네랄 · 비타민 등입니다. 칼로리가 거의 없는 데다 고단백이어서 다이어트와 성인병 예방에 좋은 식품으로 평가되고 있으며, 비타민B_2 · 니아신 · 비타민D가 많이 포함되어 있고 미네랄 중에는 칼륨 · 인 등이 많이 들어 있습니다. 느타리버섯에는 당뇨 · 항종양 · 고혈압 · 나쁜 콜레스테롤 강하 · 요추동통 · 근육경련 · 수족마비 · 면역체계 강화 등에 효과가 있는 플루란(Pleuran) 성분이 들어 있습니다. 대부분의 버섯에 항암 효과가 있다고 알려져 있듯이 직장암과 유방암을 대상으로 하는 연구에서 느타리버섯이 면역기능을 높여 암세포의 증식을 정지시킨다는 연구 결과가 발표되어 세계적인 주목을 받은 적이 있습니다.

4) 새송이버섯 – 신진대사 촉진 · 항산화 효과

대부분의 버섯은 항산화력을 지닌 비타민C가 매우 적은 데 비해 새송이버섯에는 비타민C가 느타리버섯의 7배, 팽이버섯의 10배나 많이 들어 있습니다. 일반 버섯에 주로 함유된 비타민B_1 · 비타민B_2 · 니아신 등은 검출되지 않지만, 다른 버섯에는 거의 없는 비타민B_6가 많이 함유되어 있고 악성빈혈 치유인자로 알려진 비타민B_{12}도 미량 함유되어 있습니다. 필수아미노산 10종 가운데 9종을 함유하고 있고, 칼슘·철 등 신진대사를 원활하게 도와주는 미네랄의 함량도 다른 버섯에 비하여 매우 높습니다.

5) 팽이버섯 – 혈전 용해·청혈 작용

주요 성분은 수분 89.7g·당질 5.4g·단백질 2.7g·지방질 0.5g·섬유질 0.9g·인 80mg·칼륨 360mg·비타민B₁ 0.31mg·비타민B₂ 0.22mg·니아신 8.1mg 등입니다.

6) 목이버섯 – 피부미용·청혈 작용

버섯 전체가 아교질로 반투명하며 울퉁불퉁하게 귀처럼 생겼다고 하여 목이(木耳)버섯이라고 합니다. 자실체는 지름 2~12cm의 불규칙한 덩어리로 되어 있고 물을 먹으면 묵처럼 흐물흐물해졌다가 건조되면 단단하게 굳어져서 수축하며, 다시 물을 먹으면 또 흐물흐물해지는 젤라틴 성질이 있는 버섯입니다.

뽕나무·느릅나무·물푸레나무·닥나무·물참나무·너도밤나무·버드나무 등 활엽수의 고목에서 자생하는데, 표고버섯 참나무 원목에 종균을 접종하여 농장에서 재배하기도 합니다. 건조한 목이버섯의 성분은 100g 중 탄수화물 58.36g·수분 13.7g·섬유질 11.7g·단백질 9g·회분 4.6g·칼륨 1.2g·지방 1g·인 210mg·칼슘 180mg·철 44mg·니아신 4.1mg·비타민B₂ 1.1mg·비타민B₁ 0.19mg·비타민D 등입니다. 부드럽고 쫄깃쫄깃한 맛도 일품이지만 피부미용에 효과가 있어 여성들이 즐겨 찾는 식품입니다. 또한 식이섬유가 풍부하여 피를 맑게 하므로 당뇨·고혈압·중풍·심장병 등에 좋으며, 배변 활동을 좋게 하여 변비·설사·이질 등에도 효과가 있습니다.

그 외 식용과 약용으로 혼용되고 있는 버섯으로는 양송이버섯·싸리버섯·뽕나무버섯·꾀꼬리버섯·석이버섯·능이버섯·말굽버섯·운지버섯 등이 있고, 영지버섯·상황버섯·차가버섯 등은 주로 한방에서 약용으로 쓰이고 있습니다.

● 체질에 따라 이로운 식품과 이롭지 않은 식품

체질에 따라 당뇨를 관리하는 방법이 다르듯, 음식도 '음식궁합'이라고 하여 체질에 따라 맞는 식품이 있고 맞지 않는 식품이 있습니다. 한방에서 얘기하는 4체질 이론에 근거를 둔 일반적인 내용입니다만, 자기가 어느 체질에 속하는지를 알아보고 자기 체질에 맞는 식단을 꾸민다면 식이요법에 도움이 될 것입니다.

1. 태양체질(太陽體質)

■ 이로운 식품

현미·통밀·보리·검은팥·유색콩·호밀·검은깨·들깨·메밀·메조·배추·양배추·케일·상추·푸른 야채·취나물·가

지 · 오이 · 토마토 · 김 · 미역 · 다시마 · 새우 · 조개 · 굴 · 오징어 ·
청어 · 고등어 · 배 · 감 · 곶감 · 포도 · 귤 · 오렌지 · 모과 · 복숭아 ·
잣 · 살구 · 딸기 · 바나나 · 파인애플 · 구연산 · 비타민C · 오가피 ·
녹차 등.

■ 이롭지 않은 식품

찹쌀 · 차조 · 수수 · 흰밀가루 · 흰소금 · 흰설탕 · 흰콩 · 빨간팥 ·
율무 · 땅콩 · 참깨 · 참기름 · 무 · 당근 · 도라지 · 더덕 · 마 · 열무 ·
미나리 · 셀러리 · 모든 육류 · 요구르트 · 베지밀 · 계란 · 기름진 음
식 · 사과 · 밤 · 대추 · 호두 · 은행 · 참외 · 멜론 · 수박 · 꿀 · 로열젤
리 · 화분 · 인삼 · 녹용 · 영지 · 홍차 · 커피 등.

2. 태음체질(太陰體質)

■ 이로운 식품

현미 · 찹쌀 · 차조 · 통밀 · 흰콩 · 유색콩 · 수수 · 빨간팥 · 땅콩 ·
율무 · 감자 · 고구마 · 무 · 당근 · 도라지 · 더덕 · 연근 · 마 · 우엉 ·
시금치 · 양배추 · 상추 · 취나물 · 마늘 · 파 · 양파 · 생강 · 두부 · 콩
나물 · 가지 · 호박 · 미역 · 김 · 다시마 · 생선 · 사과 · 귤 · 수박 ·
밤 · 호두 · 잣 · 은행 · 인삼 · 녹용 · 갈근 · 구연산 · 비타민A · 비타
민B · 비타민C · 비타민D 등.

■ **이롭지 않은 식품**

메밀 · 보리쌀 · 흰밀가루 · 흰소금 · 흰설탕 · 검은콩 · 검은팥 · 녹두 · 검은깨 · 들깨 · 초콜릿 · 배추 · 케일 · 미나리 · 신선초 · 셀러리 · 숙주나물 · 조개류 · 게 · 새우 · 굴 · 오징어 · 낙지 · 갈치 · 고등어 · 청어 · 꽁치 · 참치 · 감 · 곶감 · 포도 · 대추 · 참외 · 멜론 · 모과 · 영지 · 결명자 · 구기자 · 오미자 · 오가피 등.

3. 소양체질(小陽體質)

■ **이로운 식품**

현미 · 녹두 · 보리 · 검은팥 · 통밀 · 유색콩 · 메밀 · 검은깨 · 들깨 · 땅콩 · 배추 · 상추 · 푸른 야채 · 시금치 · 열무 · 미나리 · 셀러리 · 신선초 · 취나물 · 오이 · 마늘 · 무 · 연근 · 토란 · 우엉 · 가지 · 호박 · 어패류 · 배 · 감 · 곶감 · 포도 · 참외 · 수박 · 딸기 · 멜론 · 바나나 · 파인애플 · 영지 · 결명자 · 구기자 · 오미자 · 비타민C · 비타민E · 구연산 등.

■ **이롭지 않은 식품**

찹쌀 · 차조 · 옥수수 · 수수 · 흰밀가루 · 흰소금 · 흰설탕 · 흰콩 · 빨간팥 · 율무 · 감자 · 고구마 · 참깨 · 참기름 · 파 · 양파 · 당근 · 도라지 · 더덕 · 마 · 생강 · 카레 · 후추 · 겨자 · 미역 · 김 · 다시마 · 닭고기 · 개고기 · 양고기 · 조기 · 사과 · 귤 · 오렌지 · 레몬 · 밤 · 대추 · 호두 · 인삼 · 녹용 · 꿀 · 화분 등.

4. 소음체질(小陰體質)

■ 이로운 식품

현미 · 찹쌀 · 차조 · 통밀 · 흰콩 · 유색콩 · 옥수수 · 감자 · 고구
마 · 상추 · 양배추 · 시금치 · 파 · 양파 · 생강 · 마늘 · 고추 · 취나
물 · 후추 · 카레 · 참기름 · 무 · 연근 · 우엉 · 미역 · 김 · 다시마 · 파
래 · 가지 · 호박 · 생선 · 사과 · 귤 · 오렌지 · 토마토 · 복숭아 · 대
추 · 인삼 · 녹용 · 꿀 · 구연산 · 비타민B · 비타민C 등.

■ 이롭지 않은 식품

보리 · 팥 · 흰밀가루 · 흰설탕 · 흰소금 · 메밀 · 수수 · 검은콩 · 녹
두 · 율무 · 땅콩 · 검은깨 · 배추 · 케일 · 유색상추 · 미나리 · 셀러
리 · 도라지 · 더덕 · 당근 · 오이 · 참외 · 수박 · 멜론 · 돼지고기 · 조
개 · 새우 · 게 · 굴 · 오징어 · 낙지 · 갈치 · 고등어 · 청어 · 감 · 곶
감 · 포도 · 밤 · 잣 · 배 · 바나나 · 영지 · 결명자 · 구기자 · 오미자 ·
찬 음식 · 얼음 · 맥주 · 신선초 등.

4부

약물요법

경구혈당강하제나 인슐린은 혈당수치가 높을 때 쓰는 응급수단용 약으로서 수치만 내리게 할 뿐 당뇨 자체를 치료할 수는 없는 약입니다. 화학물질은 자율신경을 억제하여 자연치유력을 떨어뜨리는데, 그 약 자체는 화학물질로서 인체에 있어서는 이물질인 것이며 이물질의 장기적인 섭취로 또 다른 합병증을 부를 수 있으므로 고혈당 위험의 특별한 상황이 아니면 약물요법은 심사숙고해보는 것이 좋습니다.

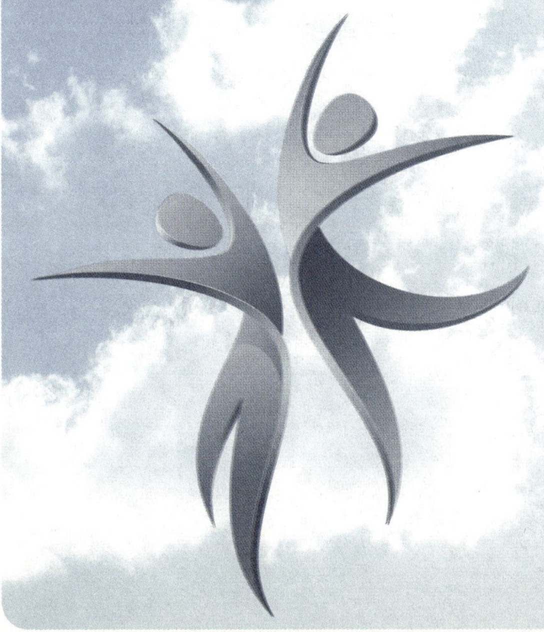

1. 인슐린 분비 촉진제 – 설폰요소계(sulfonylureas)

설폰요소계는 췌장의 베타세포를 자극하여 인슐린 분비를 촉진시켜주며, 간의 포도당 생성 작용을 감소시켜줍니다. 따라서 췌장의 베타세포가 파괴되어 인슐린 분비 능력이 아예 없는 1형 당뇨나 2형 당뇨라도 발병한 지 오래되어 췌장의 인슐린 분비 능력이 많이 상실된 경우에는 효과가 없습니다. 이 약제는 어린이 · 임신부 · 수유부와 설파제에 알레르기 반응이 있는 환자나 저혈당이나 고혈당을 일으킬 수 있는 심한 스트레스 상태의 환자에게는 복용을 금하며, 신장이나 간 기능의 심한 장애가 있는 환자도 피하는 것이 좋습니다.

부작용으로는 저혈당증이 있고 소화기장애 · 두통 · 피부 발진 등이 생길 수 있으나 저혈당증 이외의 증상들은 점진적으로 개선되며, 그 외 드물게 혈액 부작용과 황달이 나타날 수 있습니다. 일부 환자에서 알 수 없는 이유로 처음 사용할 때부터 약제가 잘 듣지 않아 혈당 조절이 잘 되지 않거나, 처음 시도할 때는 만족스러운 혈당 조절 효과를 보다가 수년 후에 점차로 그 약이 듣게 되지 않는 경우가 있습니다.

2. 포도당 합성 억제제 – 비구아나이드계(biguanide)

비구아나이드계는 직접적으로 췌장의 인슐린 분비 기능을 자극
하지는 않지만, 간에서 당이 새로이 만들어지는 것을 억제하는 작
용을 합니다. 식욕을 어느 정도 억제해주는 효과도 있고, 설폰요소
계 복용으로 나타날 수 있는 체중 증가가 나타나지 않고 복용 후
오히려 체중이 감소되는 경우도 있습니다. 따라서 이 약제는 식사
요법만으로 조절이 잘 되지 않는 비만인 2형 당뇨 환자에게 유용
합니다.

이 약제의 부작용으로 가장 문제되는 것은 소화기장애로 식욕부
진 · 복부팽만감 · 구토 · 설사가 있으며, 대략 이 약을 복용한 환자
중 20~30% 정도가 경험하게 되는데 어느 정도가 지나면 대개 감소
되나 부작용이 지속되면 복용을 중단해야 합니다. 드물지만 심각한
부작용으로 유산혈증이 나타날 수 있으므로 간장 질환 · 신부전증 ·
알코올 중독자 · 임산부는 복용을 금합니다.

3. 탄수화물 흡수 억제제 – 알파글루코시다제(α-Glucosidase)

당뇨 환자에게 큰 문제가 되는 식후 고혈당을 막기 위해서는 당질
섭취를 줄이거나 섭취된 당질의 흡수를 저해하는 방법이 있을 수
있는데, 무조건적인 당질 섭취 제한은 상대적으로 지방 · 단백질의
섭취를 늘려야 하고 이에 따라 오히려 동맥경화나 단백뇨 등을 유

발할 수도 있으므로 영양소는 당뇨식으로 적절하게 섭취해주어야 합니다.

이러한 식사요법을 부득이하게 못 지키게 되거나 식사관리를 잘 하였는데도 식후 고혈당이 문제가 될 때에는 이 약제를 복용합니다. 이 약제는 음식물로 섭취된 복합탄수화물이 혈당을 높여주는 단순 당으로 소화되고 흡수되는 과정을 억제하고 지연시킴으로써 식후에 혈당이 급격히 오르는 것을 막아줍니다.

알파글루코시다제는 탄수화물의 소화와 흡수를 억제하여 효과를 보는 것이므로 가스가 차거나 설사·복통 등의 위장장애가 일반적으로 나타납니다. 위장장애는 점진적으로 해소되지만 그렇지 않을 때에는 복용을 중단하기도 합니다. 소화제나 제산제와 함께 복용할 때는 이 약제의 약효가 감소합니다.

4. 인슐린 저항성 개선제 – 티아졸리딘디온계(thiazolidinediones)

티아졸리딘디온계(TZD)는 인슐린 감수성을 증가시켜 인슐린 저항성을 개선시키는 경구혈당강하제로서 간의 포도당 생성을 감소시키고 지방조직에서의 포도당 산화와 지방합성을 촉진하며, 근육에서 글리코겐 합성과 해당 작용을 증가시키고 혈중 중성 지방과 유리지방산 농도 및 혈압을 감소시킵니다. 이 약제의 복용 시에는 간 기능을 반드시 체크해주어야 합니다.

● 인슐린요법

　인슐린은 속효형·지속형·혼합형·초속효형·인슐린 펌프형 등으로 구분하며, 췌장에서 인슐린이 거의 분비되지 않는 1형 당뇨 환자나 인슐린 분비가 되더라도 경구혈당강하제가 효과가 없는 고혈당 환자들에게 주로 사용하며, 당뇨 환자로서 수술을 해야 하는 경우와 당뇨가 있는 임산부에게도 임신 기간 동안 투약합니다.

　1922년 캐나다의 의학자인 '반칭'과 '베스트'가 개의 췌장에 있는 랑게르한스섬 세포에서 인슐린을 추출하는 데 성공함으로써 당뇨 관리에 획기적인 전기를 마련했습니다. 인슐린이 발견되기 전까지는 당뇨성 혼수를 일으켜 사망하는 경우가 많았지만, 인슐린이 발견된 후에는 당뇨성 혼수를 일으켜 사망하는 예는 많이 줄어들었습니다.

　그러나 조슬린 박사는 그의 저서 《당뇨병의 치료법》이라는 책에서 "인슐린의 당뇨 환자를 위한 기여도는 크지만 반면에 인슐린요법이 진행됨에 따라 혈관병변의 합병증으로 사망하는 예가 늘고 있다"고 경고하였습니다. 외부로부터의 인슐린 보충이 인체에 있는 췌장의 기본 기능을 둔화시켜 투약을 중단하면 혈당조절이 더욱 악화되는 경향을 보이기도 합니다.

　인슐린은 심한 공복감이나 기운이 없이 허탈해진다든가 맥박이 몹시 빨라진다든가 심장이 뛴다든가 얼굴이 창백해지는 부작용이 있어 이를 방지하기 위하여 설탕물이나 주스 등의 당질을 섭취하지 않으면 혼수상태에까지 가는 경우도 있습니다. 투약을 중단하면 위험한 상태를 당할 수도 있으므로 반드시 전문가의 지시에 따라 조심스럽게 다루어져야 할 약물입니다.

● 약물요법은 응급수단일 뿐
또 다른 합병증을 부른다

경구혈당강하제는 혈당수치가 너무 높아 자연요법만으로는 수치를 낮추기 어려운 사람들에게 투약하여 췌장을 강제로 쥐어짜서 인슐린을 분비하도록 하는 방법입니다. 그러잖아도 췌장 기능이 떨어져 인슐린을 제대로 분비하지 못하고 있는데 강제적인 방법을 쓴다는 것은 병든 말에게 채찍질하는 격으로 결과적으로는 췌장 기능을 더 악화시킬 뿐입니다.

인슐린 또한 외부에서 계속적으로 공급해주면 췌장에서 인슐린을 분비하지 않아도 외부에서 공급이 되니까 인슐린을 분비할 필요가 없게 되고 이로 인해 췌장은 퇴화되고 맙니다. 부모가 자식에게 죽을 때까지 계속 생활비를 지원해주고 먹여살린다면 그 자식은 돈을 벌 필요가 없는 것과 같은 이치입니다.

췌장의 기능이 회복시킬 수 없을 정도로 완전히 망가져 인슐린을 전혀 분비하지 못한다면 어쩔 수 없이 인슐린을 맞아야 하지만, 조금이라도 인슐린이 분비되고 있다면 자연요법으로도 얼마든지 혈당수치를 조절할 수가 있고 췌장의 기능도 충분히 회복시킬 수가 있는 것입니다.

경구혈당강하제나 인슐린을 처방하지 않고 자연요법만으로 관리했을 때는 고혈당은 있을지언정 저혈당은 없는데, 경구혈당강하제나 인슐린을 처방하면 저혈당을 일으키는 경우가 허다하며 심지어 저혈당 혼수로 사망의 위험까지도 있습니다.

미국의 12개 의과대학의 당뇨 전문의들로 구성된 '당뇨연구회'가 화학약품으로 당뇨 환자를 치료한 뒤 "혈당강하제를 사용하는 동안 사망한 환자들의 대부분이 심혈관계 질환으로 사망했으며, 이 사망률은 이러한 화학약품을 복용하지 않은 환자보다 월등히 높다"라고 한 결과 발표를 보더라도 대사성 질환을 화학약품으로 해결해보고자 하는 노력은 허사일 수밖에 없습니다.

일본 게이오대학 의학부 곤도 마코토 교수는 《암과 싸우지 마라》라는 저서를 통해 "암 환자 중에서 항암제의 효과가 나타나는 것은 불과 10%밖에 되지 않고, 나머지 90%는 효과가 없거나 부작용을 일으킬 수 있다"는 폭로로 세계의 의학계를 뒤흔든 적이 있습니다.

미국의 저명한 의사이며 국가 의학감독관인 로버트 S. 멘델존 박사도 《나는 현대의학을 믿지 않는다》라는 저서에서 "지구상에 있는 병원·의사·제약회사·약국을 모두 없애버린다면 인류는 지금보다 훨씬 더 건강하게 살 수 있을 것"이라고 설파했습니다. 현대 의학계의 전문가들이 이런 주장을 한다는 것은 무엇을 뜻하는 것일까요?

상수도처리장에서는 물의 소독을 위해 염소를 사용합니다. 상수원 물의 오염이 심할 때는 더 많은 염소를 투여합니다. 아무리 많은 염소를 투여하더라도 물 자체가 좋은 물이 되는 것은 아니며, 많은 염소를 투여하면 할수록 우리 몸에는 또 다른 부작용이 일어날 수 있는 것입니다.

상수원의 물을 깨끗한 물로 바꾸려면 염소에만 의존할 것이 아니라 상수원 지역을 깨끗이 관리하면 되는 것입니다. 당뇨 약의 투약도 이와 마찬가지입니다.

그러나 혈당수치가 300mg/dℓ 이상 높은 상태에서는 자연요법만으로는 회복 기간이 길어지거나 어려워질 수 있으므로 수치가 높을 때는 반드시 약물요법과 자연요법을 함께 병행해야 합니다. 그렇게 하여 혈당수치가 안정권으로 내려오면 그때 병원약은 끊고 자연요법으로 관리하면 됩니다.

약물요법으로 혈당 조절은 어느 정도 가능하나 그 약 자체는 화학물질로서 인체에 있어서는 이물질인 것이며, 이물질의 장기적인 섭취는 신장·간장·췌장·비장·위장 등에 손상을 초래하여 또 다른 합병증을 부를 수도 있으므로 복용을 하더라도 1년 이내의 단기 복용으로 끝내는 것이 좋습니다.

● 의사의 말 한마디가 생명을 죽이고 살린다

세균성 질환이나 골절·외상 등 수술이 필요한 경우에는 첨단 의료장비와 뛰어난 수술 기술을 자랑하는 현대의학으로 치료하는 것이 단연 효과적이지만, 당뇨·고혈압·중풍 등 만성 대사성 질환에는 현대의학으로는 치료에 한계가 있습니다.

특히 현대의학에서 "당뇨는 고칠 수 없는 병이니 평생 약을 먹어야 하고, 결국은 합병증으로 죽을 수밖에 없다"라고 말하는 것은 당뇨인들에게 불안과 공포를 조성하여 살아 있어도 이미 죽은 것이나 다를 바 없는 상태로 몰아넣는 무책임한 위협이나 마찬가지입니다.

의술(醫術)은 인술(仁術)인데, 인술의 본질인 생명을 하늘처럼 귀히 여겨야 함에도 불구하고 소중한 생명을 함부로 다루어서는 안 됩니다. 의사로서의 사명의식이 있다면 당연히 희망과 용기를 주는 말을 해야 할 것이며, 이것은 곧 환자에게 백 가지 약보다 낫다는 것을 알아야 합니다.

당뇨인들도 위협적인 이 말에 현혹되거나 실망하지 말고, 그동안 생명의 원리에 맞지 않게 살아온 비정상적인 삶을 반성하면서 자연의 섭리에 맞는 올바른 생활습관을 생활화한다면 내 몸 안에 항상 대기하고 있는 자연치유력에 의해 당뇨는 저절로 고쳐질 것입니다.

약물요법은 사람마다 그 처방이 같을 수가 없으므로 담당의사와 상의하여 결정해야 합니다. 1990년 5월부터 1991년 4월경까지, 1998년 12월부터 1999년 6월경까지 두 차례에 걸쳐 병원약을 복용한 경험이 있으나, 저의 용법과 용량이 다른 사람에게는 아무런 의미가 없기에 여기서는 설명을 생략합니다.

건강보험공단에서 실시하고 있는 검사를 2년에 한 번씩 정기적으로 받고 있지만, 현재 별다른 병증은 없으며 혈당수치는 정상 범위에서 유지되고 있습니다. 2007년까지만 해도 어린이 아스피린(100mg)을 하루에 한 알씩 심혈관 질환의 예방 차원에서 복용했었으나 화학약은 어쨌든 이물질이라는 생각에 2008년부터는 복용을 중단하였습니다. 구충제 외의 화학약은 어떤 것도 먹지 않고 있으며 자연요법으로만 관리하고 있는데도 정상 범위의 수치가 유지되는 것을 보면, 당뇨는 화학약으로 다스릴 것이 아니라 자연요법으로 관리해야 된다는 사실을 절실히 체험하고 있습니다.

5부

당뇨를 이긴 사람들의 체험기

여기 5부에 실린 글들은 저자가 운영하는 인터넷 홈페이지(당뇨클럽 : www.hidang.com)에 올려져 있는 회원들의 체험기 중에서 일부를 발췌하여 옮긴 것입니다. 회원들의 개인 정보 보호를 위해 실명을 쓰지 않고 가명으로 하였습니다.

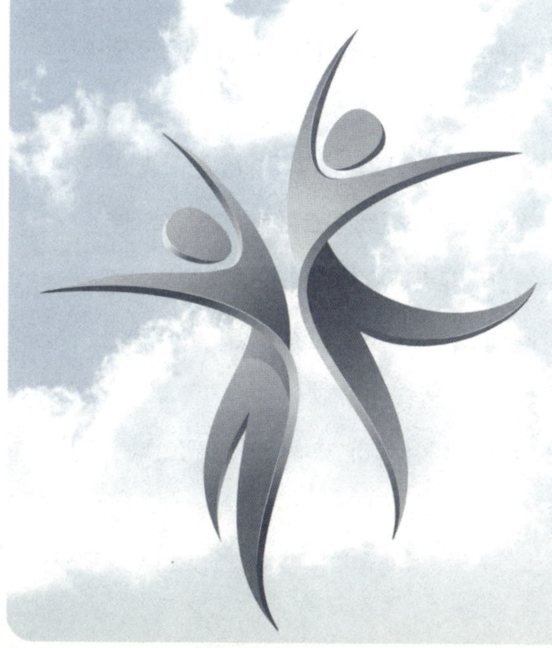

고마운 나의 친구, 당뇨

글쓴이 : **루시아**

"감사합니다. 고맙습니다."

제가 당뇨클럽 백봉 선생님께 드릴 말씀은 이 말밖에 없습니다. 처음에 좌절하고 절망하고 있을 때 당뇨클럽은 저에게 희망을 주고 등불을 밝혀준 곳입니다.

당뇨를 처음 알았을 때 저는 200~300mg/dℓ의 혈당수치를 기록했고, 키160㎝에 몸무게 95kg에 육박하는, 한마디로 비만증 환자였습니다. 제가 당뇨에 걸렸다고 해서 누구를 탓하기보다는 제 자신을 돌보지 않은 저를 탓해야 하는데 그런 마음이 생기지 않았습니다.

그래서 방법을 찾아보기 위해 이곳저곳을 다니다가 당뇨클럽을 알게 되어 식이요법과 운동요법으로 하루에 10㎞를 걸었더니 한 달 만에 몸무게가 10kg이나 줄어들었습니다. 당뇨약은 10일 정도 복용하다가 끊었습니다. 의사 선생님도 저보고 100점짜리 환자라면서 잘하고 있다고 열심히 하라고 하십니다.

저는 원래 비만해서 고혈압·지방간 등으로 약을 먹고 있었는데, 병원에서 운동을 권유해도 안하고 식습관도 그대로 인스턴트 식품·밀가루 음식 등을 과식하면서 살아왔습니다. 그런데 이제는 아닙니다. 당뇨클럽을 알기 전까지는 당뇨가 저에게 절망과 고통을 안겨주었지만, 이제는 이렇게 희망과 용기와 웃음을 되찾아주었습니다.

당뇨를 처음 발견했을 때는 어찌 할 바를 몰라 그냥 울기만 했고, 때로는 당황하여 이렇게 방치한 내 자신을 원망도 해보고 주위사람들에게는 짜증을 내기도 했던 게 엊그제 같은데 벌써 3년이 지났습니다.

지내고보니 마음먹기에 달린 것을 알게 되었습니다. 제가 정상적인 생활로 돌아가기만 하면 되는 것을, 이제는 행복하고 즐겁습니다. 발병 당시 200~300㎎/㎗이던 혈당수치가 1년 후에는 80~110㎎/㎗, 당화혈색소도 5.8%, 체중은 75㎏으로 감량했습니다. 당뇨 · 고지혈증 · 고혈압 · 지방간 등 내 몸에 생활습관병이란 것은 다 있었는데 이제는 그 모든 것에서 자유로워졌으니 꿈만 같습니다.

의사 선생님은 이제 당뇨는 없어졌다고 하시면서, 즐기면서 먹고 싶은 거 먹고 즐겁게 운동하고 스트레스 받지 말고 살면 평생 당뇨는 없을 거라시면서 축하해주셨습니다. 처음에는 먹는 것도 엄격하게 절제했지만 지금은 그렇게 하지는 않고, 먹고 싶으면 가끔 삼겹살도 먹고 좋아하는 샐러드 바가 있는 패밀리 레스토랑에 가기도 합니다.

3년쯤 되니 뭘 먹으면 혈당이 높게 상승되는지를 알 수가 있게 되었습니다. 떡 종류나 라면류를 먹으면 혈당이 급격히 상승하거나 떨어지는 속도가 느렸습니다. 과자 종류도 자제를 많이 하고, 원두커피는 마시지만 크림이나 설탕이 들어간 커피는 절대로 마시지 않습니다.

저에게 있어 당뇨는 힘든 병이 아니라 축복을 준 친구였습니다. 만약 당뇨를 알지 못했다면 전 여전히 100㎏에 육박하는 몸무게로 혈압 약 · 지방간 약 · 고지혈증 약을 복용하면서 힘들어하며 살고 있을지도 모를 일입니다. 둘째아이도 이 세상에 나오지 못했을 것이고.

자연요법으로 살이 빠지니 자연히 임신이 되었고 예쁜 둘째를 낳고보니 세상이 달라 보였습니다. 임신 중에도 하느님의 축복이 있어서인지 인슐린이나 약의 처방 없이 다른 보통의 산모처럼 임신 기간을 보내고 둘째를 얻었습니다. 비만으로 있었다면 절대로 있을 수 없는 일이었을 것입니다.

어제는 병원에서 종합검사 결과가 나왔습니다. 공복혈당 89㎎/㎗, 식후혈당 142㎎/㎗, 당화혈색소 5.6%, 체중 65㎏. 의사 선생님 말씀이 "당뇨 발견하고 3년 동안 단 한 번도 수치가 올라간 적이 없는 걸로 보아 평생을 약 없이 건강하게 사실 것 같습니다"라고 하셨습니다. 기분이 좋습니다. 평생 당뇨를 친구로 데리고 살아가야 한다는 부담감도 없는 것은 아니지만 즐겁게 살 것입니다. 이젠 예전의 모습으로 돌아가고 싶지 않습니다. 열심히 노력하겠습니다. 3년 동안 당뇨 때문에 울고 웃고 했지만 이제 맘 편하게 즐기면서 살 것입니다. 이런 방법을 알려준 당뇨클럽에 감사합니다. 오늘은 너무 기뻐서 눈물이 납니다.

"백봉 선생님, 정말 감사합니다."

Bio-Z로 인슐린을 끊었어요

글쓴이 : 박희숙

저는 20년 가까이 교직생활을 해오다가 당뇨병과 합병증이 심하여 학교를 그만두고 15년을 당뇨병과 싸우고 있는 58세의 여성입니다. 처음 당뇨병을 발견하고부터 계속 혈당강하제를 복용했었으나 수치가 잡히지 않아 3년 전부터는 인슐린으로 바꿔서 주사를 맞고 있는데도 좀처럼 수치가 200㎎/㎗ 이하로 내려오지를 않았습니다.

합병증으로 시력이 떨어져 망막증 치료를 받기도 했고, 심근경색증으로 관상동맥 스턴트 삽입 시술까지 받았는데 혈당수치가 잡히지 않아 남보다 훨씬 더 많은 고생을 하였지요. 지금은 손발이 차고 가끔 저리기도 한데 이것도 당뇨병으로 인한 합병증이라고 의사 선생님은 말씀하네요. 의사 선생님은 "환갑을 바라보는 연세인데 앞으로 악화되기는 쉬워도 호전되기는 기대하기가 어렵습니다. 식사 조절과 운동에 좀 더 신경을 쓰셔야겠습니다"라고 조언을 하지만, 시집간 맏딸이 직장을 다니는 관계로 어린 외손주를 제가 돌봐야 하기 때문에 식이요법과 운동을 제대로 하기가 어려운 처지입니다.

남편은 일찍 저세상으로 떠나시고 여자의 몸으로 혼자서 자식 둘을 키우며 살다보니 경제 사정도 넉넉지 못한데, 이제는 몸도 말을 잘 듣지 않는 데다가 하루 종일 외손주와의 시달림으로 몸은 점점 더 나빠지는 것 같았습니다. 자식들도 아직은 자리를 잡지 못해 근근이 가정을 꾸려가고 있는 실정이라 이러지도 저러지도 못하고 그저 자식들 눈치만 보고 사는 입장입니다.

이렇게 많은 걱정 속에서 살아가는데, 어느 날 우연히 인터넷을 검색하다가 당뇨클럽을 발견하게 되었습니다. 그날의 당뇨클럽 발견이 저에게는 오아시스와도 같았습니다. 틈만 나면 당뇨클럽에 들어가서 살다시피 하며 사이트에 있는 내용을 꼼꼼히 메모하고 읽고 또 읽었습니다.

그로 인해 자연요법에 관한 많은 정보가 당뇨 관리에 대한 이해에 도움은 되었지만 외손주 때문에 자연요법을 제대로 할 수가 없는 입장이라 "어떻게 하면 좋을까" 한동안 고민 고민하다가, 최종적으로 저의 입장에서는 Bio-Z를 먹어보는 것이 가장 적합하겠다 싶어 Bio-Z를 수입하는 회사의 문을 두드리게 되었습니다.

여러 가지로 망설여지는 부분도 있었지만, 제가 할 수 있는 범위가 제한적이어서 눈 딱 감고 한번 믿어보자는 심정으로 찾아갔습니다.

상담 결과 췌장의 기능을 개선시킬 수 있다는 말에 희망을 걸고 부푼 기대감으로 우선 3개월 치를 구입하여 먹었는데, 이게 웬일입니까? 이틀을 먹고 나니 혈당수치가 배로 올라가버리지 않겠어요. 깜짝 놀라 구입한 회사에 항의를 했더니 Bio-Z를 처음 먹으면 호전반응으로 지금까지 있었던 병들의 증세가 일시적으로 잠시 더 악화될 수도 있다는 겁니다. 그것은 오히려 좋아지려는 징조이니 걱정하시지 말고 계속 드시라고 말하기에 약간은 미심쩍었지만 그 말을 믿고 그대로 먹었습니다. 조심스럽게 걱정을 하면서 먹었는데 그 후 별다른 반응은 나타나지 않았고 수치도 더 이상은 올라가지 않았습니다. 2주일쯤 지나니까 조금씩 수치가 움직이기 시작하더니 두 달 뒤부터는 눈에 띄게 내려왔습니다. 다시 3개월 치를 더 구입하여 먹었는데, 4개월쯤 되어서는 수치가 170㎎/㎗까지 내려와 의사 선생님과 의논하여 인슐린을 10단위에서 8단위로 낮추었습니다.

그런데 한 달이 지나도록 수치가 더 이상 오르지 않아 의사 선생님에게 "인슐린을 한번 끊어보면 어떨까요?" 하고 제안을 했더니 "병원에서 시키지 않는 일은 하시지 마세요. 그러면 본인이 의사하지 뭐 하러 병원에 옵니까?" 하면서 불쾌하게 면박을 주더군요. "예, 알겠습니다." 아무

대꾸도 못하고 벙어리가 된 채로 병원을 나왔는데, 아무래도 속으로 약간의 호기심이 발동하여 의사가 그러든 말든 혼자서 인슐린을 끊어보았습니다.

인슐린을 끊고 두 달이 지났는데도 수치의 변화가 크게 없어 병원에 가서 검사를 했더니 당화혈색소 7.0%가 나왔습니다. 의사 선생님은 고개만 갸우뚱거릴 뿐 결과를 의심하는 눈치였습니다. "그동안 2개월간 병원에 오시지도 않고 인슐린을 처방해 가지도 않았는데 수치가 참 좋으시네요? 이 정도면 인슐린 투약은 일단 보류를 하고 먹는 약으로 바꾸어봅시다" 하며 먹는 약을 처방해주면서 한 달 후에 다시 검사해보자고 하였습니다.

그러나 저는 병원을 나오면서 처방전을 휴지통에 버리고 약을 구입하지 않았습니다. "이왕 도전하는 거, 김태호 선생님의 말씀대로 병원약을 끊고 자연요법으로 해보자"라는 자신감과 오기가 발동한 것입니다.

약을 먹지 않고 한 달 후 다시 검사를 했을 때 당화혈색소가 6.7%로 나왔습니다. 의사 선생님은 그제야 "이제는 인슐린을 끊겠습니다. 그러나 먹는 약은 계속 드셔야 합니다" 하면서 먹는 약을 또 처방해주기에 기어들어가는 목소리로 "선생님, 실은 저번에 처방해주신 약을 잊어버리고 안 먹었어요" 하며 눈치를 살폈더니 놀란 표정인지 어이없다는 표정인지 한참을 머뭇거리다가 "이 약도 그럼 안 드실 거요? 나참!" 하며 화난 말투로 쏘아붙이기에 "예, 이번에는 잘 먹을게요" 하며 슬금슬금 뒷걸음으로 진료실을 나와 처방전은 또 휴지통에 버렸습니다.

인슐린과 결별하고 먹는 약도 안 먹고, 그로부터 1년, 다니던 병원에는 미안해서 못 가고 다른 병원에서 검사를 했지요. 공복혈당 108mg/㎗, 식후혈당 157mg/㎗, 당화혈색소 6.1%로 나왔습니다. 그날따라 하늘은 유난히 맑았고 마음은 뛸 듯이 기뻤으며 몸은 하늘을 날듯 가벼웠습니다.

식이요법과 운동을 철저히 지키지 못하면서 흉내만 내고 Bio-Z만 먹고 있는 것뿐인데, 손발 저림 증세도 없어지고 혈압도 정상으로 잡히고 시력도 좋아지고 몸의 컨디션도 아주 좋아졌습니다. 참으로 놀라운 일이라 지금의 심정을 글로 다 표현할 수가 없네요. 당뇨클럽에 다시 한 번 고맙다는 인사를 드리고, 당뇨로 고생하시는 회원님들이 저의 글을 읽고 용기를 가질 수 있었으면 좋겠다고 생각되어 못 쓰는 글이지만 두서없는 체험 글을 올립니다.

당뇨는 나의 스승이었다

글쓴이 : 김재순

작년 말부터 당뇨 증세가 있었고 그저 "이상하다, 이상하다"를 연발하고 지낸 시간들이었는데 올해 3월 병원에 가서 알아보니 그냥 당뇨라고 했습니다. 하늘이 무너지고 땅이 꺼지는 심정을 어쩔 수가 없었습니다. 뭘 어떻게 해야 할지 모르고 허겁지겁 들은 소문대로 채소와 적당한 식사 조절로 당뇨를 관리하다가 아내의 정성으로 이 당뇨클럽을 알게 되었습니다.

이후 이곳에서 많은 정보를 얻게 되었고 그 정보가 나의 삶을 바꾸게 되었으며 당뇨 덕에 담배도 이젠 끊고 살고 있습니다. 당뇨 판정을 받기 전에는 정말 엄두도 못 냈는데, "에라 모르겠다. 끊자" 하고 마음먹으니 쉽게 끊어졌습니다. 그리고 당뇨를 경험하면서 난 아주 많은 사실을 알게 되었고 또 색다른 경험들도 아주 많이 했습니다.

사실 내가 지금 살고 있는 곳은 캐나다입니다. 이곳에 살면서 나는 캐나다가 그리 아름답지 않다는 부정적인 생각을 했고, 그로 인해 주위 사람들과의 관계가 좀 소홀하여 그 상처로 고통과 스트레스에 시달렸던 기간이 있었습니다.

이후에 당뇨 판정을 받고 "이렇게 살아서는 안 되겠다" 생각되어 생활 패턴을 바꾸어봤습니다. 먼저 아주 가까운 곳에서부터 살펴봤습니다. 아침 산책길을 물색해보았습니다. 그리고 명상 모임에도 참여했습니다. 그렇게 사람들도 만나서 남다른 나의 끼도 보여주고, 이렇게 나를 발견하기 위해서 그리고 주위의 아름다움을 찾으면서 헤아릴 수 없는 행복감을 느낄 수 있었습니다. 또 아내와 매일 저녁 산책을 하면서 다정하게 걷기도 했습니다. 그러던 중 아내가 임신을 한 것을 알게 되었고 그보다 더한 행복이 없었습니다. 이렇게 즐겁게 행복하고 긍정적인 마음을 계속 가지면서, 또 아침저녁으로 꾸준히 운동을 하면서 몸의 상태가 점점 가벼워지는 것을 느낄 수 있었습니다. 물론 이 당뇨클럽 백봉 선생님의 훌륭하신 조언을 들으면서 더욱 힘을 얻었던 것입니다.

"그래, 당뇨는 병이 아니다." 이렇게 지내면서 당뇨로 인해 잃은 것보다는 얻은 것이 더 많았습니다. 돈으로 헤아릴 수 없을 만큼이나 많이 그리고 값진 보물을 얻었습니다. 좋아지는 몸 상태에 희열도 희열이지만 주위 사람들과의 관계도 점점 좋아졌습니다. 이상하게 내가 변하니까 주위 사람들도 변했습니다. 정말 감사함 그 자체였습니다. 당뇨에게 인사라도 하고 싶은 심정입니다.

그렇게 약 6개월을 지냈습니다. 정말 당뇨하고 즐겁게 지낸, 그리고 행복하게 지낸 6개월이었습니다. 나의 생활은 많이 바뀌었고 또 지금 사는 모습도 많이 바뀌었습니다. 그러면서 만난 명상모임에서 또 하나의 나를 발견하고 지금은 그 명상을 아주 즐겁게 하고 있습니다. 나를 발견하는 일에 아주 일도매진하고 있습니다. 나를 찾는다는 것이 얼마나 즐겁고 행복한 일인지 이제야 조금 알 것만 같습니다.

몸도 마음도 이 당뇨클럽을 만나고부터는 완전히 정상이 되었습니다. 내 삶의 바이블과도 같은 이 당뇨클럽과 백봉 선생님이 이렇게 같이하시는 것만으로도 참 많은 힘이 됩니다. "진정 선생님은 커다란 에너지를 소유하고 계신 것 같아요. 언제 웃으면서 함께 식사라도 했으면 하는 마음 간절합니다. 오늘도 이렇게 큰 에너지 받고 물러갑니다."

눈물겨운 당뇨 완치 체험기

글쓴이 : 민정 아빠

나는 집사람과 결혼한 20여 년 동안 반 이상을 병과의 힘겨운 전쟁을 치러왔습니다. 지난 10년여의 세월은 나 자신뿐만 아니라 자식들에게도 많은 고통과 좌절을 안겨준 시간이었습니다. 때때로 자신감을 잃어 많은 눈물을 흘리기도 했습니다. 집사람의 나이는 45세, 한창 중년의 무르익음으로 넘어가야 할 나이에 1990년 2월 16일 당뇨병으로 쓰러지면서 시작된 투병 생활은 시작에 불과했습니다.

본래 집사람의 당뇨병은 유전성이라 할 수 있는데, 집사람의 당뇨병 증상을 처음 안 것은 12년 전이었습니다. 그러나 곧 괜찮아지겠지 하며 차일피일 미루다 급기야는 쓰러지고 말았습니다. 처음 전남대병원에 입원해서는 전혀 의식 없이 사경을 헤매다 목을 통해서 호스를 이용, 최소한의 음식물과 약을 복용하고 산소호흡기에 의지하여 생명을 연장해나갔습니다.

나는 다니던 직장을 그만두고 오직 집사람 간병에만 몰두했습니다. 입원 6년 동안 당뇨 합병증 증상인 신장염·고혈압·위장염·간 질환·심장 기능 저하·시력 저하 등 거론하기조차 버거운 온갖 질병에 시달렸습니다. 몇 년씩 간병을 하다보니 링거주사 꽂는 것 정도는 손쉬워졌지만 하루 세 번 약에만 의존하는 집사람의 병은 호전될 기미가 보이지 않았습니다. 그러는 동안 더 이상은 주사와 약에만 의존해서는 안 되겠다는 생각이 들기 시작했습니다.

너무 주사나 약에만 의존하면 몸 자체에서 내성이 생겨 효력이 떨어지게 되므로 주사나 약의 강도를 점점 높여주어야 한다는 기사를 접하고 나서는 결국 병이 아니라 약이 사람을 잡겠구나 싶어서 각종 자연식 및 건강보조식품·민간요법에 관심을 갖기 시작했습니다. 좋다는 것은 다 먹여보고 안 해본 것이 없을 정도였습니다.

그러던 중 '활성수소수기'라는 낯선 물건에 대해 주위 사람들의 권유를 받아 물에 빠진 사람이 지푸라기 잡는 심정으로 여러 날 주저하다가 집사람을 위하여 여수시 광무동에 소재한 활성수소수기 대리점에서 기계를 구입 설치하였고, 활성수소수를 하루 3리터씩 마시게 하고 물이 들어가는 음식에는 모조리 활성수소수를 사용하는 열성을 보였습니다.

거짓말처럼 아내는 3~4개월이 지나자 당수치가 정상으로 되돌아오고 그로 인한 합병증 증세도 완화되기 시작했습니다. 소변이 맑아졌고, 속이 쓰리고 아팠는데 그 증상이 없어졌고, 당 조절이 되다보니 발걸음이 가벼워졌고, 신장염이 오면 붓는 현상이 생기는데 신장이 좋아지면서 붓기가 없어졌고, 당뇨가 오면 팔다리가 쑤시고 마비 증세가 오는데 지금은 버스를 타고 다닐 정도이고, 변비가 심했는데 그 증상이 완전히 회복되었고, 담석증도 있었는데 그 증상도 없어졌습니다.

이처럼 활성수소수의 도움으로 집사람은 새로운 인생을 살기 시작했습니다. 이제는 정말 살맛이 납니다. 요즘은 당뇨로 고생하는 주위사람들에게 활성수소수를 소개하는데 활성수소수를 마신 집사람의 여동생은 당뇨 5년, 혈당 380~460mg/dℓ 정도에서 현재는 혈당 140~200mg/dℓ 미만으로 조절되었습니다.

이렇게 말로만 듣던 활성수소수의 신비성을 집사람과 친가 식구들이 경험하고보니 활성수소수는 인류의 생명수임을 다시 한 번 느끼게 되었습니다.

또 한 가지 놀라운 것은 산성수로 각종 피부 질환을 치료할 수 있다는 부분이었습니다. 설마했는데 젊을 때 군대 시절부터 고생해오던 무좀이 하루에 한 번씩 산성수에 발을 담가줌으로 인해 완치가 되었고, 한참 더운 여름날 모기에 물려 가렵고 쓰라릴 때도 산성수로 닦고 습포를 하자 전혀 가렵지 않았고 붓기도 가라앉았습니다. 나의 집사람처럼 힘겹게

투병 생활을 하고 계시는 분들을 위하여 활성수소수의 신비성을 알리고
자 용기내어 이 글을 씁니다.

앞으로 약은 끊겠습니다

글쓴이 : 이창환

"아, 공복혈당 230이네요. 당뇨입니다. 이제부터 제가 설명하는 대로
하셔야 합니다. 식사는 이렇게 하셔야 하고, 칼로리는 저렇게 하셔야 하
며, 콜레스테롤이 많은 식품은 피하셔야 하고, 지질도 아주 높습니다. 선
생님은 이미 환자이십니다."

거침없이 쏟아내는 담당의사의 입 모양을 바라보면서 일상생활에서
위기가 다가올 때 곧잘 느껴지는, 속으로부터의 아득함이 메아리 되어
나의 머리를 때리고 있었습니다. 따지고보면 무식이었습니다. 무식이 별
건가요? 모르면 무식이지.

2년 전 의료공단에서 실시하는 무료건강검진에서 전화가 걸려와서
"혈당이 조금 높게 나왔는데 혹시 식사하시고 검사하였느냐?"고 하기
에, 아니라고 하고는 재검 받으라는 말도 무시했습니다. 왜냐하면 동시
에 받은 소변 스틱검사지에는 이상이 없었으며 건강에는 자신하고 있었
으니까요. 물론 복부 비만에다가 얼굴은 기름기에다 풍채가 있어 보이
고 영락없이 전형적인 한국의 사장님 모습이었으니 그야말로 내 용모는
뭇 사람들의 부러움의 대상이 아니었을까.

당뇨를 인정하고 그 결과를 승복하고 순응하는 마음의 자세를 갖추려

는 그 자체가 고통이었으며, 오십여 년 그 긴 시간 동안 몸에 배었던 생활태도를 그 근본부터 뿌리째 뽑아버려야 한다는 긴박감에 마치 생의 종말이 다가온 순교자처럼 일순 마음도 너그러워지고 미워했던 사람도, 관심조차도 없었던 일도 넉넉해지며 자비로워지기도 하면서……. 또 어느 때엔 스스로 분노하며 비탄의 늪에 빠져 허우적거리는 양면성을 겪기도 했습니다.

영양사인 딸 녀석은 아빠 식단은 제가 짜드려야겠다고 나서고, 집사람은 어디서 정보를 얻었는지 무슨 번데기 가루네, 알로에 줄기네, 별별 걸 다 구해와 감지덕지하면서 먹었습니다. 그리고 병원에서 처방하는 당뇨 약 한 알과 콜레스테롤 약을 보름 정도 복용하며 그동안의 생활 태도를 일신하였더니 식전혈당이 95mg/dℓ, 식후 혈당이 105mg/dℓ 정도로 나왔습니다.

담당의사는 환하게 웃으며 "좋습니다. 앞으로도 계속 이렇게 노력하시면 정상인과 똑같이, 아니 더 오래 건강하게 사실 수가 있으니 각별히 주의하시고. 약은 끊겠습니다. 6개월마다 오셔서 건강검진을 받으십시오." 이렇게 말하는 젊은 의사는 환자인 나보다 더 좋아했습니다.

작년 2월 초 당뇨클럽을 알게 되었고 그건 나에게 있어 행운이었습니다. 알기 쉬운 내용에다가 가장 중요한 것은 환자에게 희망을 준다는 점입니다. 실망과 비탄의 나락에서 희망의 양지 속으로 이끌어주었습니다. 지난 1년 동안 참으로 감당할 수 없는 스트레스를 받을 때 여기 당뇨클럽을 값지게 활용했다는 사실을 털어놓아야 할 것 같습니다.

그동안 불경스럽게도 남의 집 귀한 물건을 무단 사용한다는 죄스러움을 이제야 털어버리게 되어 영광입니다. 당뇨클럽의 자료를 많이 활용했으며, 그로 인해 지금도 식후혈당 130㎎/㎗을 넘지 않게 해주었던 것은 당뇨클럽의 자료집에 나와 있는 그대로의 실천뿐이었습니다.

한 10㎏의 몸무게를 빼다보니 어디 아프냐는 등 주위의 시선이 따갑지만 그때마다 "아, 그렇게 보여요? 그럼 성공입니다" 하고 답하는 것이 제일 편했습니다. 그러면서 몸의 변화가 오는 것이 혀의 백태가 오므라들듯이 사라져버렸고, 혈압은 140에서 120으로, 맥박도 95에서 70으로, 얼굴은 지방이 사라지면서 핼쑥하게 주름이 생긴 것 같으나 혈색은 하얗게 좋아졌습니다.

내 인생, 뿌린 대로 거두다

글쓴이 : 피터팬

정원의 동백꽃 몽우리가 나날이 도톰해져감을 보니 또다시 봄은 온 모양입니다. 생동과 희망의 계절을 맞아 여러 환우님들의 가정과 일신에 건양다경함과 입춘대길을 기원합니다. 아울러 항상 애쓰시는 백봉 선생님께 그동안의 고마움을 늦게나마 인사 올립니다.

당뇨클럽에 가입한 지가 벌써 2년이 다 되어가지만 매번 들어와서는 엿보다가 나갔었는데, 오늘은 나도 한번 얼굴을 내밀며 지난 2년간의 체험을 이야기해보려고 합니다.

그러니까 월드컵 열기가 반도를 달구었던 2002년 여름, 몸이 전과는 달리 이상해짐을 감지했지만 일 때문에 피곤해서 그러려니 생각하고 지나쳤습니다. 그해 초겨울쯤 삼다 현상이 나타나자 "혹시! 당뇨?" 하면서도 스스로 인정하고 들어가는 게 두려워 병원을 찾지 않고 또 지나쳐버렸습니다.

그러나 그때 내심으로는 확실히 인정했었던 것입니다. 해가 바뀌고 2003년 2월경 목욕탕에서 거울에 비친 내 모습을 보고는 소스라치게 놀랐습니다. 거울 속에는 나이보다 10여 년은 더 늙어 보이는 내가 보였기 때문입니다. 체중계에 올라서니 54kg, 3~4개월 사이에 15kg이나 체중이 빠져버린 것입니다. 키 176㎝에 54kg이 되니 흡사 반 미라 꼴이었습니다. 피부는 근육과 지방을 잃어 탄력 없이 늘어지고 시력도 침침, 하체는 후들후들, 머리도 어질어질!

그제야 두려운 마음으로 병원을 찾았습니다. 진료 결과 2형 당뇨, 공복 혈당 500mg/㎗ 초과, 안저 촬영 우측 망막 모세혈관 파괴, 과음으로 인한 지방간, 심한 저체중……. 참 골고루 많이도 망가져 있었습니다.

권위만으로 똘똘 뭉친 의사 선생님은 별로 성의 없는 태도로 어떻게 저떻게 하라고 했지만, 병에 대한 무상식과 황망함에 옳게 기억도 못하고 처방전을 들고 병원을 나섰습니다. 그리고 휘청대는 발걸음으로 서점을 찾아가 관련 서적 두 권을 구입해서 며칠을 읽었습니다. 책을 읽고 당뇨에 대한 개념이 어느 정도 잡히고 나니 문득 뿌린 대로 거둔다는 말이 가슴속 절절이 스며들었습니다. 반추해보니 지난 세월은 나에게 있어 참으로 회한의 세월이고 퇴락과 소멸의 시간이었습니다.

1989년부터 공기업에 근무하다가 쳇바퀴 도는 듯한 무사안일의 생활에 대한 거부감, 상명하복의 경직성에서 오는 자아 상실감, 그리고 미지의 세계에 대한 동경심에 1996년에는 과감히 의원면직을 해버렸습니다. 그러고는 지방으로 내려가 작은 기업을 하나 설립 운영했는데 때를 맞추어 온 외환위기, 그에 따른 자산 디플레이션과 내외 수요 부진에 힘입어⑦ 그만 폭삭 내려앉고 말았습니다.

그때부터 내 인생은 끝이 보이지 않는 암흑의 터널 속에 발을 들여놓게 되었습니다. 게다가 아버지 같았던 형님과 매형들의 죽음, 경제적 압박감, 장래를 약속했던 여인과의 이별, 온통 뒤죽박죽, 엉킨 실타래, 가시덤불, 철조망, 감당키 어려운 스트레스와 거기에서의 일시적 탈출구로서의 폭음의 나날들……. 자책감에 시작된 방랑과 폭음의 세월을 시작할 때의 내 나이는 서른넷이었습니다. 무릇 사람이든 물건이든 중고 초입의 보존 행위가 얼마나 잘 되느냐 못 되느냐가 추후 수선 여부와 수명이 결정되는 법. 서른넷부터 마흔까지의 세월을 그렇게 보낸 결과가 당뇨로 나타나고 만 것입니다. 지금 생각해봐도 지극히 당연한 결과였습니다. 우선 혈당을 끌어내리고 체중은 늘려나가는 게 급선무였습니다. 의사 선생님은 처방전과 조언만 해줄 뿐 스스로 회복의 길을 찾아 책과 인터넷과 주변 사람(나중에 알고보니 의사보다도 더 박식한 사람들이 주변에 너무나 많았음)들의 얘기를 많이 참고했습니다.

혈당강하제를 먹고 운동을 실시하다보니 차츰 호전되어갔습니다. 혈당이 공복 302mg/dℓ, 식후2시간 410mg/dℓ에서 두 달 정도 지나니까 공복 111mg/dℓ, 식후2시간 170mg/dℓ까지 내려왔으며 체중도 10㎏ 정도 늘어났습니다. 이제는 혈당강하제도 끊고 자연요법으로만 하고 있는데 평균 수치 공복 110mg/dℓ, 식후2시간 150mg/dℓ 전후를 유지하고 있습니다.

자연요법의 놀라운 체험

글쓴이 : **김명현**

나는 81세의 당뇨쟁이입니다. 너무 오래 산다고요? 글쎄, 나도 팔십한 살까지는 처음 살아보는 터라 그런대로 금년을 잘 넘길는지는 모르겠습니다. 건강 상태는 당뇨를 빼고는 건강한 편입니다.

예순여섯에 정년퇴임을 하고……. 이러면 아는 사람은 다 알 것입니다. 오라! 이 사람이 훈장을 하였구나. 맞습니다. 만 65세 정년이니까 우리 나이로는 66세가 됩니다. 시 교육장을 만 5년 하다보니 정년이 되었습니다.

그해가 1990년 2월이니 지금 꼭 14년이 되었습니다. 시 교육장을 할 때의 이야기인데, 글쎄 시장하고 저녁에 술을 한잔하는데 소주를 먹자고 합니다. 나 원 참! 글쎄, 시장이 요리집에서 소주를 먹자고 하니 이게 말이나 됩니까? 그때 나는 나이가 예순서너 살이고 그들은 새까만 오십대들인데 왜 그러느냐고 하니 당뇨가 있어서 소주밖에 못 먹는다고 합니다. 내가 육십이 넘어도 아직 당뇨가 없는데 젊은 사람들이 그게 무슨 소리냐고 하니, 글쎄 당뇨가 있어서 도리가 없다고 합니다. 내가 왜 이런 이야기를 쓰는고 하니 나는 그때까지는 당뇨가 없었습니다.

그런데 말입니다. 정년을 하고 좀 편히 쉬리라고 생각하고 집에서 고급 과자들을 사다놓고 낮잠 자가며 먹고 놀았더니 두서너 달 뒤에 갈증이 나기 시작했습니다. 이제 나도 당뇨가 오나 하고 병원에 가서 검사를 하니 당뇨병이라는 진단을 받았습니다. 그러니 오늘 현재까지 14년이

됐습니다.

용케 14년을 죽지 않고 살아왔다고요? 글쎄, 하나님 덕분이겠지요. 80이 되는 해 첫 아침은 하나님께 80이 되도록 살게 해주셔서 감사하다는 기도를 간곡히 드렸지요. 그런데 81세가 된 첫날에는 그리 간절한 기도가 안 드려집니다. 왜일까요? 글쎄, 나도 잘 모르겠습니다. 14년 동안 당뇨를 앓으면서 내가 알 수 있었던 것은 무슨 약을 먹으면 혈당치가 적게 올라가느냐 하는 것뿐이었습니다. 즉, 혈당측정기를 사다놓고 매일 180mg/dℓ이 안 넘어가도록 하며 하루에 만 보씩을 걸어다녔습니다. 그래서 지금 망막에는 별 탈이 없으나 발바닥은 짜릿짜릿하여 고통을 당하고 있었습니다. 당뇨가 있으니 물론 혈압이야 높고 이것은 40대부터 150 이상이 나오는 고혈압입니다.

발뒤축에 신경통이 와서 다리를 절룩거리며 걸어다녀야 했습니다. 당뇨병의 후유증으로 어찌할 수가 없다는 것을 잘 아는 터라 이러다가 죽겠구나 하는 생각이 들었습니다. 그런데 7개월 전 친구의 권유로 당뇨클럽을 알게 되어 꾸준히 자연요법을 하게 되었습니다. 며느리에게 부탁하여 오곡밥과 채소를 주로 한 음식을 먹기로 하였습니다. 그중에서도 여기는 바닷가라 미역을 주로 하여 다이어트식을 짜도록 하였습니다. 그러니 지금은 오곡밥 한 숟가락에 미역으로 주로 배를 채웁니다. 이틀이 지나니까 식후2시간혈당이 135mg/dℓ가 나옵니다. 이 원리를 왜 몰랐을까요? 3개월 뒤에 발뒤축에 생겼던 신경통이 사라졌습니다.

그리고 7개월 만에 혈압도 떨어졌습니다. 150이 넘던 혈압이 지금은 130대까지 내려왔습니다. 당뇨를 약으로 안 고치고 당뇨클럽의 자연요법으로 고칠 수 있다는 것을 알았으니 그야말로 이것이 복음이 아닐까요? 서울의 큰 병원의 당뇨 전문의사라는 분도 약을 먹으라는 지시밖에 안 해 줍니다. 그러고도 명의라고 한다니 이게 웃기는 일이 아닐까요?

혈당강하제를 휴지통에 버리고

글쓴이 : 박경희

내가 병원 의사와 상의 없이 경구혈당강하제를 먹지 않고 쓰레기통에 버린 이유를 설명하겠습니다. 발병 후 며칠 동안은 약을 먹었습니다. 그리고 운동 부족으로 이런 몹쓸 병이 왔나 해서 운동도 병행하였는데 어느 날 앞이 뿌옇게 되고 어지럽고 몸이 떨리는 게 아니겠습니까?

그때 나는 생각했습니다. '아, 이렇게 죽는구나!' 어머니 · 아들 · 아내 생각이 났습니다. 내 인생이 이렇게 무너지는구나. 휘청거리는 몸을 벽과 계단에 의지하며 내가 갑자기 이러는 것은 분명히 약 때문이라는 것을 느낄 수 있었습니다. 그래서 생각했습니다. '약을 버리자. 세상엔 의사들이 말하는 방법 말고 다른 방법이 분명히 있을 거다. 그리고 없으면 찾아보리라.'

당장 책방에 가서 관련 서적을 뒤졌고 혈당강하제를 장기간 복용하면 저혈당을 유발시키게 된다는 것을 알았습니다. 그리고 미국에 사는 재미교포인데 10대에 당뇨에 걸려 60대인 현재도 혈당강하제와 인슐린 없이 건강하게 살아간다는 사례를 접하고 난 자신감을 얻었습니다.

다음날 당장 쓰레기통에 병원약을 버리고 굳은 결심을 했습니다. 약

없이 내 스스로가 방법을 찾아보겠다고, 채식과 함께 식후 운동을 했습니다. 나는 식후 30분이나 1시간이 경과한 후에 운동을 하지 않고 식사를 마치자마자 움직이기 시작해서 바로 운동으로 들어갔습니다.

혈당이 오르기 전에 운동을 함으로써 남아도는 혈당을 몸이 소화한다는 것을 느꼈습니다. 그런 생활을 한 달 정도 했을까? 몸이 너무 좋아지는 것을 느꼈고 혈당수치도 정상을 나타내기 시작하였습니다. 그래서 생각했습니다. '의사 말대로 했으면 내 스스로가 내 몸을 망가뜨렸겠구나.'

그리고 내 몸을 테스트 할 기회가 왔습니다. 약 한 달 반가량이 지났을까? 회사에서 운동회가 있었습니다. 조금은 두려웠습니다. 원래 운동을 좋아했던 사람이라 주저 없이 농구팀에 지원을 했고, 그 더운 5월 말에 20분 풀타임을 뛰었습니다. 농구가 얼마가 격렬한 운동인가요? 운동을 하면서 나는 생각했습니다. '비참하게 약 먹고 저혈당으로 죽느니 차라리 운동하다 죽자! 멋있게 죽자!' 몸을 사리지 않고 풀타임을 뛰었지만, 몸에 이상이 없었습니다. 운동 경기는 끝이 났고 우리 팀이 승리를 거두었습니다. 난 그날 MVP로 선정되는 기쁨도 누릴 수 있었습니다.

그 후 나는 자신감도 얻고 "아! 운동이 이렇게 좋은 것이구나"를 깨달았습니다. 그러면서도 아직은 몸이 완전하지 못하다는 것을 알았기 때문에 정상화된 후에도 술은 입에도 대지 않았습니다. 매일 저녁 운동을 하고 난 후 주체할 수 없는 피곤을 느꼈기 때문입니다. 누우면 1분도 안 되어서 코를 골면서 자는 내 자신을 발견할 수 있었습니다.

그러나 운동을 시작한 지 4개월이 지나면서는 그런 피곤이 없어졌습니다. 그러나 내 마음속에는 언젠가 이 병이 다시 나를 정복할지 모른다는 생각을 떨쳐버릴 수가 없었습니다. 그래서인가 없던 짜증도 많이 늘었습니다. 그러나 몸도 마음도 이 당뇨클럽을 만나고부터는 완전히 정상이 된 것입니다.

이 당뇨클럽과 김태호 선생님이 있기 때문입니다. 내가 죽기 살기로 했던 모든 일들을 이 당뇨클럽에서는 너무나도 친절하게 가르쳐주고 있으니 주저하지 말고 약을 끊고 백봉 선생님이 이끄는 길로 가면 됩니다. 그러면 그곳에 당뇨가 없는 세상이 있습니다.

당뇨인을 위한 자율명상법(건강호흡법)

글쓴이 : 안덕용

당뇨 치료에 있어서 스트레스의 해소는 매우 중요합니다. 스트레스가 발생하면 교감신경의 자극으로 스트레스 호르몬(아드레날린 · 코티졸 등)이 분비되어 혈당 상승 · 혈압 상승 · 면역 기능 약화로 당뇨가 악화됩니다. 스트레스를 해소하는 방법에는 여러 가지가 있지만 우선 건강호흡법을 시도하는 것이 좋습니다.

건강호흡법은 복합적인 것입니다. 단전호흡 또는 복식호흡만으로도 프로스타글란딘이라는 물질이 분비됩니다. 이 물질은 활성산소를 없애고 혈관을 넓혀주어 혈액을 잘 돌게 만들어줍니다. 그러므로 당뇨의 치료에 복식호흡이나 단전호흡의 효과가 큽니다. 더구나 여기에 명상을 가미하면 뇌의 파동이 알파파가 되고 자율신경은 균형을 이루며 이를 통하여 내분비 계통에 영향을 주게 됩니다. 뿐만 아니라 혈액의 순환을 촉진시키는 한편 지방을 연소하며 근육이 줄지 않게 하는 좋은 점도 있습니다. 명상은 내분비 계통에 확실한 영향을 줍니다. 그러나 명상이나 복식호흡 또는 단전호흡만으로 부족한 부분이 바로 근육의 적극적인 증대입니다. 근육이 증대하여야 지방이나 탄수화물 등 에너지를 처리하는 공장인 근육세포의 미토콘드리아가 많아집니다.

또한 운동을 해야 잉여 에너지를 효율적으로 소모할 수 있으며, 세포의 인슐린 수용체의 숫자를 증대시킵니다. 그래야 당뇨가 치료됩니다. 그런데 이것은 명상이나 호흡법만으로는 조금 부족합니다. 그래서 건강호흡법은 호흡과 운동과 명상을 복합한 것이지요. 사상적인 배경으로는 동양 전통의 심신불이의 사상입니다. 그리고 원천을 개선하는 방법입니다.

오염된 연못에 고기를 넣으면 죽을 것입니다. 그렇다고 고기가 그 오염된 연못에 견딜 수 있는 약을 고기의 몸에 넣는 방법만 계속한다면 당장은 살아도 결국 죽게 될 것입니다. 우선 당장 죽지 않게 약은 쓰되 연못의 물을 갈아주는 방법을 아울러 하지 않으면 안 됩니다. 그런데 연못 물이 다시 맑아지는 데는 상당한 기간이 걸립니다.

당뇨의 치료도 이와 마찬가지로 몸을 구성하는 세포의 물질 환경을 바꾸는 것이 근본이 되어야 합니다. 모든 운동은 최소한 6개월은 열심히 한 다음에 효과를 기대해야 합니다. 몸의 모든 세포가 다시 새로운 것으로 바뀌는 시간을 고려해야지요. 조급해 할 필요는 없습니다. 연못 물이 다시 맑아져서 고기가 살듯이 우리 몸도 반드시 그렇게 변해갑니다.

한마디로 말하여 몸의 내장지방을 줄이고 근육을 늘리며 스트레스를 해소하는 생활을 1년 동안만 한다면 어지간한 당뇨는 해결되리라 생각합니다. 즉, 당뇨는 멋있는 몸과 기품 있는 정신을 만들라고 하는 몸의 충고인 셈이지요. 식이요법과 운동요법과 정신요법은 바로 이것을 목표로 하는 방법론입니다. 그러니 정신요법·식이요법·운동요법을 한다고 하면서 뱃살은 안 빼고 근육도 안 늘리고 스트레스도 안 줄인다면 효과가 확실히 덜하겠지요.

당뇨인을 위한 자율명상법은 독일의 슐츠 박사에 의하여 창안된 '자율훈련법'입니다. 이것은 자기최면술인데 오늘은 이 자율훈련법 중 기본 과정이라 할 수 있는 표준연습을 소개합니다. 물론 이 자율훈련법은 질병의 회복에 효과가 있고 건강을 유지하는 데도 도움이 된다고 인정된 것입니다.

■ **자세** : 편안히 눕거나 의자에 바르고 편안한 자세로 앉는다.

■ **방법** : 천천히 심호흡을 3회 정도 하면서 마음을 편안히 가라앉힌 다음, 다음의 6단계를 시행한다.

▶ **1단계(사지의 무거운 느낌 연습)** – 마음속으로 "양 팔다리가 점점 무거워진다"라고 자기암시를 하면서 양 팔다리와 온몸의 긴장을 모두 푼다.

▶ **2단계(사지의 따뜻한 느낌 연습)** – 마음속으로 "양팔 다리가 점점 따뜻해진다"라고 자기암시를 한다.

▶ **3단계(심장박동의 조정)** – 마음속으로 "심장이 규칙적으로 건강하

게 뛰고 있다"라고 자기암시를 한다.

▶ 4단계(호흡의 조정) – 마음속으로 "호흡이 매우 편안하다"라고 자기
암시를 한다.

▶ 5단계(복부의 온감 연습) – 마음속으로 "배 안이 매우 따뜻해진다"
라고 자기암시를 한다.

▶ 6단계(이마의 냉감 연습) – 마음속으로 "이마가 매우 시원해진다"라
고 자기암시를 한다.

위와 같이 한 다음 자기최면에서 깨어날 때는 "이제 내가 하나에서 셋
을 세면 매우 상쾌하게 깨어난다"라는 자기암시를 3회 정도 하고, 하나
하고 세면서 "이제 깨어난다", 둘 하고 세면서 눈을 뜨면서 "깨어났다",
셋 하고 세면서 "완전히 깨어났다. 매우 상쾌하다"라고 암시를 한 다음
가볍게 팔과 다리를 굴신한 후 일어납니다. 각 단계별로 1~2분 정도를
합니다. 물론 처음에는 느낌이 잘 안 오지만 몇 달을 훈련하면 잘 될 것
입니다. 잠자기 전과 아침에 자리에서 일어나기 전에 하면 상당히 좋지
만 낮에 쉬는 시간을 이용해도 좋습니다.

당뇨인을 위한 풍선호흡명상법

글쓴이 : 안덕용

● 준비 사항

품질 좋은 풍선을 사서 불기 좋도록 풍선 입구에 볼펜대를 1㎝ 정도

잘라서 안으로 집어넣습니다. 그 외 다른 방법으로든 쉽게 풍선을 불 수 있도록 만듭니다.

● 방법

▶우선 숨을 가득 들여마신 다음 풍선을 '후우우' 하고 붑니다. 이때 한달음에 끝까지 부는데 아랫배를 속으로 집어넣으면서, 즉 아랫배를 쥐어짜듯이 집어넣으면서 끝까지 붑니다. 이렇게 불면서 내 안의 모든 질병의 독소와 기분 나쁜 감정까지 모두 풍선 속으로 뽑아낸다고 상상합니다.

▶풍선을 다 분 뒤 바람이 빠지지 않도록 입구를 잡아서 든 다음 풍선의 입구를 하늘로 향하게 하고 손을 떼어서 풍선의 바람을 모두 공중으로 날려 보냅니다. 이때도 역시 내 몸의 질병의 독소와 나쁜 감정이 모두 허공으로 사라진다고 상상합니다.

▶이어서 위와 같이 계속 반복합니다. 식후 40분 정도 지나서 15~20분 정도합니다.

● 풍선호흡명상법의 효과

건강호흡법과 같은 효과를 나타낼 수가 있습니다. 다만 건강호흡법은 하기가 조금 어렵지만 풍선호흡명상법은 아주 쉽습니다. 우선 심폐의 기능이 좋아질 것이고, 유산소운동으로 지방의 연소를 촉진시키며, 복부의 근육을 강화하고 췌장을 비롯한 내장 전체에 신선한 피의 공급을 촉진할 것입니다.

건강호흡법은 인슐린 비의존형 당뇨인 저의 당뇨를 해결하기 위한 목적으로 실행하였습니다. 그 효과가 좋았기 때문에 소개를 드린 것입니다. 그러므로 인슐린 의존형인 1형 당뇨로서 인슐린을 공급하고 있는 경우는 의사 선생님으로부터 운동 요령에 대한 지도를 받으시기 바랍니다. (저혈당문제 발생 등)

경구혈당강하제를 많이 복용하는 사람은 저혈당에 대한 대비를 해야 합니다. 의외로 효과가 크므로 저혈당이 올 수도 있습니다. 그러나 두려워하실 필요는 없습니다. 효과가 생기면 약을 차츰 줄이다가 끊어버리면 되니까요.

경구혈당강하제를 안 드시는 분은 아무리 자유롭게 하셔도 상관없습니다. 하루 종일 해도 좋습니다. 그러나 식후 30분쯤은 지나서 하는 것이 좋겠고요. 그러나 당뇨는 무엇보다도 잘못된 식생활이 가장 큰 원인이므로 가장 먼저 해야 할 일은 식생활의 개선입니다. 이것보다 우선하는 것은 없습니다. 그 다음은 적당한 운동으로 몸의 기능을 회복하는 것입니다.

약을 먹든, 건강호흡법을 하든 그것은 그 다음의 할 일입니다. 먼저 가장 기본적인 사항을 충실히 한 다음에 부수적인 방법을 보충하여야 합니다. 식생활의 개선(적절한 영양 관리)과 적당한 운동이 없이는 아무것도 소용이 없습니다.

또한 복부 비만이 심할 경우는 이를 해결하고 정상 체중으로 돌이키는 것을 노력해야 합니다. 건강호흡법은 걸으면서 하는 방법과 제자리에서 하는 두 가지의 방법이 있는데, 처음 시작하는 사람은 걸어서 하는 것이 좋습니다.

당뇨를 만난 지 3년을 보내며

글쓴이 : **안덕용**

평생의 친구가 될 당뇨를 만난 것도 이제 만 3년이 지나고 4년째로 접어듭니다. 약물요법으로 관리하던 중 자율명상법(건강호흡법)으로 혈당수치를 잡아 50일 만에 약을 끊고 지금까지 버티고 있습니다. 한 1년간은 저녁에 걷기운동도 열심히 하였는데 그것을 팽개친 지도 또다시 1년이 지났습니다.

물론 간간이 활은 쏘았으나 큰 운동은 되지 않았을 것이고 마음의 평정에는 효과가 컸을 것입니다. 그러나 그래도 심심하지 않게 한 것은 품도 안 들고 돈도 안 들고 게을러도 쉽게 할 수 있는 자율명상법(건강호흡법)이었습니다.

지난 1년 동안 엄청나게 술을 마셨습니다. 1년에 술을 쉬는 날이 30일도 안 되었으며 소주 한 병으로는 도저히 양이 안 차 꼭지가 돌도록 마셨습니다. 당뇨로 죽기 전에 내가 좋아하는 술이라도 실컷 마시다가 죽으면 한이 없겠다는 심정으로 더 이상 술을 안 마셔도 여한이 없을 정도로 술을 마셨습니다. 이제 거의 원하는 것만큼 술을 마신 것 같습니다.

당뇨로 인하여 8개월간 끊었던 담배(TV에 출연까지 해놓고)도 다시 1년간을 실컷 피웠습니다. 본래 성질이 무얼 한번 시작하면 끝장을 봐야 직성이 풀리는 스타일이라 술도 담배도 원없이 다시 해본 것입니다. 1년간을 술과 담배로 찌들고 나니 이제는 앞으로 금연을 하기로 결심하였습니다. 그러나 술은 워낙 좋아하는 편이라 금주는 어렵고 절주를 하기로 하였습니다.

오늘로서 일주일째 술과 담배를 안 먹고 있는데, 이렇게 장기간 술을 안 먹은 것은 1년 내에 처음 있는 일로서 담배에 대한 집착은 미련 없이 버렸는데 술은 끊을 생각이 없으며 가끔은 마실 것입니다.

오늘은 아주 오랜만에(반년이 넘었을 것입니다) 식후2시간혈당을 재어보았습니다. 125㎎/㎗가 나왔네요. 재기 전에는 한 180㎎/㎗ 정도는 나오겠지 하였는데 의외로 정상 범위입니다. 그런데 술 먹고 그러는 바람에 몸무게가 6㎏이 늘어나서 70㎏이 되었습니다. 키가 175㎝이니 이 정도면 알맞다고 생각되며 여기서 더 늘지 않도록 노력하면 될 것이고, 작년에 입던 바지는 작아져서 못 입으니 시간을 내어서 아내와 겨울바지를 사러 가야겠습니다.

참, 당뇨가 생기고 난 다음에 변한 일들이 있습니다. 독학으로 하던 중국어가 독학으로는 안 될 것 같아서 방송대 중어중문과에 들어갔습니다. 장학금을 받으면서 다녔으니 잘한 일이지요. 이것도 곧 3학년이 됩니다.

또 한 가지는 동학 천도교에 입도를 한 것입니다. 아예 평생을 공부할 대상으로 잡은 것입니다. 한문으로 된 동학 경전의 상당한 부분을 현대 언어로 번역하였고 완성을 향하여 진행 중입니다. 또한 다음 카페에 동학사랑방을 개설하여 운영하고 있습니다.

당뇨인이 되고 난 다음 우리 지역의 궁도협회장을 맡아 도민체전에 출전하였으며, 글은 한 줄도 쓰기 싫어하던 사람이 이럭저럭 서간문을 포함하여 200여 편의 글을 썼습니다.

그러나 무엇보다도 가장 큰 변화는 사람을 더욱 깊이 사랑하게 되었다는 것입니다. 사람과 생명과 우주자연의 모든 사물을 깊은 애정으로 관조할 수 있는 능력이 생긴 것입니다. 늘 사람과 생명에 대해 따뜻한 마음을 유지할 수 있는 마음을 얻었으며, 또한 소년 시절의 섬세한 감수성의 일부분을 회복한 것도 변화입니다.

이와 같은 변화가 있기까지 이곳 당뇨클럽이 있었습니다. 이곳에서 만난 분들, 그 분들의 따뜻한 마음이 나의 변화에 많은 영향을 미친 것입니다. 당뇨인들은 나의 친구입니다. 그리고 당뇨는 나로 하여금 인생에서 많은 변화를 가져오게 한 스승이기도 합니다. 이리하여 부끄러운 생활과 마음을 고백하여 환우들에게 약간의 도움이 되기를 바랍니다.

의사가 권하는
'좋은 의사, 좋은 병원' 고르는 법

글쓴이 : 임형두

갑작스레 몸이 아프면 당황하게 됩니다. 그래서 득달같이 큰 병원, 유명 의사에게 달려가곤 합니다. 급성 질환은 물론이고 만성 질환도 그러기 쉽습니다. 큰 병원, 유명 의사 중심의 의료 서비스 선택이 반드시 현명할까요?

《양 · 한방 똑똑한 병원 이용》의 저자인 백태선 예풍혈관클리닉 원장은 의료 소비자인 환자는 의사나 병원을 고를 때 까다로운 기준을 가져야 한다고 조언합니다. 좋은 치료를 받으려면 좋은 의사와 좋은 병원을 찾아야 한다는 데는 누구나 공감합니다.

그러나 막상 현실로 닥칠 때 어떻게 행동하느냐는 또 다른 문제입니다. 시장에서 조그만 물건 하나를 사더라도 이리 따지고 저리 따지지만 의사나 병원을 고를 때는 '대형'과 '유명'에서 벗어나지 못하는 게 사실입니다.

동국대 의대를 나온 백 원장은 서울아산병원에서 근무한 뒤 경희대 한의대에서 다시 한의학을 전공했습니다. 한방과 양방을 겸하고 있고 대형 종합병원 근무 후 지금은 개인 의료시설을 운영하고 있습니다. 그가 권하는 좋은 의사, 좋은 병원 고르는 법을 알아봅니다.

좋은 의사 찾기

병원보다 의사 선택이 더 중요합니다. 병원이 아무리 최첨단 설비를 갖추고 있어도 그걸 다루는 건 결국 의사입니다. 따라서 병원보다 의사를 보고 진료할 곳을 정하는 게 현명합니다.

의료계에도 실력과 성실함을 갖춘 의사와 그렇지 못한 의사가 있습니다. 따라서 좋은 의사를 적극적으로 찾아야 합니다. 좋은 의사는 대개 겸손합니다. 자신의 한계를 겸허하게 인정하고, 스스로 치료하지 못하는 환자는 다른 의사에게 보냅니다.

●풍부한 경험을 가진 의사

환자 치료에 의학 지식과 임상 경험이 필요합니다. 경험이 풍부한 의사일수록 의학적 지식을 넘어선 치료의 노하우도 많습니다. 임상 경험을 알아보려면 우선 경력을 살펴봐야 합니다. 담당의사가 해당 질병의 전문의인지를 확인해야 합니다.

전문과목과 진료과목을 혼돈하지 않도록 주의해야 합니다. 진료과목을 많이 적어두었다고 해서 실력 있는 병원이 아닙니다. 의료계에서는 대체로 전문의 자격을 취득하고 5년 정도의 임상 경험을 해야 전문가로 인정합니다. 박사학위를 지나치게 높이 평가할 필요는 없습니다. 여러 학회 회원임을 강조한 의사도 많은데, 일반 회원은 큰 의미가 없습니다.

● 꼭 필요한 치료만 하는 의사

과잉 진료는 상업적 마인드가 강하기 때문일 수도 있고 치료에 자신감이 없기 때문일 수도 있습니다. 검사·약·주사 등을 비교적 적게 쓴다는 것은 그만큼 직업의식이 뛰어나다는 것입니다. 좋은 의사는 환자의 증상과 몸 상태를 면밀히 관찰해 꼭 필요한 치료만 최소한으로 합니다.

또 환자의 면역력을 강화하는 방향으로 몸 전반에 큰 부담을 주지 않는 방법으로 치료할 것입니다. 감기처럼 시간이 지나면 대개 자연치유되는 질환이면서 뚜렷한 치료약이 없는 경우, 계속 병원에 오라고 하기보다 의학적 처방을 최소한으로 하고 생활 관리 요령을 설명해주는 의사가 좋은 의사입니다.

● 많이 묻고 환자의 의견을 존중하는 의사

증상을 자세히 묻고 환자의 말에 귀기울이며 환자의 의견을 존중하는 의사가 좋습니다. 현재의 증상은 물론 과거의 병력과 생활습관, 환자가 겪는 어려움 전반을 자세히 묻는다는 건 그만큼 성실하다는 뜻입니다. 오늘날 검사와 진단 영역에서 기계 의존도가 높아지면서 병력을 묻는 문진의 가치가 제대로 평가되지 못하고 있습니다. 또 의사와의 대화나 상담이 원활하지 못한 게 의료의 현실입니다. 이런 상황에서도 환자를 이해하려고 노력하는 의사라면 치료 역시 성실하게 임할 것입니다.

● 치료 과정을 자세히 설명해주는 의사

치료 과정을 잘 설명하고 환자의 알 권리를 배려하는 의사가 좋습니다. 의사는 환자에게 검사 내용, 진단 결과, 치료 방법에 대해 자세히 설명하고 환자가 결정하도록 할 의무가 있습니다. 환자가 충분히 이해하고 서로 합의한 후에 치료가 이뤄져야 하는 것입니다. 따라서 검사할 때는 왜 하는지, 진단 결과 어떤 병이고 향후 어떻게 진행될지, 약 처방이나 수술을 한다면 어떤 효과와 부작용이 있는지 잘 설명하는 의사가 좋습니다. 환자의 이해 수준에 맞춰 쉽게 설명하면 더 신뢰할 수 있습니다.

● 생활 처방에 적극적인 의사

좋은 의사일수록 일상적 건강 증진 활동을 강조합니다. 진정한 의료란 약이나 수술 같은 물리적 수단을 강조하기보다는 발병을 부추기는 나쁜 생활습관을 바로잡아 근본적 치유법을 찾는 것이기 때문입니다. 환자의 생활적인 노력은 질병 치유에 절대적 역할을 합니다. 바쁜 의사에게서 생활 처방에 대해 자세한 설명을 듣기란 쉽지 않습니다. 그럼에도 생활 처방에 적극적이라면 분명히 남다른 직업의식이 있을 것입니다.

좋은 의사는 치유를 앞당기는 건강한 생활습관에 대한 전문 지식을 쌓으려 노력할 것이고, 그 정보를 환자에게 전하려 할 것입니다. 병원치료는 물론이고 환자의 식사와 수면·운동·평소 주의할 점 등 생활 전반에서 치료 방향을 제시하는 의사가 진정 환자를 생각하는 의사입니다.

● 솔직하고 겸손한 의사

의학의 한계와 자신이 모르는 부분을 솔직히 말하는 의사가 좋은 의사입니다. 환자가 질문했을 때 "아직 의학이 거기까지 알아내지는 못했습니다" 또는 "그것은 정확히 모르겠습니다"라고 정직하게 대답하는 의사는 신뢰할 수 있습니다.

양방이나 한방·대체요법 등 모든 의학 부문에서 담당의사가 얼마나 진솔한가는 중요한 선택 기준입니다. 양심적 의사라면 증상 완화법을 완치요법인 것처럼 말하지 않고 과잉 진료를 일삼지도 않을 겁니다. 치료에 확신이 없는데도 자만심을 가진 의사는 검사·투약·수술을 두루 해보는 과잉 진료를 하곤 합니다.

● 마음으로 환자를 격려하는 의사

온화한 표정으로 환자를 대하고, 질병의 고통으로 불안해하는 환자의 마음을 편안하게 해주며, 긍정적인 말로 희망을 주는 의사라면 단연 좋은 의사입니다. 환자의 내면에서 치유의 힘을 끌어낼 만큼 긍정적 에너지를 심을 수 있는 의사는 '명의'라고 할 수 있습니다.

하지만 의료상업주의가 팽배한 오늘날 환자에게 정성을 다하고 그 마음이 환자에게 전해져 강한 믿음을 주는 의사를 만나기란 쉽지 않습니다. 의사에 대한 믿음이 치료 효과에 좋은 영향을 준다는 건 이미 과학적으로 입증됐습니다. 의사의 따뜻한 말과 마음이 과학보다 더 큰 치유의 힘을 발휘하기도 합니다.

좋은 병원 찾기

일반적으로 병원을 선택할 때는 자신의 병과 잘 맞는 곳을 선택해야 합니다. 병원의 규모에 얽매이지 말고 자신의 질병에 대한 전문성을 가진 병원을 선택하는 것이 현명합니다. 해당 병원의 전문성과 의료 서비스 등을 알아보려면 '보건복지가족부'와 '건강보험심사평가원'에서 정기적으로 발표하는 각종 병원 평가 결과를 참고하면 됩니다.

● 내게 맞는 병원을 고르자

감기 · 배탈 · 소화불량 등의 간단한 질병은 가급적 자연치유가 되도록 생활 관리를 하는 것이 현명합니다. 푹 쉬면서 식사량을 좀 줄이면 우리 몸의 면역계가 자연치유를 합니다. 감기로 종합병원까지 가는 것은 시간 낭비이자 돈 낭비입니다.

● 응급 상황엔 가까운 병원이 필요하다

응급 환자의 경우 대형 병원 응급실로 가기 위해 시간을 지체해선 안

됩니다. 우선 환자가 있는 곳에서 가장 가까운 응급실이 있는 병원으로
가서 응급조치를 받는 것이 무엇보다 중요합니다. 그러기 위해선 평소
에 집 근처의 응급실이 있는 병원을 알아둬야 합니다. 특정 질환자는 자
신의 질병에 대해 응급 진료가 가능한 가까운 병원을 미리 알아두면 좋
습니다.

● 만성병은 생활 상담을 잘해주는 작은 병원으로

현대의학으로 완치할 수 없는 고혈압 · 중풍 · 당뇨 · 관절염 · 아토
피 등의 만성병은 생활 관리법에 대해 의사가 얼마나 많이 알고 성실히
상담해주느냐가 치료의 관건입니다. 따라서 진료 시간에 여유가 있는
병원 가운데 생활 처방에 성실한 의사가 있는 병원을 선택하는 것이 좋
습니다.

● 복잡한 수술은 경험 많은 병원에서

복잡한 수술일 경우 해당 병원이 그 수술에 얼마나 전문성을 갖고 있
는지, 담당의사가 그 수술을 얼마나 많이 했는지를 알아볼 필요가 있습
니다. 난이도 높은 수술이라면 그 분야의 최고 병원을 찾아가는 것이 좋
습니다. 수술 건수가 많은 병원을 알려면 건강보험심사평가원에서 발표
한 '진료량 지표(수술 건수)' 평가를 참고하면 됩니다.

● 병원 규모에 얽매이지 말자

병원을 선택할 때 규모나 시설이 기준이 돼서는 안 됩니다. 대형 종합

병원 특히 대학병원은 '3시간 대기 · 3분 진료'라는 말이 나올 만큼 오래 기다려야 하지만 정작 진료 시간은 짧습니다. 복잡한 진료 시스템, 의사의 권위적인 태도도 문제입니다.

고가의 진단 장비는 전시용으로 갖춘 게 아니어서 불필요한 고가의 검진을 받을 가능성이 높습니다. 대형 종합병원이라고 해서 모든 분야의 유능한 전문의가 모여 있는 것도 아닙니다. 병원의 규모나 화려한 시설로 진료의 질을 평가해선 안 됩니다.

● 병원 광고에 현혹되지 않기를

'최고 실력의 의료진', '최상의 의료 서비스' 등 좋은 병원임을 강조하는 광고에 현혹되지 맙시다. 인터넷으로 정보를 얻을 때도 주의해야 합니다. 인터넷은 유용한 정보의 바다이지만 더불어 광고의 장이기도 합니다. 신문이나 잡지 등에 소개된 병원도 그만한 가치가 있어 실린 기사인지, 홍보용 광고인지를 가려야 합니다. 언론에 자주 얼굴을 내미는 의사가 운영하는 병원이 좋은 병원이라는 생각도 섣부른 것입니다.